新 食品・栄養科学シリーズ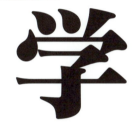

調 理 学

食べ物と健康❹ 　　木戸詔子 ■ 池田ひろ 編

第3版

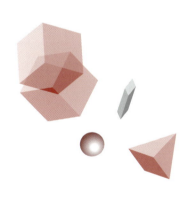

化学同人

編集委員

木戸　詔子（京都女子大学名誉教授）
池田　ひろ（前 京都女子大学家政学部・助教授）

執筆者

木戸　詔子	（京都女子大学名誉教授）	1.1節，4章，9章
古川　秀子	（前 武庫川女子大学生活環境学部・教授）	1.2～1.4節
山本　信子	（前 武庫川女子大学生活環境学部・教授）	2章
池田　ひろ	（前 京都女子大学家政学部・助教授）	3章
黒澤　祝子	（同志社女子大学名誉教授）	3章，5章
村田　道代	（元 奈良教育大学教育学部・教授）	3章，5章
真部真里子	（同志社女子大学生活科学部・教授）	5章，8章
太田　淳子	（神戸学院大学栄養学部・講師）	6章，7章，8章

（執筆順）

新 食品・栄養科学シリーズ
企画・編集委員

坂口守彦（京都大学名誉教授）
成田宏史（京都女子大学家政学部・教授）
西川善之（元 甲子園大学栄養学部・教授）
森　孝夫（前 武庫川女子大学生活環境学部・教授）
森田潤司（同志社女子大学生活科学部・特別任用教授）
山本義和（神戸女学院大学名誉教授）

（五十音順）

はじめに

　調理には，食べ物を安全で衛生的な状態に整え，食べ物の栄養特性を生かし，必要な栄養をバランスよく摂取させるための操作という基本的な役割と，人間の嗜好的欲求の充足という付加的な役割がある．これらは本来一体化していることが望ましいが，現代社会では前者の基本的役割がおろそかにされ，後者の付加的な役割が重視されがちである．その背景には，今日の食生活を取り巻く環境が広範囲で複雑化しており，本来の正しい食生活のあり方が見えにくくなっていることがあげられる．

　消費者はさまざまな工程を経た商品としての食材を調理に使用することが多く，生産者から直接食材そのものを購入することは少なくなっている．このような社会のなかでは，人びとの食生活への関心が希薄になり，食の原点は見失われがちになる．食文化の伝承についても，関心は薄れていく一方である．こういった他者まかせの食生活は，人間にとっての「真の豊かさ」への追求心を失わせている．欲望のままに食事をとるという安易な食生活は，生活習慣病を増加させるのみならず，家族とともに食事をとる喜びを奪い，人格形成にも悪影響を及ぼしかねない．このような社会環境に対応するためには，多様化する食品に対する正しい知識と，調理素材や調理操作に対する基本的な知識および創意・工夫力が要求され，各個人に適したきめ細かな食事計画を立てることが必要となる．これからの調理学は，QOLの向上を目指すために，いかにヒトは食べるかについて真剣に取り組む学問として重要な役割を担っている．

　平成14年度からの新管理栄養士課程の調理学は「食べ物と健康」の分野に位置づけられ，「人間と食べ物のかかわり，食品の栄養特性・物性，新規食品・食品成分と健康や病疾予防での役割，栄養面・安全面・嗜好面の特性と調理方法，食品の安全性と衛生管理を理解する」ことが教育目標にかかげられている．そこで本書では，この教育目標に沿って，これまでの内容を見直し，とくに「おいしさと人体とのかかわり（1.1節）」と食品の衛生管理に対応した「大量調理（9章）」の部分を新しく加えて構成した．このような観点にたって，調理学の基礎的理論と実際の調理操作中に生じるさまざまな現象を一体化させて，実践的で役立つ知識をわかりやすく解説した．現代社会にマッチした新しい調理学の概要を理解していただければ著者らの喜びとするところである．なお，本書の目次の構成は管理栄養士国家試験の新ガイドラインに準拠している．各章末には練習問題を設けてあるので，それぞれの章のポイントを把握し理解度を深めるために活用していただきたい．

　第3版の刊行にあたり，「日本人の食事摂取基準（2015年版）」や「日本食品標準成分表2015年版（七訂）」，「機能性表示食品」，「栄養成分表示」などの改正について整合し，さらに新規食品や新しい知見を加え充実した内容にした．本書の出版にあたり，終始ご尽力をいただいた化学同人の山本富士子氏に心から感謝いたします．

2016年2月

執筆者を代表して
木戸詔子・池田ひろ

新 食品・栄養科学シリーズ──刊行にあたって

　今日，生活構造や生活環境が著しく変化し，食品は世界中から輸入されるようになり，われわれの食生活は多様化し，複雑化してきた．また，近年，がん，循環器病，糖尿病などといった生活習慣病の増加が健康面での大きな課題となっている．生活習慣病の発症と進行の防止には生活習慣の改善，とりわけ食生活の改善が重要とされる．

　食生活は，地球環境保全や資源有効利用の観点からも見直されなければならない．われわれの食行動や食生活は直接的・間接的に地球の資源や環境に影響を与えており，ひいては食料生産や食品汚染などさまざまな問題と関係して，われわれの健康や健全な食生活に影響してくるからである．

　健康を保持・増進し，疾病を予防するためには，各人がそれぞれの生活習慣，とりわけ食生活を見直して生活の質を向上させていくことが必要であり，そのためには誰もが食品，食物，栄養に関する正しい知識をもつことが不可欠である．

　こうした背景のなかで栄養士法の一部が改正され，2002(平成14)年4月より施行された．これは生活習慣病など国民の健康課題に対応するため，また少子高齢社会における健康保持増進の担い手として栄養士・管理栄養士の役割が重要と認識されたためである．

　とりわけ管理栄養士には，保健・医療・福祉・介護などの各領域チームの一員として，栄養管理に参画し業務を円滑に遂行するため，また個人の健康・栄養状態に応じた栄養指導を行うために，より高度な専門知識や技能の修得とともに優れた見識と豊かな人間性を備えていることが要求されている．栄養士・管理栄養士養成施設では，時代の要請に応じて，そうした人材の養成に努めねばならない．

　こうした要求に応えるべく，「食品・栄養科学シリーズ」を改編・改訂し，改正栄養士法の新カリキュラムの目標に対応した「新 食品・栄養科学シリーズ」を出版することとした．このシリーズは，構成と内容は改正栄養士法の新カリキュラムならびに栄養改善学会が提案している管理栄養士養成課程におけるモデルコアカリキュラムに沿い，管理栄養士国家試験出題基準(ガイドライン)に準拠したものとし，四年制大学および短期大学で栄養士・管理栄養士をめざす学生，および食品学，栄養学，調理学を専攻する学生を対象とした教科書・参考書として編集されている．執筆者はいずれも栄養士・管理栄養士の養成に長年実際に携わってこられた先生方にお願いした．内容的にはレベルを落とすことなく，かつ各分野の十分な知識を学習できるように構成されている．したがって，各項目の取り上げ方については，教科担当の先生方で授業時間数なども勘案して適宜斟酌できるようになっている．

　このシリーズが21世紀に活躍していく栄養士・管理栄養士の養成に活用され，また食に関心のある方々の学びの手助けとなれば幸いである．

新 食品・栄養科学シリーズ
企画・編集委員

目次

1 調理と嗜好性

1.1 「おいしさ」と人体とのかかわり ……………………………………… 1
（1）「おいしさ」と食品機能性 …………… 1
（2）「おいしさ」と食行動 ………………… 1
（3）「おいしさ」と生理機能 ……………… 2

1.2 「食べ物」を構成する基本的要因 ……………………………………… 3
（1）化学的要因 …………………………… 3
（2）物理的要因 …………………………… 5

1.3 「食べるヒト」の基本的要因 …………………………………………… 6
（1）感覚特性 ……………………………… 6
（2）味覚感度 ……………………………… 6
（3）味の伝達経路 ………………………… 7
（4）その他 ………………………………… 9

1.4 おいしさの測定方法 …………………………………………………… 9
（1）官能評価の方法 ……………………… 9
（2）理化学的測定の方法 ………………… 11
（3）感覚的測定（官能評価）と理化学的測定との関係 ………………………… 12

コラム●味の不思議──うま味の相乗効果：1 + 1 = ?　7

練習問題 ……………………………………………………………………… 14

2 調理操作

2.1 調理操作の目的 ………………………………………………………… 15

2.2 調味操作 ………………………………………………………………… 15
（1）調味料 ………………………………… 15
（2）香辛料 ………………………………… 22
（3）うま味 ………………………………… 23

2.3 非加熱調理操作 ………………………………………………………… 24
（1）洗浄 …………………………………… 24
（2）浸漬 …………………………………… 24
（3）切砕 …………………………………… 25
（4）粉砕，磨砕 …………………………… 25
（5）混合，混ねつ，攪拌 ………………… 26
（6）圧搾，ろ過，成形 …………………… 26
（7）冷却，凍結，解凍 …………………… 26

2.4 加熱調理操作 …………………………………………………………… 27
（1）湿式加熱 ……………………………… 27
（2）乾式加熱 ……………………………… 29
（3）誘電誘導加熱 ………………………… 31
（4）その他 ………………………………… 31

練習問題 ……………………………………………………………………… 32

3 植物性食品の調理性

3.1 米の調理 ……33
- （1）米の種類と構造 ……33
- （2）米の成分 ……35
- （3）うるち米の調理 ……35
- （4）もち米の調理 ……40
- （5）米粉の調理 ……40

3.2 小麦粉の調理 ……42
- （1）小麦の構造と種類 ……42
- （2）小麦粉の成分 ……43
- （3）小麦粉生地 ……44
- （4）小麦粉生地の膨化調理 ……46
- （5）その他の小麦粉調理 ……49

3.3 いも類の調理 ……50
- （1）じゃがいも ……50
- （2）さつまいも ……51
- （3）さといも ……52
- （4）やまのいも ……53

3.4 豆類の調理 ……53
- （1）豆の種類と吸水 ……54
- （2）煮豆 ……54
- （3）あん ……56
- （4）豆腐 ……56

3.5 野菜類の調理 ……56
- （1）野菜と色 ……57
- （2）酵素的褐変 ……59
- （3）あく ……60
- （4）ビタミン，無機質と調理 ……61
- （5）野菜の生食調理 ……61
- （6）野菜の加熱調理 ……62
- （7）漬け物 ……63
- （8）香味野菜 ……63

3.6 果物類の調理 ……64
- （1）種類 ……64
- （2）栄養成分 ……64
- （3）嗜好特性 ……65
- （4）調理性と調理例 ……66

3.7 種実類の調理 ……67
- （1）種類 ……67
- （2）栄養成分と特性 ……67
- （3）調理例 ……67

3.8 きのこ類の調理 ……68
- （1）種類 ……68
- （2）栄養成分 ……68
- （3）嗜好特性 ……69
- （4）調理性と調理例 ……69

3.9 海藻類の調理 ……70
- （1）種類 ……70
- （2）栄養成分 ……71
- （3）嗜好特性 ……71
- （4）調理特性と調理例 ……72

3.10 山菜類 ……73

コラム●健康的な食事：お米と大豆の組合せ 39／湯通しわかめ製品 72

練習問題 ……74

CONTENTS

4 動物性食品の調理性

4.1 たんぱく質の調理上の性質 ―― 75
4.2 食肉類の調理 ―― 76
（1）食肉のたんぱく質 ―― 76
（2）食肉の脂質 ―― 77
（3）食肉のたんぱく質と調理性 ―― 78
（4）食肉の種類別の調理 ―― 80

4.3 魚介類の調理 ―― 82
（1）種類と特徴 ―― 82
（2）魚肉のたんぱく質特性 ―― 84
（3）魚肉の脂質特性 ―― 85
（4）魚の死後硬直と鮮度 ―― 85
（5）魚の調理 ―― 86

4.4 鶏卵の調理 ―― 88
（1）卵の構造と成分 ―― 88
（2）卵の鮮度 ―― 89
（3）卵の調理性 ―― 91

4.5 牛乳，乳製品の調理 ―― 94
（1）牛乳 ―― 94
（2）クリーム ―― 96
（3）バター ―― 97
（4）チーズ ―― 97

4.6 その他 ―― 98
（1）たんぱく質の調理に伴う栄養価の低下 ―― 98
（2）食物アレルゲン ―― 99

コラム●不思議なゆで卵　93／レジスタントプロテイン　98／家庭でできる「卵白フリーの卵黄分離の方法」　100

練習問題 ―― 101

5 成分抽出素材の調理性

5.1 でん粉 ―― 103
（1）種類と特徴 ―― 103
（2）でん粉の糊化 ―― 104
（3）調味料の糊化への影響 ―― 104
（4）でん粉の老化 ―― 105
（5）でん粉のデキストリン化 ―― 105
（6）でん粉のゲル化 ―― 105
（7）でん粉の調理 ―― 106
（8）化(加)工でん粉 ―― 106

5.2 ゲル化材料 ―― 107
（1）ゼラチン ―― 108
（2）寒天 ―― 109
（3）カラギーナン ―― 111
（4）ローカストビンガム ―― 111
（5）ペクチン ―― 112
（6）その他のゲル化剤 ―― 113

5.3 油脂類　114
　　（1）種類と特徴　114
　　（2）調理特性　115
　　（3）調理による油脂の変化　117
　　（4）油脂を用いる調理　119
　　（5）新しい機能をもった油脂類　119
5.4 新食品素材　120
　　（1）大豆たんぱく質素材　121
　　（2）小麦たんぱく質素材　122
　　（3）食物繊維　122

　　コラム●はるさめ：でん粉の老化を利用した食品　105
　　練習問題　123

6　嗜好飲料

6.1 非アルコール飲料（アルコール1％未満）　125
　　（1）茶　125
　　（2）コーヒー　126
　　（3）ココア　127
　　（4）その他の飲料　127
6.2 アルコール飲料（アルコール1％以上）　128
　　練習問題　128

7　エネルギー源および調理器具

7.1 調理機器のエネルギー源　129
　　（1）ガス　129
　　（2）電気　129
7.2 加熱機器　129
　　（1）ガスこんろと電気こんろ　129
　　（2）オーブン　130
　　（3）電子レンジ　130
　　（4）炊飯器　131
7.3 冷却機器　133
　　（1）電気冷凍冷蔵庫　133
7.4 調理器具　134
　　（1）包丁　134
　　（2）まな板　134
　　（3）なべ　134
　　（4）圧力なべ　135
7.5 食器類　135
　　練習問題　136

8 食事設計と食事様式

8.1 食事設計 ·· 137
- （1）食事設計の意義 ············ 137
- （2）食事設計の内容 ············ 137

8.2 食品成分表の活用 ································ 142
- （1）収載食品 ······················· 142
- （2）収載成分 ······················· 146
- （3）食品成分表の調理への活用 ··· 148

8.3 献立作成の実際 ··································· 149
- （1）献立作成の意義と留意点 ··· 149
- （2）献立作成基準の設定 ······· 149
- （3）献立作成手順 ················ 150
- （4）予定献立作成後の評価と修正 ··· 152
- （5）献立のシステム化 ·········· 152

8.4 供食，食卓構成 ··································· 153
- （1）供食 ······························ 153
- （2）食卓構成 ······················· 153

8.5 様式別供応食 ······································ 153
- （1）日本料理 ······················· 153
- （2）西洋料理 ······················· 156
- （3）中国料理 ······················· 157

8.6 食事環境 ·· 157
- （1）食品の安全性 ················ 158
- （2）食育の推進 ··················· 160
- （3）環境への配慮 ················ 160
- （4）災害への備え ················ 161

練習問題 ·· 163

9 大量調理

9.1 大量調理の特性 ··································· 165
9.2 大量調理と衛生管理 ··························· 165
9.3 調理工程と品質 ··································· 166
- （1）検収と下処理 ················ 166
- （2）非加熱操作 ··················· 167
- （3）加熱調理 ······················· 169
- （4）調味操作 ······················· 170
- （5）適温適時給食 ················ 170

9.4 集団給食の調理方式 ··························· 170
- （1）クックチルシステム ······· 171
- （2）真空低温調理 ················ 173

コラム● カット野菜の利用　169

練習問題 ·· 173

参考書――もう少し詳しく学びたい人のために	175
章末練習問題・解答	177
索引	178

1 調理と嗜好性

1.1 「おいしさ」と人体とのかかわり

（1）「おいしさ」と食品機能性

最近，食品機能の概念を一次機能から三次機能に分類してとらえることが定着してきた．食品の一次機能とは，生命維持に必要な栄養素を供給する栄養機能である．食品の組合せや食べ物として調理する過程で，栄養機能の向上をさらに図ることができる．食糧難の時代には，人びとは生きるために奔走してエネルギー源となる食品を確保するなど，食品の最も重要な一次機能を認識しやすかった．しかし，現在の日本社会では栄養過剰が問題になっていたり，一部では身体を美しく見せたいダイエット願望があるなど，一次機能を認識しにくくなっている．食品の二次機能とは，五感によって感じる成分の味や食品組織などからくる感覚機能で，「おいしさ」に関与する知覚応答機能ともよばれている．ヒトは生きるためだけでなく，楽しむための付加価値を求める．生活が豊かになってくると，本来優先されなければならない一次機能はおろそかにされがちになり，二次機能のほうが優先される傾向になる．食品の三次機能とは，生体に対して食品がもつ調節機能（生体防御，体内リズム調節，老化防止，疾患の予防・回復など）である．長寿国日本が現在おかれている状況は，栄養過多による肥満やさまざまな生活習慣病に多くの人びとが苦慮しているものである．このような生活環境の背景から，疾病の回復や老化の予防といった積極的な健康維持が食事に求められる傾向が強く，個々の目的に応じたさまざまな新規機能性食品の開発に期待が寄せられている．

（2）「おいしさ」と食行動

食べ物の「おいしさ」は，ヒトの生理状態や心理状態などの環境因子により大きな影響を受ける．たとえば，空腹時には何でもおいしく感じるのに，満腹になると食べ物を見るのも敬遠したくなる．また，のどが渇いていると水でもおいしく感じる．おいしいと感じながら食事をとると，唾液がよく分泌され，顔の表情が穏やかで筋肉に硬直がなく，咀しゃくもスムーズにでき，消化液が充分に分泌される．しかし，不快感やストレスなどの緊張があると，唾液の分泌は悪く，咀しゃくリズムも乱れ，消化器官の運動も抑制される．実際，深刻な

機能性表示食品
2015年4月より始まった制度．認可制ではなく消費者庁への届け出制度．事業者が責任をもって効果を表示する会社責任によるもの．

1章 ■ 調理と嗜好性

考えごとをしながら食事をとると，脳に送られる血液の割合が多くなり，消化器官には少なくなるので，消化不良を起こす．したがって，食後に休息すると消化吸収を助ける．快適な環境でゆったりとした気分で時間をかけ，楽しい食事をとることは，精神的な満足感が得られるだけでなく，消化酵素を含む消化液の分泌を促すなど，消化吸収を助ける．

食べ物の嗜好性は，個々によってまったく異なることが知られている．初めて口にする食べ物に対して動物は慎重になる(新奇恐怖)．これは，日常の食べ物が安全でおいしい味として長く覚える学習ができている結果から生じるものである．初めて口にした食べ物で，嘔吐や下痢を伴うなどの不快な体験をすると，その味を長く記憶していて，その食べ物を再び口にしない学習行動をとる(味覚嫌悪学習)．また，体調を崩したときに，ある食べ物を摂取したことで体調が好転した場合には，その食べ物の味を覚えていて，好んで摂取するようになる(味覚嗜好学習)．このように，味覚の中枢と下位脳幹部の運動系や自律神経系の中枢，大脳辺縁系の快・不快の中枢や食欲中枢の間には密接な連絡があり，常に一体となって食行動が起こる．

食べ物の嗜好性は，学童期前の幼児期と学童期に入った1～2年頃の食べ物の経験でほとんど決定されてしまうことが多い．そこでこの時期に，豊富な食材を利用し，個々の食材の特徴を生かしたおいしい食べ物として調理し，楽しく食べる環境を設定(食のアメニティ)するなど，豊かな食生活を体験させることが大切である．

(3) 「おいしさ」と生理機能

ヒトは生まれてすぐにミルクを飲む先天的な食行動をとることができたり，疲れると甘いものをほしくなる傾向があったりする．これは，生理学的に身体が甘いものをエネルギー源として要求し，そのシグナルを発しているからである．うま味にも生理学的意義がある．グルタミン酸はたんぱく質の構成成分，イノシン酸は核酸物質で，いずれも人体の構成成分であり，さまざまな特殊機能をもち，これらは健康とのかかわりが大きい．これらのうま味成分は食べ物のおいしさに大きく寄与しており，甘味と同様にかなりの濃度でも不快感を与えない．また，食塩は生体に必要な電解質の一つである．正常な代謝を保つためには一定量が必要で，生体の状態に合わせて，不足すると生理的に身体から要求シグナルが出され，過剰になると排泄される．このように「おいしさ」の要因である味覚物質のなかには，体液のpHや浸透圧を一定に保ったり，生体の恒常性(ホメオスタシス)の維持に重要なかかわりをもったりしているものがある．一方，苦味は薬などのように微量で生理活性をもつものもあるが，一般には食べ物として口にしてはならない毒素成分(アルカロイドなど)に苦味を呈するものが多い．したがって，苦味には本能的に身体が拒絶反応を示し，きわめて低い濃度にも敏感な反応を示す．酸味は乳幼児には嫌われるが，年齢とともに訓練すると好ましく感じるようになる．嫌われる理由は，食べ物が腐敗して

Plus One Point

食のアメニティ環境
食事を快適においしくとるために，食べ物の状態，食べるヒトの状態を，より好ましい環境に整える．その快適さの尺度を表すのに用いられる．

ホメオスタシス
生物が，外界から閉ざされた系ではなく，外界と疎通を保ち自己内部の環境を一定に保つ現象をいう．細胞内液，間質液，血液などのpHやイオン濃度，各代謝物の濃度を一定に保ち，体温や血糖値などもコントロールしている．

酸っぱくなると、身体が生理的に危険なものとして情報をとらえるためである。
　ヒトは、食べ物を見たり連想したり、料理のにおいを嗅いだり、調理する音を聞いたりしただけでも、唾液を分泌する。口に入れた食べ物の味をおいしいと感じたり、舌触りや歯触りといった触感などからくる刺激により、唾液はさらに分泌される。このように消化液の分泌には、食べ物の咀しゃくによる脳への刺激やおいしいと感じたときの唾液や胃液の分泌（脳・神経相分泌）、食べ物が胃や十二指腸に到達して胃の粘膜を刺激することによる胃液や腸液の分泌がある（胃相分泌, 腸相分泌）。これら3相は、およそ5：5：1の割合で分泌される。胃相分泌の場合でも、アミノ酸や核酸物質を多く含む肉などでは、ホルモン（ガストリン）の分泌が多くなり、胃の分泌細胞を刺激して胃液を多く分泌する。実際に、おいしいと感じることで胃液の45％が分泌される。一方、胃液の分泌量はストレスによって大きく影響を受ける。唾液や胃液の中には、消化酵素のほかに殺菌活性や免疫機能をもつ成分も含まれているので、よくかんで消化液の分泌を促進するとよい。
　このように、食べ物の「おいしさ」は人体の生理機能に重要な影響を与える。同じ食べ物を食べるにしても、楽しくおいしい食事をとることが大切である。これまでの食べ物は食品を中心にして考えられてきたが、ヒトを中心にした食べ方も重要である。生体のさまざまな生理機能は常に一定ではなく、1日周期のリズム（サーカディアンリズム）をもっているので、それに対応した摂食行動をとらないと、ヒトは生物リズムを崩して病気にかかってしまう。より質の高い生活（QOL）をめざすためには、個人に適合した食べ物のとり方も重要で、ヒトを中心にした人間行動科学からの研究が必要である。食べ物の条件としての「おいしさ」を正しく認識し、科学的に分析・追求していくことが要求される。

1.2　「食べ物」を構成する基本的要因

　食べ物にはいろいろな形態がある。果物やある種の野菜のようにまったく手を加えずにそのまま食べられるもの、食材を購入し家庭で料理をつくって食べるもの、調理ずみの弁当、惣菜、加工食品、そして外食など、さまざまである。いずれもメニューを考え、それにふさわしい食材を選択し、切る、焼く、煮る、調味するなどの調理操作を行ってできあがったものである。
　また食べ物は形、色、味、香り、硬さなどがそれぞれ異なり、独自の特徴をもっている。したがって、それらに応じて食べやすくするための工夫をし、栄養および消化吸収の向上のために調理や加工を行う。では、その食べ物の味はいったい何から構成されているのだろうか。食べ物の特性を整理してみよう。

（1）化学的要因

　食べ物の味や香りの主成分は化学物質である。一つ一つが味覚や嗅覚への刺激となり感知されるので味や香りはおいしさにかかわる化学的要因といわれる。

Plus One Point

おいしく食べることの効果
① 免疫力の向上：唾液中の免疫グロブリンの増加や白血球の増加。
② 身体機能の改善：よく嚙むことにより筋力や唾液分泌が増強し、視力低下を防止する。
③ QOLの向上：とくに高齢者で食事が楽しみになると、生きがいになり、心身ともに健康となる。

サーカディアンリズム
約24時間の周期を示す生物リズム。ヒトの摂食・摂水行動、睡眠-覚醒、体温、代謝、ホルモン分泌、神経活動などの重要な生理現象がこのリズムを示す。このリズムを発現する生物時計は視交差上核に存在する。人工的に明暗の周期を変えても24±4時間の範囲外では起こらない。

時間栄養学
体内時計の働きに基づき、「いつ」、「どのように」食べるかという視点に立った栄養学。体内時計は睡眠、体温、血圧、ホルモン分泌などの生理機能を抑制し、体内での消化、吸収や代謝を大きく左右する。高血圧や糖尿病、脂質異常症などの生活習慣病との関係が明らかにされている。体内時計は朝の光と朝食でリセットされるため、特に朝食を欠食しないことが大切で、3食の喫食時間やその食べ方と健康への関係が明らかになってきている。

Plus One Point

うま味は日本人の発見

1907年に池田菊苗博士により，こんぶのうま味がグルタミン酸であることが発見された．1970年代に入り，国際的な研究が行われ，甘，塩，酸，苦の4原味に加わる五つめの味としてうま味が認知され"umami"として世界に広く知られるようになった．

Plus One Point

基本味の要求は生理的シグナル

甘味：エネルギーの要求
塩味：体液のミネラルの要求
酸味：疲労物質の蓄積による
　　　　代謝促進の要求
　　　　腐敗物質の拒否
苦味：有害物質の拒否
うま味：たんぱく質の要求

生後数時間の新生児で，甘味，酸味，苦味およびうま味に敏感反応するが，塩味には生後3か月まで反応しない．
(R. Steiner らの研究報告より)

(a) 食べ物の味

食べ物の味を構成するおもな成分は，アミノ酸，有機酸，糖類，核酸などである．現在世界共通に認識されている味の種類は，甘味，塩味，酸味，苦味，うま味の5種で，これらを基本味(あるいは五原味)という．日常調味によく使う砂糖，食塩，酢，うま味調味料などのいわゆる基本調味料の成分は，表1.1に示すような化学物質である．これらを上手に使いこなすことによって，料理をおいしく仕上げることができる．また食品に含有される成分，たとえば果物の酸味成分であるクエン酸や酒石酸，コーヒーや紅茶の苦味成分であるカフェインなども化学物質である(表1.2)．そのほか唐辛子の辛味や茶の渋味，あるい

表1.1 基本調味料の成分と化学式

調味料の種類	物質名	化学式
砂糖	しょ糖	$C_{12}H_{22}O_{11}$
食塩	塩化ナトリウム	$NaCl$
酢	酢酸(約4%含有)	CH_3COOH
うま味調味料	グルタミン酸ナトリウム	$C_5H_8O_4NNa \cdot H_2O$
	イノシン酸ナトリウム	$C_{10}H_{11}N_4Na_2O_8P$
	グアニル酸ナトリウム	$C_{10}H_{12}N_5Na_2O_8P$

表1.2 食品のおもな呈味成分

	味の種類	食品名	呈味成分
基本味	甘味	砂糖，菓子類	しょ糖
		果実	しょ糖，果糖，ぶどう糖
	塩味	みそ，しょうゆ，漬け物	食塩(塩化ナトリウム)
	酸味	食酢	酢酸
		りんご	リンゴ酸
		柑橘類	クエン酸，アスコルビン酸(ビタミンC)
		漬け物，ヨーグルト	乳酸
		ぶどう	酒石酸
	苦味	茶，コーヒー	カフェイン
		ビール(ホップ)	フムロン類
		柑橘類	リモニン
		豆腐(凝固剤)	塩化マグネシウム，塩化カルシウム
	うま味	こんぶ	グルタミン酸
		かつお節	イノシン酸
		しいたけ	グアニル酸
その他	辛味	唐辛子	カプサイシン
		こしょう	ピペリジン，チャビシン
		さんしょう	サンショオール
		しょうが	ジンゲロン，ショウガオール
		わさび	アリルイソチオシアネート
	渋味	緑茶	タンニン
		渋がき	シブオール
	えぐ味	たけのこ	シュウ酸，ホモゲンチジン酸
		ぜんまい	ホモゲンチジン酸

はたけのこのえぐ味など，そのもととなる化学物質は検出されているが，これらは前述の基本味とは刺激の伝達方法が異なるので基本味には入れない．しかし，おいしさにかかわる重要な成分として注目されている．

（b）食べ物の香り

食べ物には固有の香りがあり，香気成分として，コーヒー789種，いちご350種，バナナ250種，バター257種，かつお節280種など，多数の化学物質が検出されている．飲食物中に含まれる呈味成分が水に溶解する物質であるのに対し，香気成分は揮発性の物質である．食品のおもな香気成分を表1.3に示す．単一の物質がその食品の香りを特徴づけている場合は少なく，多数の香気成分が作用し合って，いちごの香りやりんごの香りなど，それぞれの食品の香りを醸し出している．また，たまねぎを刻む，にんにくをすりつぶす，肉や魚を焼くなどの調理操作中に香気成分が生成される場合もある．このように，香りは非常に複雑な要素をもっている．

表1.3 食品のおもな香気成分

食品名	香気成分	食品名	香気成分
酒類	エチルアルコール	りんご	エチルメチルメチレート
バニラ	バニリン	ぶどう	アントラニル酸メチル
レモン	シトラール	もも	γ-ウンデカラクトン
じゃがいも	メチオナール	しそ	ペリルアルデヒド
はっか	メントール	こしょう	シトロネラール
バナナ	酢酸イソブチル	たまねぎ	ジプロピルジスルフィド
グレープフルーツ	ヌートカトン	にんにく	ジアリルジスルフィド
パインアップル	β-メチルチオールプロピオネート	バター	2,3-ブタネジオン
		チーズ	酪酸，カプロン酸

（2）物理的要因

味や香りが「おいしさ」の化学的要因であるのに対し，食べ物の温度，色や形，音，テクスチャーなどは物理学的な刺激によって感知されるので，物理的要因という．

食べ物にはそれぞれ適温がある．スープやみそ汁など温かくして食べる汁物類は60～70℃，冷たい飲食物は5～10℃が適温とされる（表1.4）．すなわち，ヒトの体温より±25～30℃前後のものがおいしいと感じる温度といえる．また視覚による食品の色，形，大きさや料理の盛りつけなども，おいしさにかかわる重要な要素である．さらに口腔内での触覚（舌触り，歯触りなど）に関与する食べ物の硬さ，弾力性，粘性などの度合いも食べ物の味に大きく影響する．たとえば，めん類のゆで加減，肉や魚の焼きぐあい，茶碗蒸しや卵豆腐の軟らかさ（加減）などは，そのできぐあいによっておいしさを大きく左右する．また，そばやうどんをすする音，たくあんやせんべいをかみ砕く音などもおいしさに影響する．

表1.4 食べ物のおいしい温度（℃）

温かい食べ物	
コーヒー	65～73
牛乳	58～64
みそ汁	60～68
スープ	60～65
汁粉	60～65
かけうどん	58～70
天ぷら	64～65
冷たい食べ物	
水，冷茶	8～12
麦茶	8～12
コーヒー	6
牛乳	10～15
ジュース	10
サイダー	5
ビール	10～13
アイスクリーム	-6

視覚は光，温度感覚は熱，聴覚は音がそれぞれ刺激となる．また触覚は，かみ砕く力を加えることによって硬い・軟らかいなどを判断する．

1.3 「食べるヒト」の基本的要因

食べ物は，それをつくる側の心が反映され，前述の基本的要因が形に表されたものともいえる．すなわち，満足感を与えられるように工夫して調理・加工されたものが食べ物である．

次に，食べるヒトのおいしさにかかわる基本的要因を考えてみる．

（1）感覚特性

食べる側の私たちが食べ物を口にするまでの行動を整理すると，まず盛りつけされた料理が目に入り（視覚），においを感じ（嗅覚），口に入れ，咀しゃくしながら硬さや舌触り（触覚），味（味覚）などを感じる．ここで初めて「おいしい」「まずい」など，総合的に判断される．そのほか，前述のそばやせんべいなどの咀しゃくにかかわる音（聴覚）もおいしさと深くかかわっている．つまり，ヒトは五つの感覚器官の働きによって，食べ物のおいしさを感知しているのである．

（2）味覚感度

五感がおいしさにかかわる割合は食べ物の種類によって異なるが，極端な場合を除いて，このなかで最も大きく関与するのは味覚であるといわれる．多少食感が悪くても，あるいは見た目が悪くても，味だけはよかったという人はいるであろう．ヒトの味覚感度はかなり敏感で，味つけの基本となる食塩の弁別閾（後述）は非常に低い値である．

では，ヒトの味覚感度はどれくらい敏感なのであろうか．たとえば砂糖を水で薄めていき，その溶液を「甘い」と認識できる最低の濃度を砂糖の認知閾というが，0.4％しょ糖溶液を味わって，それを「甘味」と答えた人が86％，0.13％食塩溶液では「塩味」と答えた人が91％と正解率は高く，表1.5に示した濃度が認知閾に近い値と解釈できる．このように味を認識できる濃度は非常に低いことがわかる．

また1％食塩溶液にわずかな食塩を加え，両者を比較して識別できる最小の濃度を弁別閾というが，表1.6に示すように，1％と1.06％の食塩溶液の比較では74％の正解率である．すなわち1％食塩溶液（1g/100ml）に0.06gの食塩が加わっただけで，塩味が強くなったことを認識できる．このように，ヒトの味覚はわずかな違いでその濃淡を識別する能力があるといえる．たとえばみ

Plus One Point
うま味の健康機能性
- 減塩効果：うま味を強くすると食塩量を1/3に減らしてもおいしく食べられる．
- 摂取エネルギーの抑制：西洋料理でうま味の多い食材を用いると生クリームやバターの油脂量を減らしてもおいしく，エネルギーを1/3に押さえられる．
- たんぱく質の消化・吸収促進：うま味成分のグルタミン酸は胃のグルタミン酸受容体に受け取られると脳に伝わりたんぱく質の消化・吸収のシグナルが胃に伝えられる．

表1.5　基本味を代表する呈味物質の認知閾

味の種類	甘味	塩味	酸味	苦味	うま味
呈味物質	しょ糖	食塩	クエン酸	カフェイン	MSG
濃度(％)	0.4	0.13	0.005	0.025	0.05
正解率(％)	86	91	82	85	73

パネル：Z大学栄養学専攻学生49名．MSG：グルタミン酸ナトリウム．

表 1.6 呈味物質の弁別閾

呈味物質	S_i g/dl	S_j g/dl	濃度比 S_j/S_i	正解率 %	弁別閾 (%)
しょ糖	5.00	5.50	1.10	79	10
食塩	1.00	1.06	1.06	74	6
酒石酸	0.02	0.024	1.20	75	20
MSG	0.20	0.242	1.21	71	21

古川秀子, 「おいしさを測る」, 幸書房(1994), p. 10.

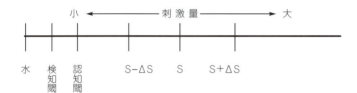

図 1.1 閾値の関係

刺激閾：特定の感覚を引き起こす最小の刺激量. 検知閾(純粋と区別できる最小の濃度)と認知閾(物質固有の味が感じられる最小の濃度)に分けられる. 単に閾値という場合は認知閾のことをさす. S：任意の刺激量. ΔS：弁別閾.

そ汁をつくるとき，少量のみそを加えるか加えないかがおいしさに大きく影響する．調理に際しては正しく計量するだけでなく，最終段階で味を調えることが，おいしい料理をつくる基本である．閾値の関係を図1.1に示す．

（3）味の伝達経路

味は，どのようにして感じられるのであろうか．舌を出し，鏡で眺めてみると，舌一面に小さな粒状のものがある．これを乳頭という．乳頭には，有郭乳

味の不思議――うま味の相乗効果：1＋1＝？

こんぶだしのうま味成分であるグルタミン酸ナトリウムと，かつおだしのうま味成分であるイノシン酸ナトリウム(あるいはしいたけのうま味成分グアニル酸ナトリウム)の各0.02％溶液を用意し，青と赤の印をつけたコップに分注する．

まず先に青印(あるいは赤印)をよく味わってから口内を水でよくすすぐ．次に赤印(あるいは青印)の溶液を味わい再び口内をよくすすぐ．さらに残りの赤印と青印を混ぜ合わせて味わう．あら不思議！　赤印や青印単独ではほとんど感じられなかった味が，ものすごく強いうま味として感じられる．両者を混ぜることによりグルタミン酸ナトリウムの6.5倍という強力な味になるのである．これをうま味の相乗効果という．このメカニズムは，旨味受容器に核酸系のうま味成分が結合すると，グルタミン酸ナトリウムの結合がより強固になることによるものです．

日本料理のだしには昔からこんぶやかつお節がよく使われているが，混合煮だし汁のうま味は，この相乗効果によるものである．

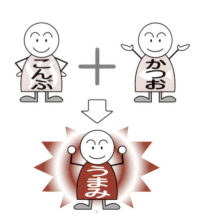

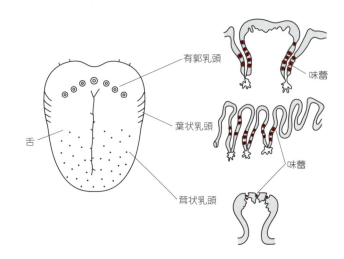

図1.2　各種乳頭の分布と乳頭の断面図
「うま味の文化・UMAMIの科学」，山口静子 監，丸善(1999)，p.5.

腸管味覚受容体

甘味やうま味のグルタミン酸の味覚受容体が口腔以外に腸管にも存在し，脳に伝達していること，また，脳で食欲を抑制しているレプチンや食欲を促進しているエンドカンナビドが甘味感度を調整し，腸管受容体に影響を及ぼしていることなどが報告されている．

頭，葉状乳頭，茸状乳頭，糸状乳頭の4種類がある(図1.2)．糸状乳頭以外の乳頭には，それぞれ花の蕾のような形をした味蕾という器官が多数ある(図1.3)．糸状乳頭は無数に存在するが，味蕾がないので味覚の受容にはまったく関与していない．味蕾の総数は乳児で約10,000個であるが，成人になると約2000個に減少するといわれている．さらにその数は加齢とともに減少する．一つの味蕾の中には約50～100個の味細胞があって，これが味の受容器(レセプター)にあたる．

刺激(呈味物質)が舌面に触れると，乳頭から味蕾の先端にある味孔内に入り，味細胞(味覚受容器)に作用し，味覚神経繊維，延髄，視床味覚野を経由して大脳皮質味覚野に伝達される．ここで初めて甘い，酸っぱいなどの味が認知される．また食べ物の刺激が前頭連合野に伝達されると，その刺激情報からりんごなのか，いちごなのかなど食べ物の種類を判別する．このように私たちが食べ物を口にしたときの感覚は舌で感じているのではなく，舌に存在する受容器で

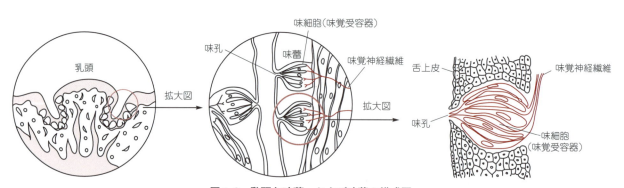

図1.3　乳頭と味蕾，および味蕾の模式図
小俣 靖，「美味しさと味覚の科学」，日本工業新聞社(1986)．

刺激を受け止め，複雑なメカニズムを経て大脳に伝わり認識されているのである（図1.4）．

（4）その他

食べ物のおいしさはヒトの感覚以外に，食べるときの状態，すなわち食欲の有無，空（満）腹の度合い，健康状態，心理状態，食べる相手（家族，親友，上司，孤食など）などにも影響される．また食卓の演出（盛りつけ，食器，雰囲気など），さらには食べる人の年齢や生まれ育った習慣，環境や文化，気候，風土，時代の変化など，さまざまな場面により食べ物の価値観は変化する．なお，食べ物のおいしさにかかわる要因を図1.5に示す．

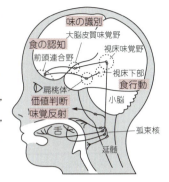

図1.4　脳内の味覚情報の流れと各脳部位の働き

山本，食の科学，5月号，26，231（1997）．

Ⅰ　食べ物の要因		Ⅲ　その他の要因		
〔調理過程〕　〔食物の基本特性〕		〔環境的要因〕	〔後天的要因〕	〔その他〕
・メニュー　　・化学的要素（味，香りなど）		（1）食環境	・気候	・社会的背景
・食品素材　　・物理的要素（外観，食感，温度，音など）		・食文化	・風土	・食生活の多様化
・調理操作　　・その他（栄養バランス，安全性，機能性など）		・食経験	・地域	・未来の方向性
Ⅱ　食べる人の要因		・食習慣	・宗教	など
〔感覚特性〕〔生理状態〕〔心理状態〕　〔先天的要因〕		・食に関する情報	・風俗習慣	
・味覚　　・食欲　　・喜怒哀楽の感情　・年齢，性別		など	・教育	
・嗅覚　　・空腹感　・緊張感　　　　　・体質		（2）外部環境	・生活程度	
・触覚　　・健康状態　　　　　など　　・人種，民族		・喫食環境	・生活様式	
・視覚　　　　　など　　　　　　　　　　　　など		・食卓構成	など	
・聴覚		など		

図1.5　「おいしさ」の構成要因

1.4　おいしさの測定方法

「おいしい」とか「まずい」などの表現は，食べ物に対するヒトの感情であって，機器を使って測ることは難しい．しかし前述のように，ヒトの感覚器官を計測器の代わりに使って，おいしさを客観的に測ることは可能である．この方法を官能評価という．

（1）官能評価の方法

いろいろな方法があるが，ここでは利用度が高く，かつ簡単な方法をいくつか紹介する．

（a）2点比較法

二つの試料（A，B）を与え，どちらがおいしいかとか，どちらの味が強いかなどを判断させる方法を2点比較法という．2種の試料間に客観的な差異がある（判定に正解が存在する）とき，n回の繰返し（パネル数）で正しく判定した回数kは，$P = 1/2$の二項分布に従うことを用いて，片側検定を行う（表1.7，a-1）．

表 1.7　2点比較法および3点識別試験法の検定表

n	a-1 有意水準 5%	a-1 有意水準 1%	a-2 有意水準 5%	a-2 有意水準 1%	b 有意水準 5%	b 有意水準 1%
10	9	10	9	10	7	8
11	9	10	10	11	7	8
12	10	11	10	11	8	9
13	10	12	11	12	8	9
14	11	12	12	13	9	10
15	12	13	12	13	9	10
16	12	14	13	14	10	11
17	13	14	13	15	10	11
18	13	15	14	15	10	12
19	14	15	15	16	11	12
20	15	16	15	17	11	13
21	15	17	16	17	12	13
22	16	17	17	18	12	14
23	16	18	17	19	13	14
24	17	19	18	19	13	14
25	18	19	18	20	13	15
26	18	20	19	20	14	15
27	19	20	20	21	14	16
28	19	21	20	22	15	16
29	20	22	21	22	15	17
30	20	22	21	23	16	17

n：繰返し数(パネル数)．
a-1：正解数が表の値以上のとき有意差ありと判断する．
a-2：選ばれた度数の大きいほうが表の値以上のとき有意差ありと判断する．
b：正解数が表の値以上のとき有意差ありと判断する．
表1.6の前掲書，p.128．

表 1.8　順位法の検定表

t	有意水準 5%				有意水準 1%			
n	3	4	5	6	3	4	5	6
10	11	15	20	24	13	18	23	28
11	11	16	21	26	14	19	24	30
12	12	17	22	27	15	20	26	31
13	12	18	23	28	15	21	27	32
14	13	18	24	29	16	22	28	34
15	13	19	24	30	16	22	28	35
16	14	19	25	31	17	23	30	36
17	14	20	26	32	17	24	31	37
18	15	20	26	32	18	25	31	38
19	15	21	27	33	18	25	32	39
20	15	21	28	34	19	26	33	40
21	16	22	28	35	19	27	34	41
22	16	22	29	36	20	27	35	42
23	16	23	30	37	20	28	35	43
24	17	23	30	37	21	28	36	44
25	17	24	31	38	21	29	37	45
26	17	24	32	39	22	29	38	46
27	18	25	32	40	22	30	38	47
28	18	25	33	40	22	31	39	48
29	18	26	33	41	23	31	40	48
30	19	26	34	42	23	32	40	49

t：試料数，n：繰返し数(パネル数)．
【検定方法】　二つの試料 i と j の順位合計の差 $|R_i - R_j|$ が表の値以上のとき，試料 i と j のあいだに有意差ありと判断する．
表1.6の前掲書，p.133．

また客観的な差異がない(判定に正解が存在しない)場合は両側検定を行う(表1.7，a-2)．前者を2点識別試験法，後者を2点嗜好試験法ともいう．

（b）3点識別試験法

2種の試料A，Bを識別する方法で，(A，B，B)または(A，A，B)のように3個の試料を一組にして与え，その中から異質の試料を1個選ばせる方法である．異質(1個)の試料を奇数試料，残り2個の試料を偶数試料という．n 回の繰返し(パネル数)で正しく判定した回数 k は $P = 1/3$ の二項分布に従うことを用いて，片側検定を行う(表1.7，b)．

（c）順位法

t 個 $(t \geq 3)$ の試料を与え，好ましい順位や味の強い順位など，順位づけにより評価する方法である．検定方法にはいろいろあるが，ここでは各試料につけられた順位の合計をもとに検定できる表を示す(表1.8)．

（d）評点法（採点法）

与えられた試料の好ましさや味の強さなどの程度について，評点をつける（採点する）方法である．評点の基準には100点満点，10点満点，5段階尺度（+2〜0〜−2），7段階尺度（+3〜0〜−3）などがある．また各試料につけられた評点をもとに，平均値の差の検定や分散分析法などによる有意差検定を行う．なお最近はパソコンの普及により，データを入力するだけで簡単に解析できるソフトも市販されている．

（e）一対比較法

t 個（$t \geq 3$）の試料を比較するために，すべての試料を二つずつ組にして $_tC_2 = t(t-1)/2$ 個の対をつくり，各対についてどちらがおいしいか，どちらが強いかなどを比較判定させる方法である．判定のさせ方，データの処理の仕方によりいろいろな解析法がある．代表的な手法としては，Scheffé（シェッフェ）の一対比較法がある．この方法は，対になった二つの試料 S_i と S_j を比較するのに，ただ単に S_i のほうがおいしいとか強いといった二者択一の判定をするのではなく，たとえば7段階のカテゴリー尺度によって判定する．また試食の順序効果や試料の組合せ効果を検出することもできる．

（2）理化学的測定の方法

（a）味，香り，色の測定法

野菜や果物，肉や魚，あるいは調理・加工食品にどれくらいの呈味成分，栄養成分などが含有されているかを調べるには，一般的に定性分析や定量分析などが行われる．分析機器の著しい進歩により，近年では高速液体クロマトグラフィーが活用され，味の構成成分である糖，アミノ酸，有機酸，核酸関連物質などについては，精度の高いデータを迅速に得ることが可能になった．また香気成分の定性・定量分析によく利用されるのはガスクロマトグラフィーで，個々の成分に分離することができる．色の計測には分光光度計，色彩色差計などがある．また機器測定ではないが，マンセル表色系（あるいはこれに類似したJISの表色系）がある．これは個体の色を，色票を用いて肉眼で色相（色合い），明度（明るさ），彩度（鮮やかさ）を表示する方法である．

（b）テクスチャーの測定方法

テクスチャーとは，食べ物の品質特性を物性面から評価する際の食感的性状（舌触り，歯ごたえなど）を表す用語である．英語（texture）がそのまま常用語となっている．

測定には硬度計，粘度計，カードメーター，テクスチュロメーター，レオロメーターなどが用いられる（表1.9）．とくにテクスチュロメーターは，ヒトの咀しゃく行動を機器で再現できるように工夫された測定装置で，いくつかの測定値から，硬さ，凝集性，弾力性，付着性，もろさ，咀しゃく性，ガム性，粘性などが客観的な数値として算出される．カードメーターは牛乳のカード，アミログラフはデンプンの糊化に伴う粘性の測定，ファリノグラフ，エキステン

評点のカテゴリー尺度の例
+2：よい（強い）
+1：ややよい（やや強い）
　0：ふつう（丁度よい）
−1：ややわるい（やや弱い）
−2：わるい（弱い）

Scheffé の
7段階カテゴリー尺度の例
+3：S_i のほうが S_j よりも非常においしい
+2：〃　かなりおいしい
+1：〃　少しおいしい
　0：同じくらい
−1：S_i のほうが S_j よりも少しまずい
−2：〃　かなりまずい
−3：〃　非常にまずい
なお，評価尺度は5段階，3段階などを用いることもできる．

表 1.9　テクスチャーの測定機器例

機器	分類	説明	機器	説明
毛細管粘度計 回転粘度計	粘性	基礎的なレオロジー的性質を測定する機器で，食品の物性を粘性率，静的粘弾性定数，動的粘弾性定数などの物質値で求めるもの．	硬度計 肉せん断試験機 ペネトロメーター カードメーター ネオカードメーター コンプレッシメーター ショートメーター	はっきりと力学的に定義づけることはできないが，経験的に食品の物性と関係づけられる特性値を測定するもの．
クリープ測定装置 応力緩和測定装置 動的粘弾性測定装置	粘弾性			
インストロン ダイナグラフ クリープ破断測定装置	破断特性		アミログラフ ファリノグラフ エキステンソグラフ アルベオグラフ テクスチュロメーター レオメーター	手でこねたり，のばしたり，咀しゃくしたりするなど，実際に食品が扱われるときと同じような条件で測定しようとするもの．

ソグラフ，アルベオグラフは小麦粉生地の物性測定によく用いられる．

近年の理化学機器の著しい進歩に伴い，食品の物理的・化学的性質もかなり明らかになりつつある．

（3）感覚的測定（官能評価）と理化学的測定との関係

前述のように，官能評価はヒトの感覚器官を用いて，味や香りの強さやおいしさなどを測定する方法である．したがって同じものを評価しても，人によって感じ方が違ったり，同じ人でもそのときの状態によっては結果が異なったりする．これは機器測定には存在しえない変動値が官能評価データには含まれるためであり，官能評価の前には，まずこの事実を認識しておく必要がある．

市販のラーメン2種（A，Bとする）の食塩分析値がA：1.1％，B：1.0％であっても，官能評価で「塩味の強いほうは」という問いに対して，有意差をもってBのほうが強いと判定される場合もある．どちらが正しいのであろうか．こういうデータが出ると，ほとんどの人は「だから官能評価はあてにならない」といって官能評価を信じようとしない．しかしこれは矛盾した結果ではなく，それぞれの測定結果なのである．分析機器は，いかに多くの呈味成分が含まれていようとも，その食品に含まれている一つの特性（たとえば，かまぼこ中の食塩量）を純粋に分析する．しかしヒトの場合は，食べ物を口に入れ，咀しゃくしているあいだに，原料や調味料に由来するいろいろな味が混ぜ合わされて生じる複合味のなかでの塩味の強さを評価しているのである．味覚には相乗効果，対比効果，抑制効果（相殺効果）など複雑な現象が絡んでいるので，感覚値と分析値とは必ずしも一致しない．味の相互作用については，表1.10に示す．テクスチャーについても，食品の硬軟度，ゾル，ゲルの状態により味の感じ方は異なり，また呈味物質の種類によっても味の発現率に違いがあることがわかる（表1.11）．すなわち感覚量は機器では測りえない，官能評価独特の測定値といえる．

したがって，機器測定を官能評価で代替することはできても，官能評価を機

表1.10 味の相互作用

相乗効果	同質な二つの呈味刺激を同時に与えたとき，両者の和以上(数倍)にその味が増強される現象．	・MSG*1溶液に少量のIMP*2(あるいはGMP*3)を加えるとうま味の強さは数倍に増強される． ・かつおだしとこんぶだし，肉・魚と野菜・海藻の煮物，鶏ガラと長ネギのスープなど，動物性食品と植物性食品を併用すると，うま味の強さは数倍に増強される．
対比効果	異質な二つの呈味刺激を同時にあるいは継時的に与えたとき，片方の味が他方の味を強める現象．前者を同時対比，後者を継時対比という．	・汁粉，あん，甘酒などをつくるとき，食塩を少量加えると甘味は一段と強く感じる(同時対比)． ・すいかを食べるとき，食塩をふりかけると甘味を強く感じる(同時対比)． ・だしの効いた汁ものに少量の塩を加えるとだしのうま味が一段と強く感じる(同時対比)． ・肉，カニ，枝豆などを塩水で茹でると食材の味が強調される(同時対比)． ・甘いものを食べた後に果物を食べると酸味を強く感じる(継時対比)．
抑制効果	異質な二つの呈味刺激を同時に与えたとき，一方の味が他方の味を抑制し，弱める現象．	・コーヒーに砂糖を入れることにより苦味は弱く感じる． ・酢っぱい果物に砂糖をつけて食べると酸味が和らぐ． ・魚の塩焼きにスダチ・レモンをかけると，塩味を和らげる． ・梅干し，寿司，三杯酢などの塩は，酸味を和らげる．
変調効果	異質な二つの呈味刺激を継時的に与えたとき，先に味わった味の影響で後に味わう味が変化する現象．	・濃厚な食塩溶液を味わった後の水は甘く感じる． ・するめを食べた後のみかんは苦く感じる． ・ミラクルフルーツの抽出物「ミラクリン」を味わった後では酢っぱいものが甘味に変化する．

*1 グルタミン酸ナトリウム，*2 イノシン酸ナトリウム，*3 グアニル酸ナトリウム．

表1.11 各種ゲル中の呈味物質の呈味効率

ゲル物質	濃度(%)	呈味効率(%)		
		しょ糖	食塩	MSG
じゃがいもでん粉	10	0.70	0.76	0.52
	20	0.54	0.74	0.51
	30	0.50	0.64	0.34
じゃがいもでん粉，白玉粉	各10	0.52	0.83	0.53
薄力粉	20	0.58	0.72	0.41
強力粉	20	0.59	0.74	0.42
上新粉	20	—	—	0.45
寒天	1	0.65	0.73	0.85
ゼラチン	4	0.77	0.79	0.96
	8	0.63	—	1.09
卵白		0.72	—	0.76

ゾルまたはゲル中での呈味物質の濃度 X_1 に対する水溶液の等価濃度を X_0 とし，X_0/X_1 を呈味効率という(山口，1980)．

器で代替することは特例を除きほとんどできない．とくに「おいしい」や「まずい」など，ことばで表現する人間特有の感情については，食品の特性をことばに代えて，その感覚量を精度高く測る(評価する)ことが大切なのである．さらには，機器測定値と精度の高い感覚量との関連性をより深く捉えていくことによって，「おいしさ」の本質を追求できるようになるのであろう．徐々にではあるが，この分野の研究も行われつつある．

出題傾向と対策
おいしさを客観的・総合的に評価する官能検査（評価）の方法と物理的性質によって評価する機器分析の方法と用途に関する出題が多い．

練習問題

次の文を読み，正しいものには○，誤っているものには×をつけなさい．

（1）食べ物の価値は時代背景によって異なり，食糧難の時代には生命維持のための栄養供給源として，飽食の時代には嗜好性に価値を認める傾向にある．

（2）おいしさは，五感によって感じる食品成分の味や食品組織などの食べ物からくる知覚応答で，食品の三次機能といわれている．

（3）おいしいと感じたときの唾液や胃での消化液の分泌は，全消化液分泌量の約45％を占め，脳・神経相分泌とよばれる．

（4）甘いものを欲するのは，エネルギー源が不足しているという生理学的な身体要求シグナルであるが，うま味にはそのような生理学的意義はない．

（5）甘味，塩味，酸味，苦味，うま味の五つの味を基本5原味と称しているのは日本だけで，日本人の発見したうま味は国際的にまだ認知されていない．

（6）2種類のうま味を混合するとうま味が増強される現象を味の相乗効果という．またケーキを食べた後にミカンを食べると，酸味をより強く感じる現象を味の変調効果という．

（7）食品に含まれる呈味成分は水溶性であり，クエン酸は柑橘類の酸味成分，カフェインはコーヒーの苦味成分，イノシン酸はかつお節のうま味成分である．

重要 （8）呈味物質の水溶液を味わい，その物質の味を認識できる最小の濃度を認知閾というが，この認知閾が高いというのは，その物質の呈味性が強いことを意味する．

（9）味や香りを呈する物質はともに水溶性で，揮発する性質をもっているので，おいしさにかかわる化学的要因といわれる．これに対し食べ物の硬さや温度，色，形，咀しゃく音などを物理的要因という．

重要 （10）ヒトの感覚器官を機器の代わりに使って，おいしさなどを客観的に測定する方法を官能評価という．

（11）スープやみそ汁など温かくして食べる食品の温度は，体温よりおおよそ25～30℃高く，冷たい食べ物は体温より30～35℃ほど低い温度が適温とされている．

重要 （12）市販かまぼこA，B2種の食塩分析を行った結果A＜Bであった．また官能評価の2点比較法で「塩味の強いほうは」について調べたところ，統計的有意差をもってA＞Bという結果を得た．この両者の結果は矛盾しているが，ともに正しいと判断することもできる．

重要 （13）3点識別試験法は3品種のものを識別する方法で，微妙な味や特性差を識別したい場合によく用いられる．

（14）アミログラフはでん粉中のアミロース含有量を測定する分析機器である．

重要 （15）テクスチュロメーターは，咀しゃく感覚量（硬さの度合いとか粘り加減など）を客観的に測定できるように工夫された物性測定機器である．

重要 （16）カードメーターは牛乳のカードを測定するのに開発された物性機器で，おもにゼリー状食品の測定に用いられる．

2 調理操作

2.1 調理操作の目的

好ましい料理をつくるために，選んだ食品の調理性を生かし，適切な調理操作を行うことが求められる．個々の食品は，それぞれにふさわしい調理操作により，化学的・物理的に好ましく変化させ，目的の料理においしく仕上げることができる．

したがって，材料調達から盛りつけまでの作業を一貫した流れで進行することができるように，下処理操作や加熱温度操作に至るプロセスを把握し，具体的に計画することが望ましい．

2.2 調味操作

（1）調味料

調理の各段階における調味料の用い方によって，その調理の味が表現される．したがって単に嗜好性を追求するだけでは目的の味は得られない．そこで，調味料の性質とその利用法を知ることが必要である．

（a）塩味料

塩味は調味の基本味であり，おもに食塩（NaCl）の味である．食塩は，水溶液中で Na^+ と Cl^- に解離する電解質で，Cl^- が塩味，Na^+ がかすかな苦味をもち Cl^- の味を強める．しかし Cl^- を増しても塩味は増えない．KCl は食塩に近い塩辛味があるので，食塩の一部を KCl に替えたしょうゆや塩がつくられているが苦味が勝つので好まれない．

塩をそのまま味わうことはほとんどなく，他の調味料や食品との相互作用による調味効果に大きく関係する．クエン酸，酢酸，乳酸などの有機酸は塩辛味を和らげる．一般にほどよく感じる塩味や甘味は，私たちの体液の浸透圧（食塩 0.85％，10％糖液）に起因しており，吸い物の塩分濃度は 0.7〜1.0％ を基準に調味される．表 2.1 におもな食品の塩分濃度を示した．

i）食塩

調味効果以外の食塩の調理特性は，以下のようである．

① 脱水作用：多くの野菜にふり塩（1〜2％）をすると脱水し軟らかくなる．

Plus One Point

KCl は，減塩のために一部 NaCl の代わりに用いられている．みそやしょうゆなどがある．

表 2.1 おもな食品の塩分濃度（％）

汁物	0.6〜0.8
味つけご飯	0.6〜0.7
食パン	1.0〜1.3
マヨネーズ	1.8〜2.3
塩焼き魚	1.0〜1.5
煮物	1.0〜2.0
バター	1.3〜2.0
かまぼこ	2.1〜2.5
乾めん	3.8〜5.8
（ゆでめん）	0.2〜0.5
しめさば（ふり塩）	5〜10
丸干し，めざし	2.8〜6
漬け物	1.5〜8
こんぶ佃煮	5〜10

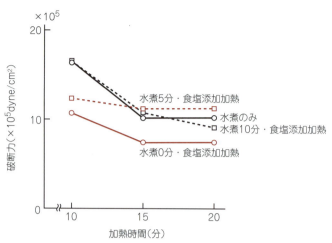

図 2.1　食塩の添加時期によるじゃがいもの硬さへの影響
食塩添加 5 % の場合(晴山，1985)．
じゃがいもを 20 分ゆでるあいだに，食塩 5 % をいつ添加するかによって，硬さがどう違うか比較した．じゃがいもの場合，最初から食塩を添加すると，水煮のみや水煮後添加したときよりもペクチン質の溶出を促進するため軟らかくなる．

Plus One Point

原料による食品の分類
① 植物性食品
② 動物性食品
③ 鉱物性食品(岩塩，海水，その他を含む)

② たんぱく質の凝固作用：獣鳥肉や魚肉は，ふり塩するとたんぱく質の凝固などにより身がしまる．卵のゆで水に食塩 1 % を添加すると，殻がひび割れた場合，流出する卵白を凝固する．さといもも塩もみしたり食塩を添加した水でゆでると，表面の糖たんぱく質の一部である粘質物が凝固し，ぬめりが除去できる．あわびは身に塩をふってぬめりを取る，などがある．

③ グルテンの形成：小麦粉生地への適度の食塩添加は，グルテン形成を促進し，引きしめる効果があり，生地の粘弾性も増大するので，腰が強くなる．パン，めん，ぎょうざの皮をつくるのに適する．

④ 防腐作用：漬け物，佃煮，魚の干物などは多量の塩分(5〜30 %)により，脱水し雑菌の繁殖が抑えられる．

⑤ 酵素作用の抑制：りんごなどを塩水につけると褐変酵素の活性を阻止し，変色を抑えられる．

⑥ ビタミン C の酸化防止：アスコルビン酸酸化酵素を抑制する作用がある．

⑦ 葉緑素の安定：沸騰湯に食塩を添加すると，ほうれんそうなどの色素のクロロフィルからフェオフィチンへの変化が抑えられ，きれいな緑色にゆであがる．

⑧ その他：図 2.1 に示すように，最初から食塩を加えて加熱すると水煮よりも軟らかくなる．

ⅱ) しょうゆ

大豆，小麦，食塩を原料とした醸造発酵調味料である．熟成期間中にグルタミン酸をはじめ，多くのアミノ酸や有機酸が合成され，数百種の芳香成分を含

2.2 調味操作

表2.2 しょうゆの種類と特徴

種類	塩分濃度(％)	特徴	用途
濃口しょうゆ	13〜17	色が濃く香気成分が多い．	煮物，照り焼き，食卓用．
淡口しょうゆ	15〜19	塩分は濃口しょうゆより多い．醸造期間を短縮し色を淡く仕上げたもの．	だし汁の多いうどん，吸い物，野菜の含め煮．
たまりしょうゆ	14〜16	大豆を原料として食塩水中で発酵させ，たまった液を絞る．濃厚で独特の香気がある．	刺身のつけしょうゆ，かば焼きのたれ．
さいしこみしょうゆ（甘露しょうゆ）	約16％	醸造を2度繰り返すことで，色が濃く濃厚な味を呈する．加熱処理がされてないので保存中に発酵が進む．	刺身・鮨用などの食卓しょうゆ．
白しょうゆ	15〜16	蒸した小麦と煎り大豆でこうじをつくり仕込む．もろみを絞った生じょうゆを加熱せず製品とするので色が淡い．こうじの香りと甘味がある．	しょうゆの色をつけないで風味をきかせる料理．
減塩しょうゆ	6〜9	しょうゆのうま味を残して塩分を1/2に減らしたもの．	治療食．

んだ塩味料となる．加熱調理では，その風味を生かすため，仕上げの段階で入れるか，一部を風味づけ用に残して使用するとよい．表2.2に，おもなしょうゆの種類と特徴を示した．

iii) みそ

しょうゆと同様，みそは，大豆，麦，米，食塩などを熟成させた醸造発酵調味料で芳香性があり揮発成分が多い．表2.3にみその種類を示した．みそは塩分濃度7％以下の甘みそ，塩分濃度12％以上の辛みそに分けられる．

表2.3 みその種類と産地

種類	塩分濃度(％)	名称，産地
白みそ	5〜6	西京みそ，府中みそ，さぬき白みそ
	7〜12	相白みそ（静岡）
赤みそ	5〜6	江戸甘みそ
赤みそ	13〜14	仙台みそ，信州みそ，佐渡みそ，津軽みそ
	10〜12	八丁みそ，三州みそ
麦みそ	12〜13	田舎みそ

塩分を控えた（8〜10％）ものや，調合みそ（赤だしみそなど）も多く製造されている．

みその調理特性は，以下のようである．
① 芳香性：こうじによるたんぱく質分解酵素や糖化酵素による発酵と分解の過程でアミノ酸や糖が生成され，同時に特有の風味や多くの香気成分もつくられる．みそ汁は長く加熱すると香気成分が減少し，風味が低下する．
② コロイド性：原材料が熟成により均質化されてコロイド状となるため，魚臭などのなまぐささが吸着され，内包された香気成分を引き出すことがで

赤だしみそ
調合みその一種．八丁みそを主原料とし，これに米みそを混ぜ，適宜調味料を加えてよくすり，こしたもの．料亭では豆みそを使って合わせみそ仕立てに調製した赤だしのみそ汁を供していたが，みそ製造業者が商品化したもの．

白みそと赤みその製造特性
白みそは色をつけないため，大豆に含まれるメイラード反応を起こす成分を少なくする．以下のような工夫がされている．
① 大豆とこうじの分量を1：2とし，大豆量を少なくしている．
② 赤みその大豆は蒸すが，白みその大豆は煮てメイラード反応を起こす成分を煮汁に捨てる．
③ 発酵期間を約1か月とし，発酵によるメイラード成分を少なくする．

したがって，白みそには米こうじが多く，甘くて免疫力を上げる機能成分が多いが，発酵期間が短いためアミノ酸量が少なくコクが少ない．

こうじとその栄養機能

しょうゆ，みそ，みりんなどをつくり出すカビの一種．殺菌力，保存性があり，発酵過程で材料のたんぱく質や糖質を分解して消化をよくし，うま味成分を産生し，食材を軟化させるので肉や野菜の下処理に使用する．また，腸内環境を調え善玉菌を増やし，免疫力をアップさせたり，便秘の改善の機能をもつ．

きる．

③ 緩衝作用：熟成により緩衝能が強くpHの変動を受けにくいため，どんな食材でもみその味またはみそ汁の味そのものは変わらない．
④ 乳化性：他の調味料や食材と混ざりやすいため，ねりみそなど調味みそに用いられる．
⑤ 脱臭作用：さばのみそ煮のように，みそとともに加熱すると，魚臭の原因となる高度不飽和脂肪酸を消失させる．

（b）甘味料

砂糖や他の甘味料は，塩味とともに料理の味を調える主要な調味料である．最近では，砂糖の短所を補うために多くの糖質甘味料や非糖質甘味料が開発されている．

i）砂糖

砂糖はほかの糖に比べて甘味が安定しているため，家庭でさまざまな調理に最も多く利用されている．表2.4に砂糖の種類と用途を示した．また図2.2に果糖の温度による甘味度の変化を，しょ糖甘味度100とした場合と比較して示した．また砂糖の調理特性を次にあげる．

① 溶解性：砂糖は親水性(OH基が多い)のため水に溶けやすい．常温(20℃)

表2.4 砂糖の種類と用途

種類			しょ糖濃度(%)	特徴	用途
分みつ糖	精製糖	ざらめ グラニュー糖	99.9	結晶は20～80メッシュ．さらさらしてくせがなく水に溶けやすい．	紅茶や幼児の飲料，製菓
		白ざら	99.9	結晶は8～20メッシュ．	高級和洋菓子
		中ざら	99.8	結晶は白ざらと同じメッシュ．	カラメル，佃煮
	車糖	上白糖	97.9	60～200メッシュ．転化糖ビスコが入っているので，しっとりしている．	一般家庭用，製菓，煮物，佃煮ほか多用途
		中白糖	96.0	結晶は上白糖と同じ．ビスコ添加，淡黄色．	煮物用
		三温糖	97.4	ビスコ添加，茶褐色．	佃煮，煮物用
	加工糖	角砂糖	99.9	グラニュー糖にシロップを加えて圧縮成形したもの．	紅茶，コーヒー用
		氷砂糖	99.9	純度の高い精製糖を溶解し，大きく結晶させたもの．	梅酒，果物砂糖漬け
		粉糖	99.7	グラニュー糖を100メッシュ以下の粉状にし，固結防止にコーンスターチを添加してある．	製菓飾り用
含みつ糖		黒砂糖	87.3	しょ糖以外にビタミンB_1，Feなどのミネラルを微量含んでいる．	昔菓子や風味を生かしみつなどに使用
その他		和三盆糖	98.0	上品な甘味．結晶が非常に小さく，口に入れるとすぐに溶ける．糖みつを含み転化糖の甘味．	高級和菓子，落雁，打物

中白糖を除くしょ糖濃度は，「日本食品標準成分表2020年版(八訂)」より．

2.2 調味操作

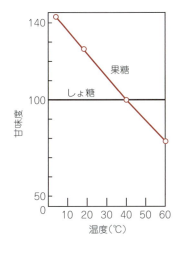

図2.2　各種甘味料の温度による変化
しょ糖は，αぶどう糖とβ果糖が結合した非還元糖であるため，温度変化がなく安定している．果糖は低温で甘味が強く，高温では弱まる．異性化糖も含めて缶詰のシロップ，清涼飲料に果糖が多く使用されているのは，低温で甘味効果が大きいからである．

の水に砂糖は67％溶けるが，温度が高いほど，結晶が小さいほどよく溶ける．表2.5にしょ糖の溶解度を示した．

② 加熱による変化：加熱により砂糖溶液は沸点が上昇し，濃度も高くなり，表2.5のように比重も大きくなる．このように砂糖濃度が変化することを利用して，いろいろな砂糖菓子をつくることができる．砂糖液を100〜105℃くらいまで加熱するとシロップができる．このシロップをさらに106〜110℃まで加熱した後，40℃まで下げて撹拌すると，なめらかなクリーム状のきめ細かい結晶のフォンダンができる．ケーキやクッキーにかけたり飾りにする．115〜120℃まで加熱し，材料を入れて手早くかき混ぜると砂糖衣ができる．かりん糖や五色豆などに利用する．120〜135℃は，キャラメルやヌガーをつくることができる温度である．130℃を超すとショ糖の一部が分解して転化糖（ブドウ糖と果糖）ができはじめ，140〜165℃に加熱すると，あめ状になって糸を引くようになる．中国料理では，着色しない140〜150℃で揚げたさつまいもにからめ銀絲（イヌスー）として，160〜165℃以上では黄色になるので金絲（チヌスー）とよんで利用される．このとき酢を加えると速く転化糖になるため失敗が少ない．さらに加熱し続けると黄色から黄褐色，茶褐色となり，カラメルが形成（170〜190℃）される．カラメ

白砂糖と天然糖
白砂糖は，強アルカリや強酸を使ってサトウキビや甜菜（ビート）を精製し，真っ白くしたもの．そのため，きび砂糖や甜菜糖などの天然糖に含まれているミネラルやビタミンが失われる．黒砂糖や三温糖のなかには，白砂糖やグラニュー糖を製造した残りを煮詰めてカラメル化したものもある．

表2.5　しょ糖の溶解度と比重

温度(℃)	100gの水に溶けるしょ糖量(g)	比重	温度(℃)	100gの水に溶けるしょ糖量(g)	比重
0	179.2	1.31490	60	287.3	1.37755
10	190.5	1.32353	70	320.5	1.39083
20	203.9	1.33272	80	362.1	1.40493
30	219.5	1.34273	90	415.7	1.41996
40	233.1	1.35353	100	487.2	1.43594
50	260.4	1.36515			

低エネルギー甘味料
エネルギーの低減や血糖値の抑制が必要な場合に使用する甘味料．エネルギーゼロのエリスリトール，パルスイート，ラカントSなどがある．

Plus One Point

みりんの種類
- 本みりん：もち米，米麹，焼酎や醸造アルコールを混ぜ発酵させたもの．14％のアルコールを含むため酒類に分類される．魚，肉などの臭みを除く効果があり，ブドウ糖とオリゴ糖を含むため，まろやかな甘味を呈する．
- 発酵調味料（みりんタイプ）：本みりんに食塩を加えた調味料．食塩量を考慮して用いる必要がある．酒税がかからない．
- みりん風調味料：ブドウ糖や水あめにうま味成分，酸味料，香料を混ぜたもの．アルコールは1％未満のため酒税がかからない．アルコールを煮切る必要はなく，和え物などで仕上げに使用する．
（本直しはみりんに焼酎を加えたアルコール22％のリキュール）

食酢の分類
- 醸造酢
  - 穀物酢：米酢，粕酢，麦芽酢
  - 果実酢：りんご酢，ワインビネガー，その他の果実酢
- 合成酢（混合酢：合成酢酸に各種の甘味やうま味成分を加えたもの）
- 加工酢（天然柑橘酢や醸造酢に各種調味料を加える）

ルは甘味は減少するが，香ばしく，カスタードプディングなどの製菓用や料理の着色などに用いられる．

③ 油脂の酸化防止：高濃度の砂糖溶液には酸素が溶けにくい．バターケーキのように脂肪が多くても，砂糖を多く使用した菓子類は酸化が抑えられる．

④ でん粉の老化抑制：砂糖は糊化したでん粉の水を引きつけるため，でん粉は遊離水の少ない状態におかれ，軟らかさを保ち，老化を遅らせる．大福もちやようかん，カステラなどがこの例である．

⑤ ゼリー強度と透明度：寒天やゼラチンゼリーは，砂糖の添加量が多いほど透明度が高くなり，ゼリー強度を増す．また寒天ゼリーは粘性が高くなり，ゼラチンゼリーは弾性が高くなる．

⑥ 卵白泡の安定性とつや：砂糖を加えて卵白を泡立てると，卵白中の水と砂糖が結びつき，強固できめ細かな膜をつくり，泡を安定させつやを増す．

⑦ アミノカルボニル反応：ビスケットやケーキなどの食材である小麦粉や卵のたんぱく質中のアミノ酸と砂糖を加熱すると，きれいな焦げ色（メラノイジン）を生じる．

⑧ イースト菌の発酵促進：砂糖は高しょ糖型イースト菌の栄養になる．またパン生地の熟成初期は糖が少ないので，イーストの生育のため糖を加えて栄養とする（p.46 参照）．

⑨ その他：浸透圧を上げる高濃度の使用による脱水・防腐効果．

ⅱ）みりん

本みりんは酒税法によって定められた原料（もち米，米こうじ，アルコールなど）を使用して熟成を行っているため，多種の糖類（40〜50％含有）や，アミノ酸，アルコール（14％含有）が生成されている．これらが酒類特有の複雑な調理効果を生むため，煮物などには砂糖と併用すると味をおいしくし，加熱すると表面に照りやつやが出て風味とともに調理効果を高めることができる．みりんを砂糖の代わりに使用する場合は，約3倍量用いる．みりんは加熱・沸騰させアルコール分を除いてから使用する（煮切る）ことが多い．煮切りをすると，アミノカルボニル反応が起こり，料理の色や香りがよくなる．

（c）酸味料

酸味は解離して生じるH^+によって感じる．調味料としての食酢は，左に示したような種類があり，醸造酢は3〜5％の酢酸を含んでいる．酢酸の味以外にも多種の有機酸，各種アミノ酸，糖類や微量のエステル類などが含まれ，うま味とさわやかな芳香をもつ．

酢は塩味をまるくするといわれている．昔から「塩梅（あんばい）」ということばがあるが，これは塩と梅酢のバランスがよいことを表しており，このように酢は単独で使うより二杯酢，三杯酢やドレッシングなどに調合して使用することが多い．食酢以外にも柑橘類の果実の絞り汁を調味料として使用するといっそうさわやかな酸味を味わえる（表2.6）．

表2.6 柑橘酢

種類	総酸(%)	おもな酸の種類	pH
すだち	4.7〜5.8	クエン酸, リンゴ酸	2.3
ゆず	2.3〜5.6	クエン酸	2.1〜2.5
ゆこう	5.1〜6.1	〃	2.1〜2.3
かぼす	4.6	〃	2.5
レモン	3〜5	〃	2.3〜2.5
ライム	6〜7	〃	2.1

渋川祥子,「調理科学」, 同文書院(1989).

食酢の調理特性は以下のようである.

① 殺菌効果(防腐効果):酢の物のpHは3.5〜4.2であるため,微生物の繁殖を抑える.しめさばやすし飯に防腐効果があるのは,このためである.

② たんぱく質の変性促進:たんぱく質は,酸によって変性凝固する.魚肉が白くなり皮がはがれやすくなる.たとえば,しめさばは塩をふって身をしめ,さらに酢に漬けることにより身がしまる.

③ 酵素活性の抑制:れんこん,やまのいもなどの酸化酵素の働きを抑えて褐変を抑制する.

④ 色素への影響:しそに含まれるアントシアン系色素は酸性で赤くなるので,梅漬けを赤く染めることができる.れんこんやカリフラワーなどのフラボノイド系色素は酸性で白くなるので,酢水でゆでて白く仕上げる.

⑤ 根菜類への効果:酸性で加熱するとペクチンの分解を抑制し,れんこんやごぼうなどの歯ざわりをよくする.

⑥ 魚臭をマスクする(マスキング効果).

⑦ ビタミンCの酸化を抑制する.

(d) その他の調味料

酢やみりんと並んで風味を増す調味料として酒類もよく使われる.そのほかに,中国料理で使用する調味料として豆板醬(トウバンジャン),甜麺醬(ティエンミェンジャン),魚醬(ユイジャン),牡蠣油(ハオユウ),豆鼓(トウチ),味覇(ウェイパア)などがある.刺激性とうま味成分の相互作用で味に深味が増すので,スパイスと同様な効果が得られる.

(e) 調味の方法

調理過程では,調理操作のどのプロセスで目的の調味料を加えるか,また入れる順序などで,食品への浸透,吸着,拡散の状態が異なる.したがって,調味料を充分浸透させるためには,調味料および材料の性質や調理中に生じる現象を理解する必要がある.

一般に煮物など多くの加熱調理では,昔から,「さ,し,す,せ,そ」すなわち「砂糖,塩,酢,しょうゆ,みそ」の順に入れるとよいといわれている.これは,分子量の大きい砂糖は拡散浸透しにくいことと,分子量の小さい食塩を先に入れるとさらに砂糖の浸透が悪くなるためである.また醸造調味料の酢やし

料理酒と清酒

料理酒には約2%の食塩が添加され,飲用できないようにしているため酒税がかからない.清酒は飲用目的に作られるので,米の外側を多く削り取り,雑味を抑え,すっきりした味わいにしているが,料理酒は米の搗精をおさえて,コクやうま味を残している.

Plus One Point

グラハムの法則

物質(調味料)の拡散する速さは,調味料の分子量の平方根に反比例する.したがって,分子量の小さいものほど拡散が速い.

	分子量	分子量の平方根
食塩	29	5.38
酢酸	60	7.55
しょ糖	342	18.49

食塩はNa^+とCl^-の平均.

ょうゆ，みそなどは，揮発性成分を多く含んでおり，風味を損わないように加熱しすぎないことが大切である．

調味料の浸透は，① 食品の形状が小さい，または薄い，② 調味料が多い，温度が高い，ほど速くなる．

調味料の浸透を速めるには，
① 硬さの違う食品を同時に仕上げるときは，食品の形状をそろえたり，硬いものは下ゆでしておく．② 高野豆腐，いも，かぼちゃなど，調味液が充分浸透して軟らかい食感を得たいときには，多量の調味液とともに時間をかけて煮含める．③ 砂糖を多量に使う煮豆などは，砂糖を2〜3回に分けて入れる．一度に入れると濃度が高すぎるため，脱水が起こり，砂糖は浸透せず，硬い煮豆になる，などである．

（2）香辛料

おもに植物の葉，根，茎，種子のなかで，刺激性の成分や揮発性の香り成分が含まれているものを香辛料として用いる．料理に添えたり，添加することで，料理全体を引き立たせ，刺激や風味を与えて嗜好性を向上させる．そのほか**着色性**や**抗菌性**，**薬用効果**もある．

日本料理では献立や目的によって辛味，香りや彩りを添えるために，わさび，辛子，唐辛子，さんしょう，みつば，青じそ，紅たで，穂しそ，しょうがなどを生で使用することが多い．西洋料理や中国料理で使用する香辛料は乾燥したものが一般的である．西洋料理ではハーブとして生で使用することも多い．

① 矯臭作用：スパイス自身の**マスキング作用**でにおいを消したり，スパイスと悪臭成分とが化学的に結合して魚や肉のにおいをマスキングする．
② 賦香作用：肉などのにおいを消して香味をつけ，食欲を増進させる．
③ 辛味作用：辛味で強い刺激を与えて，全体の味を引きしめる．また胃を刺激して，胃酸や消化酵素の分泌を促し食欲を増進させる．
④ 着色作用：天然の黄色や赤色により色づけされ，料理を引きたてる．着色以外にそれぞれの香りや刺激成分により風味も増す．

Plus One Point

さまざまな混合香辛料

〈カレー粉〉
香り：カルダモン，ナツメグ，シナモン，クローブ，メース，コリアンダー，ディル，セロリーシード，オールスパイス，ガーリック，フェンネル，タイム，キャラウェイシード，ベイリーフ（ローリエ）
辛味：ペッパー，ジンジャー，レッドペッパー
着色：ターメリック，パプリカ．

〈ブーケガルニ〉
セロリー，クローブ，ローリエ，パセリ，タイム，セージ

〈タバスコ〉
レッドペッパー，塩

〈五香粉〉
さんしょう，陳皮，シナモン，クローブ，フェンネル

〈七味唐芥子〉
さんしょう，唐辛子，陳皮，しそ，青のり，こしょう，麻の実

サフラン

スペイン原産．サフランの花の雌しべを乾燥させたものを用いる．5gの雌しべを得るためには，約1000本の花が必要なので，非常に高価である．特有の香りはサフラナールで，黄色はカロテノイド色素による．

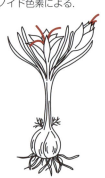

表2.7　スパイスの種類と利用

	スパイス名	利用例
矯臭作用	ローリエ，クローブ，タイム，オレガノ，ローズマリー，ジンジャー，ガーリック	肉や魚料理
賦香作用	オールスパイス，ナツメグ，シナモン，バジル，ミント，フェンネル（ウイキョウ），クローブ，バニラ	料理の素材に合わせて使う．肉や魚料理，パスタ，ピッツアなど．菓子類
辛味作用	ペッパー，ジンジャー，マスタード，ガーリック，ホースラディッシュ，ワサビ	肉や魚料理，サラダなど
着色作用	サフラン（黄色），ターメリック（黄色），マスタード（黄色），パプリカ（赤色）	カレー，パエリア，ブイヤベース

乾燥した香辛料は新鮮な香りは少ないが，香辛料としての成分は濃縮されているので保存性が高く長期間使用できる．しかし入れすぎると味が変化したり，刺激が強すぎてかえって逆効果を招くことがある．料理の目的に合った適量の使用(少量)が望ましい．表2.7に香辛料の種類と利用を示した．

うま味成分の含有量(mg/100g)

こんぶ(グルタミン酸)	2240
煮干し(イノシン酸)	863
かつお節(イノシン酸)	687
干ししいたけ(グアニル酸)	157

(3) うま味

食品素材のなかからうま味成分を抽出した水溶液が，だし汁である．一般的なだし汁のとり方を表2.8に示した．

表2.8 だし汁のとり方と抽出成分

	材料	%	操作	おもな成分
①かつお一番だし	花かつお	2〜5	水が沸騰したところへ入れ，再沸騰したら火を止め，かつおが沈んだらこす．	イノシン酸
②かつお二番だし	花かつお	①の残り	①の残滓を①の1/2に減量した水に入れ，加熱後沸騰3分間抽出後，こす．	イノシン酸
③こんぶだし	こんぶ	2〜5	水浸(30分以上)後ゆっくり加熱し，80℃までで抽出する．こんぶは除く．	L-グルタミン酸
④混合だし	こんぶ 花かつお	1〜2 1〜2	③の操作後，①の操作を行う．	L-グルタミン酸 イノシン酸
⑤煮干しだし	煮干し (頭・内臓除去)	2〜5	水に浸漬(30分)後，水から加熱，2〜3分沸騰後，こす．	イノシン酸
⑥精進だし	干ししいたけ こんぶ	3〜5 1〜2	水浸後ろ過して使用する．加熱時こんぶを加える．	グアニル酸 L-グルタミン酸
⑦スープストック	牛すね肉，豚骨，鶏骨など 香味野菜(たまねぎ，にんじん，セロリー，パセリの茎など)，ローリエ	30〜50 10〜20	鶏骨は，熱湯をかけ不要物を除く．すね肉は粗切りし，仕上がりの2倍の水を加えて加熱する．沸騰後に香味野菜を加え，あくを取りながら弱火で1時間以上煮て，こす．浮いている脂肪は，紙で吸い取る．	アミノ酸，核酸関連物質，有機塩基
⑧中国風だし(湯(タン))	老鶏肉または豚肉(脂肪の少ないもの) ねぎ しょうが 酒	20 20 3 0.7 2	鶏肉または豚肉をぶつ切りにし，その後は⑦の操作と同様に行う．	アミノ酸，核酸関連物質，有機塩基

Plus One Point
洗浄と除菌
洗浄の段階から，次の操作に移行するとき，再汚染しないように，使用した調理器具（まな板，ふきん，容器）や手の洗浄などが必要である．洗剤で手をていねいに洗ったときの除菌率は99.7％で，洗剤なしで洗ったときの除菌率は88％であったという実験がある．ふきんなども，水洗いより洗剤で洗ったほうが除菌率が高い．20～25℃の温度では最もかびが生えやすいので，洗ったら日光にあてたりして完全に乾かす．まな板は，天日乾燥，次亜塩素酸ソーダ（200ppm），殺菌灯（紫外線照射）などで消毒し，乾燥保管を行うようにする．

Plus One Point
洗剤の使用基準
（食品衛生法第29条第2項）
① 使用濃度：（界面活性剤として）
　脂肪酸系洗浄剤0.5％以下，脂肪酸系活性剤以外の洗浄剤0.1％以下．
② 野菜または果実の洗浄剤溶液浸漬時間：5分以内．
③ すすぎ時間：飲用の水を使用する．
　流水ですすぐ場合：野菜・果実で30秒以上，飲食器で5秒以上．
　ため水の場合：水を替えて2回以上．

2.3 非加熱調理操作
（1）洗浄
調理の下準備段階で，最初に行う操作である．食品素材の衛生状態を判断して，最も適切な処理を行うことが大切である．洗浄の目的は，土壌や空気中の汚れ，あく，不味成分や微生物の除去により，安全な食材を用意することである．農薬に汚染されている可能性の高い生野菜は，中性洗剤を使用し，その後よく水洗する．他の野菜類はため水で泥を落とし，流水で洗う．葉菜類は水を数回取りかえて，ひだまで洗うように気をつけ，根菜類は，たわしなどによるこすり洗いが望ましい．

魚介類はまず真水で洗う．うろこ，えら，内臓を除いた後，腹腔内の血液を洗い流し，水洗後水気をふき，これ以後は洗わない．あさりやはまぐりなどは，塩水（約3％）に長時間水浸して砂を吐かせ，こすり洗いして表面のぬめり，付着物を除く．むき身だけの貝類は，ざるに入れて塩水，次に真水で軽くふり洗いし，むき身がつぶれないようにする．また，ぶどうやブロッコリーなどもふり洗いする．乾物では，かんぴょうは水で湿らせた後，塩をふって，もみほぐすようにしながら洗う．

（2）浸漬
食品を水や調味液に漬ける操作は，下準備の段階で行われることが多いが，魚の照り焼きのように，仕上げ調理を目的にする場合もある．

浸漬操作が必要なのは，おもに乾物類である．乾物では，水や湯，塩水などに漬けて組織を吸水軟化させて戻した後，調味や加熱を行う．しいたけ，かん

表2.9　浸漬操作

	目的	利用例	浸漬液
乾物類	乾物の組織の軟化 加熱中の糊化促進のため吸水 溶解しやすくするため吸水，膨潤	干ししいたけ，わかめ 米，小豆 ゼラチン，寒天	水，湯 水，湯 水
野菜類	細胞膜が「ハリ」のある状態になる 野菜の繊維を軟らかくして調味料を浸透しやすくする 白く仕上げる 褐変を防止	キャベツせん切り，だいこんのけん だいこん，かぶ，きゅうりのせん切り，薄切りなど れんこん，やまいも ごぼう，いも類 りんご，なし	冷水 2％塩水 2～5％酢水 水 1％塩水
魚介肉類	塩抜き 砂出し 血抜き，くさみ抜き におい消し，あく抜き	塩かずのこ あさり，はまぐり しじみ レバー，鶏骨 魚，レバー 棒だら	水，1～1.5％塩水 3％塩水 水（2％塩水） 水，塩水 牛乳 10～20％ぬか水

ぴょう，豆類などは数十分から数時間で吸水されるが，組織が硬くたんぱく質が凝固している棒だらやにしんのような魚の乾物や，海参（干しなまこ），魚翅（ふかひれ），鮑魚（干しあわび）などは，水や湯に浸漬して戻す．軟らかくなるまでこの操作を繰り返す．

切った生野菜は水に浸漬することにより，半透性の細胞膜を通過して内圧と平衡になるまで吸水するので，組織に「ハリ」が出て歯触りがよくなる．反対にだいこんを塩水に漬けると外圧が高くなるため，細胞から水が出て組織が軟らかくなる．細胞膜の半透性は60℃の加熱で失われるので，煮物の味つけでは脱水は起こりにくい．

生魚などは，調味液に浸漬すると脱臭と調味液の浸透が進み，その後の加熱調理では香気成分や照りが出て調理効果が上がる．表2.9に浸漬操作の目的と利用例を示した．

（3）切砕

食材は，軟らかく食べやすい大きさ，火のとおりのよさ，調味料の浸透しやすい大きさや形状，仕上がりの美しさなどを考えて，料理の内容，調理の目的に合わせて切ることが望ましい．

野菜類は繊維の方向を考えて切ることが大切である．キャベツやたまねぎなどを生で食べるときは，繊維に平行にせん切りにすると，真水に浸したときしっかりした食感が得られる．煮込んで軟らかくしたいときは，繊維に直角に切ると繊維が短くなり，熱の伝達も速い．かつらむきしただいこんを，繊維に縦にせん切りにする場合と，丸めて横に長くせん切り（刺身のけんなど）にする場合とでは，同じせん切りでも歯触りが異なる．また乱切りは，繊維が短く，表面積を大きくした切り方なので，速く加熱され，調味料も浸透しやすい．

（4）粉砕，磨砕

食品に外から力を加えて繊維や組織を破壊し，粉状や粒状，ペースト状に均質化する操作をいう．それぞれの調理例を表2.10に示す．消化吸収をよくし，口あたりや嗜好性を高める．また材料や味を均一にし，香りをよくするなどの

Plus One Point

飾り切り

真水に浸漬すると，切り口から水が入り細胞にハリが出て，切り込み箇所が開いたり，くるっと巻き込んだりして飾り模様となる．

いかり防風：先を針や金串，竹串などで十文字に裂く．

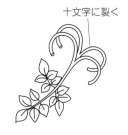
十文字に裂く

よりうど：うどをかつらむきにして長方形に広げ，斜めに短冊に切る．

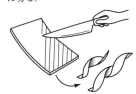

表2.10　粉砕，磨砕の調理例

操作	調理例	使用器具
粉砕：する	煎り大豆 → 黄粉	ミル
	梅漬けの赤じその葉 → ふりかけ	
磨砕：つぶす	豆腐 → 白あえ衣	すり鉢
する	煎りごま → ごま豆腐	すり鉢
つぶす	さつまいも → きんとん	裏ごし器
	じゃがいも → マッシュポテト	
おろす	だいこん → だいこんおろし	おろし器
	わさび → わさびじょうゆ	
すりつぶす	やまいも → とろろ	すり鉢，おろし器

以上の操作はフードプロセッサーで行ってもよい．

目的がある.

（5）混合，混ねつ，攪拌

混合とは，2種以上の食品，あるいは調味料を均一に合わせる操作をいう．例として，ほうれんそうのごまあえなどは仕上げ段階で行う混合操作であるが，混合は，一般にハンバーグのようにひき肉と卵，玉ねぎを混ぜたり，小豆生あんと砂糖を混合，攪拌して小豆あんを練りあげることなどをいう．また小麦粉に水を混合した後，折りたたんだり押しつけたりしてパン生地やぎょうざの皮をつくる操作を混ねつという．

攪拌は，泡立て器で卵白を泡立てたり，ミキサーでマヨネーズをつくるなどの操作である．

（6）圧搾，ろ過，成形

圧搾とは，固形状のものに圧力をかけて形を変えたり，液汁を分離したりする操作である．

ろ過とは，不純物を除いたり，だし汁や緑茶，コーヒーのように抽出食材と液とを分離する操作をいう．また，じゃがいもを裏ごし器に通してマッシュポテトをつくる，製菓のときに小麦粉を均質な粒子にしながら空気を入れるために行うふるう操作も，ろ過である．

ゆで小豆を種皮と煮汁(子葉部)に分けた後，煮汁をさらしの袋に移し，水分を除くために力を加えて水を押し出すと袋内にあんが得られる．これは圧搾とろ過の両方の操作によるものである．

成形とは，のばす，型で抜く，巻くなど形を整える操作をいう．めん棒でクッキーの生地をのばし型抜きする，巻きすで巻きずしをつくるなど，器具を使うこともあるが，おにぎりを握る，肉まんじゅうの皮を包むなど，手でできる操作も多い．

（7）冷却，凍結，解凍

冷却とは，食材を冷水や氷水，冷蔵庫で0〜10℃に冷やす操作をいう．

冷却の目的は，ゼリーなどを凝固させる，冷たい飲み物をつくる，飲み物や料理の嗜好性を増す，などである．また多くの食材は成分変化を抑えるため冷却貯蔵(冷蔵)する．しかし，くずまんじゅうやわらびもちなどの場合は，冷却が長すぎるとでん粉質がしだいに老化して透明度が低下し，食感が悪くなる．また寒天やゼラチン液は凝固温度が異なるが，食感を好ましくするために10℃前後で冷却する．アイスティーなど低温(0℃)で手早く冷却するものや，刺身やサラダなど供食の段階で食品がほどよく冷却(10℃)されていることが望ましいものがある．

そのほか，5℃から氷結点でのチルド保存(氷温保存)や氷結点以下の0℃〜−5℃での水分の一部を凍結させて保存するパーシャルフリージング貯蔵(日本では−3℃を指すことが多い)があり，これらは鮮魚の保存に適している．

凍結とは，食品を0℃以下で凍らせる操作のことである．水は0〜−1℃

Plus One Point

冷凍食品の定義

下処理を施し，−30℃以下で冷却し，品温が−18℃以下になるように急速凍結する．通常そのまま消費者に販売されることを目的として包装されたもの．約1年間の品質保持期間が得られると考えられている．

で凍結するが，食品中の水は塩類，糖類，その他の物質が溶けているために氷結点が下がり，−1〜−5℃以下でほとんどの食品の水分が凍結する．急速凍結により，各種食品の微生物繁殖の阻止，でん粉の老化阻止，酵素の不活性処理（冷凍グリンピースなどの野菜のブランチング）後の色素の固定が可能である．アイスクリームやシャーベットの作製などにも凍結操作を利用することは便利で安全である．また多くの調理ずみ食品も上手に利用することにより，調理が簡便になる．食パン，ケーキ類などのでん粉性食品は，冷蔵より凍結することによりでん粉の老化が抑えられ，解凍したとき風味の変化が少ない．

解凍とは，冷凍した食品をもとの食品の状態や食べられる状態に戻す操作をいう．半解凍することも含む．解凍の一般的な注意は食品組織変化をできるだけ少なくし，解凍時にドリップ量を抑えることである．すなわち成分変化を最小限にし，解凍中の細菌の繁殖を防ぎ，獣肉，魚介類の鮮度低下を抑えるなどの工夫をする．また，冷凍食品についているフロスト（霜）は，冷凍温度が上昇して昇華した水分が，再び凍ることにより生じたものである．

解凍方法

① 緩慢低温解凍：氷水中や冷蔵庫内でゆっくり解凍する．冷凍肉，冷凍魚，刺身などは低温で解凍すると，ドリップを吸収し組織の破壊もなく，もとの食品に近い状態，つまり食品の組織がほとんど変化していない状態に解凍できる．

② 急速解凍または調理の併用：家庭などでは生魚や肉類は解凍に時間がかかりすぎると品質が低下するため，電子レンジなどで手早く解凍する方法も効果的である．または，冷凍食品の種類により解凍と同時にゆでる，炒める，揚げるなどの加熱調理を行う．電子レンジ解凍は，調理ずみ食品や半調理食品など，商品に指示されている方法で行うのがよい．

③ 常温解凍：室温や水中に放置する．

④ 半解凍：まぐろの刺身など，そのまま食べられるもの，またいくら，めんたいなど，冷たくてもおいしいものは，半解凍のまま食卓に供する．

2.4 加熱調理操作

加熱操作は食品の性状を変化させ，栄養価，嗜好性，消化性を高める．加熱操作によって食品の仕上がり状態が大きく左右されるため，適切な加熱を行う必要がある．加熱操作の種類を表2.11に示した．

（1）湿式加熱

水の対流熱で加熱するので100℃以上には上がらない．硬い食材でも時間をかけると内部まで焦がさずに軟らかく調理できる．ゆでる，煮る，蒸す，炊くなどの操作がある．

① ゆでる：食品を多量の湯の中で加熱する操作で，下処理の場合とそのまま食する場合がある．表2.12にゆでる操作の種類について示した．この表

急速凍結と緩慢凍結

温度降下の過程で−1〜−5℃程度を最大氷結晶生成帯といい，生鮮食品中の水分の多くが氷結晶となる．食品を凍結する際には，この温度帯をできるだけ急速に通過させることがポイントである．

〈緩慢凍結〉
冷却力が小さいときは，最大氷結晶生成帯を通過するのに時間がかかり，水は最初にできた氷結晶のまわりに移動して氷結するので，結晶は成長し，大きな氷結晶が細胞外にできる．細胞が押しやられて変形したりするので，変性し復元が悪い．

〈急速凍結〉
冷却力が大きいときは，最大氷結晶生成帯を短時間で通過する．温度低下が急速なので，氷結晶は細胞内にもたくさんでき，結晶はそのまま小さく細胞内に存在する．解凍したとき，もとの状態に戻りやすい．

Plus One Point
グレーズの効果

魚介類を凍結直後に氷水をくぐらせ，その表面に薄い氷の膜をつける．これをグレーズ（氷衣）といい，貯蔵中の乾燥や脂肪の酸化などを防ぐ．

表 2.11 加熱操作の種類

分類	操作		媒体・器具	おもな熱源	温度(℃)
湿式加熱	ゆでる 煮る		水	対流	80〜100
	蒸す		水蒸気	対流	100
乾式加熱	焼く	直火焼き	空気, 金串, 網, グリルなど	伝導 放射 対流	130〜250
		間接焼き	グリル, オーブン, フライパンなど		
	炒める		鉄板, フライパンなど	伝導	
	揚げる		油脂	対流	160〜180
誘電誘導加熱	煮る 蒸す 焼く		マイクロ波(電子レンジ)	誘電	100
	煮る 蒸す 焼く 揚げる		磁力線(電磁調理器)	誘導 伝導	100〜300

からわかるように，食材の違いによって水だけでなく，食塩，酢，アルカリ性の添加物を加えて，組織の膨潤・軟化，たんぱく質の変性などの成分の変化，不味成分の溶出，色素を安定させ美しく仕上げる，殺菌するなどの目的で行われる．高温，短時間でゆでる場合は，食品投入後の温度低下を少なくするため，水の量は多く使用する．ゆでる時間は素材と目的により異なる．

② **煮る**：煮る操作は和食献立のなかで最も種類が多く，煮しめ，含め煮，う

表 2.12 ゆでる操作の種類と適する食品

媒体	添加物	食品名
水から	水 1〜2% 食塩水 0.5〜3% 酢水 ぬか，米のとぎ汁 0.5% ミョウバン水	根菜類, 豆類, ゆで卵 ぬめりのあるいも れんこん, ごぼう 皮付きたけのこ, ふろふきだいこん さつまいも, くり, さといも
湯から	水 1〜2% 食塩水 3〜5% 酢水 2% 酢水, 3% 小麦粉 0.2〜0.3% 重曹水 0.5〜1% ミョウバン水 水+酒, 塩	はくさいなどあくのない野菜, めん類 ほうれんそうなどの緑色野菜, パスタ類, ポーチドエッグ ポーチドエッグ カリフラワー 山菜などあくが強く，繊維の硬いもの なす えびやいか, 魚などの椀種

ま煮，煎り煮，葛煮，煮びたしなど操作や素材によって煮物の料理名も変わる．また中国料理や西洋料理も煮物に類する操作は多い．一般的な煮物の特徴は，ⅰ）食品を調味料とともに，対流熱により加熱しながら軟らかくする．ⅱ）食品は常に煮汁に浸っているので加熱温度は100℃を超えることはない．長時間の加熱で焦げることはないが水溶性のビタミンやうま味成分は溶出されやすい．ⅲ）調味料は均一に拡散され，浸透する．しかし強火で加熱し続けると，味が内部に浸透せず汁もなくなり軟らかくなる前に食品が焦げつくので火加減に注意する．常に煮汁に浸っている状態で加熱するためには，煮魚などは平なべを用いて重ならないように並べ，落としぶたをして煮くずれを防ぎ，調味料が均一に浸透するように仕上げる．いも類などじっくり調味料を浸透させながら軟らかく煮るには，なべぶたをして蒸気熱も利用するとよい．また，なべの材質や容量も目的の調理の仕上げや過程に影響する．とくに圧力なべなどを利用する際は，沸点が上がるので煮汁の量，加熱時間の調整が必要である．

③ **蒸す**：水を沸騰させて発生する水蒸気の潜熱で食品を加熱する操作である．蒸す操作の特徴として，ⅰ）食品の形がくずれにくい，ⅱ）煮物に比べて水溶性成分の損失が少ない．ⅲ）水がある限りは長時間の加熱が可能で，焦げるのも防げる，などがあげられる．しかし，調理中は味つけがしにくいので，加熱前後で調味する必要がある．

潜熱
1gの水蒸気が1gの水になるときに発生する，539calの熱をいう．

④ **炊く**：米を炊く，豆を炊くなどは煮る操作の一つである．炊飯のようにできあがったとき，煮汁が完全に食品に吸収された状態をいう．炊き合わせはいくつかの食材の煮物の盛り合わせという意味で，京料理によく用いられる．

（2）乾式加熱

油，空気や金属板を媒体として放射熱，伝導熱，対流熱を使用した高温（130～250℃）加熱調理である．湿式加熱と比べると，多種の食品成分の変化が起こり調理の種類も豊富である．焼く，炒める，揚げるなどがある．

① 焼く

直火焼きと熱媒体を使用する間接焼きがある．焼くことにより食品表面の水分は蒸発し，味が濃縮される．うま味成分の溶出が少ない，表面が焦げるため香ばしい香りがつくなどの効果がある．

直火焼き：魚などを焼くときは，食品を焦がして内部まで熱が充分伝わるよう200～250℃の高温調理を行うことが望ましい．この熱が直接あたる直火焼きは，伝導熱だけで焼くと内部まで火が通らないうちに焦げてしまうため，放射熱や対流熱があたるように，強火の遠火にする．串焼き，網焼きなどがある．

間接焼き：オーブンや鉄板，オーブントースター，グリル，砂，石，アルミ箔などを使用する．これらは直火焼きに比べて平均した熱があたる．とくにオ

ーブンでは，天板などからの伝導熱，庫内空気による対流熱，壁面からの放射熱で，高温で食品全体を同時に加熱できる．また食品中の水分から蒸気が発生し，内部は蒸し焼き状態でうま味が内包される．野外料理などでの石焼き，砂焼きは温められた小石や砂の中にいもなどの食品を入れて焼くため，加熱温度が高くならず，ゆっくり長時間加熱できる．

② 炒める

食品を高温・短時間で手早く攪拌しながら加熱する．少量の油を使用し，熱源以外に熱媒体(鉄なべなど)の伝導熱を通して加熱する．炒める食品の量となべの大きさ，火力の調節を考慮し，水分の浸出が多くなって食味を損なわないよう，できるだけ高温で手早く攪拌することがポイントである．

③ 揚げる

食品を 150～180℃ の高温の揚げ油に浸し，油の対流熱で加熱する．熱源のほかに中間体の揚げなべが必要である．油は熱媒体として作用するだけでなく，食品中の水とおきかわり食品に油が吸収・付着するので，油脂独特の風味が加わり，食味を向上させる．高温で短時間に加熱するので，水分が急速に脱水され，比重が軽くなって浮く．栄養価の損失が少なく，脂肪の分解やでん粉の糊化，焦げ色なども生じる．焼き調理と同様，うま味と風味が増す．

揚げ物の種類には，素揚げ，から揚げ，衣揚げ(天ぷら，フリッター，フライ)などがある．

素揚げ：食品に衣や粉などをつけず，そのまま揚げる．いも類，パセリなど．

から揚げ：食品に粉をつけて表面の水分を吸着させて揚げる．これが薄い被膜となって高温の油の中で過度の水分の蒸発や成分の溶出を防ぐ．魚のから揚げ，鶏のから揚げなどがある．

衣揚げ

天ぷら：衣は，小麦粉(薄力粉)と溶き卵の入った冷水を同容量(重量比で 1：1.7)用いて軽く溶く．えびや小魚，薄く切ったれんこんなどの野菜を衣につけて揚げる．衣によって，食品の水分は 65～70％ 程度に保たれ，脱水を防ぎ，食品のもち味がそのまま残る．

フリッター：泡立てた卵白に卵黄，水(牛乳)，塩を混ぜ小麦粉を入れて衣をつくる．ふわっと軽い衣にするために，サラダ油(バター)やベーキングパウダーを入れるとよい．白身魚や，えび，きす，りんご，バナナなどに用いられる．160～170℃ の低温で揚げる．

フライ：食品に小麦粉，卵液，パン粉の順につけて揚げる．パン粉の焦げ色や香ばしさが食味を向上する．パン粉は水分 25％ 内外と少なく，焦げやすいので揚げ操作には注意が必要である．

揚げ温度の調整

油は比熱が小さい(p.116 参照)ので熱しやすく冷めやすいため，温度を一定にして揚げる工夫が大切である．熱容量の大きい鉄なべや深なべ，電気自動揚

Plus One Point

衣を入れたときの状態と揚げ油の温度の目安

a：150℃ 以下．
　下に沈んだまま．
b：150～160℃．
　下まで沈んでから，ゆっくり表面に上がってくる．
c：170℃．
　途中まで沈んだ後，表面に上がってくる．
d：180～190℃．
　沈まず，表面で広がる．

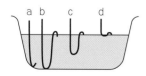

げなべなどを利用するとよい．温度計がない場合は，塩を入れて揚げ色で判断したり，菜ばしを油に入れて泡の立ちぐあいや，衣を少量落として判断する．

（3）誘電誘導加熱

（a）マイクロ波加熱

　食品に直接マイクロ波を照射する**電子レンジ**（誘電加熱，p.130参照）調理である．家庭用の電子レンジで行う調理の利点は，食品内部から加熱されるため，短時間で加熱できる，焦げないので食品の色，風味，形状が生かされる，などである．しかし量が増えると時間がかかり，加熱しすぎると水分が減少し，硬くなるので適切な時間の設定が必要である．加熱時間の設定は短めにして，状態を見て残り時間を判断する．水分の蒸発を抑えるために表面にラップフィルムなどをかける．

　食器は耐熱性ガラス，陶磁器，ポリプロピレン製で耐熱温度が120℃以上のものを使用する．一方，使えない食器は電波を通さない金属製品（ステンレス，ほうろう，アルミ製など），耐熱製の弱いプラスチック製品，漆器などである．また陶磁器などで，金銀の模様や絵付けが入ったものは焦げたりはがれたりするので使用しないようにする．

利用の仕方

　① 一般的加熱調理：野菜の下処理や脱水（豆腐やこんにゃく）などを目的とする．そのほかジャムをつくる．② 少量の食材の加熱に用いる．③ 再加熱：ご飯などを温める．④ 冷凍食品を解凍する．⑤ 牛乳を温める，酒のかんをするなど．⑥ 食品の乾燥：田づくりなどに利用する．

（b）誘導加熱

　電磁調理器による加熱は磁力線によりなべ自体が発熱するので，熱効率もよい．200Vの機器では，調理に合わせて熱管理が自由にコントロールできるように，温度調節機能も細かく設定されており，ガス火と同様の感覚で使用でき，揚げ物の温度も設定できる．しかし，なべは平らで磁性のある鉄やステンレス，ほうろう製しか使用できない（p.130参照）．

（4）その他

　ほかに，水蒸気を330℃付近まで上げた過熱水蒸気調理法や真空包装後・低温加熱調理法がある（9章参照）．後者は1979年フランスで開発された．ラミネートフィルム袋に生，あるいは調理ずみ食品素材を入れ，真空パック後低温加熱（70℃以下）で長時間加熱調理したものを冷蔵しておき，随時取り出して加温する．特徴は，素材のもつ風味とうま味が逃げない，味が均一にしみ込む，たんぱく質の収縮が少ない，軟らかくおいしい，などである．しかし悪臭も残るので，新鮮な食材を選ぶことと下処理が必要である．

練習問題

次の文を読み，正しいものには○，誤っているものには×をつけなさい．

（1）調味料が食品内を移動する速さは，温度が低いほど大きい．

重要 ☞ （2）落としぶたは，食品の温度むらをなくすのに有効であるが，味つけを均一にする効果はない．

重要 ☞ （3）だいこんを加熱すると細胞膜の半透性が失われ，調味料がしみ込みやすくなる．

（4）魚のふり塩は下味として大切であるが，魚のにおいは加熱しないと除けない．

（5）みそは緩衝能があるので，みそ汁ににおいの強いものを入れると，においが残る．

■出題傾向と対策■
食味に関する問題は必ず出題されている．調味料やテクスチャーと調理操作を関連づけて理解することが大切である．

（6）砂糖を140〜160℃まで加熱して冷却すると，100℃付近から糸をひくようになる．

（7）だいこんやいもなどを煮る場合にしょうゆを用いると，食塩で調味した場合に比べてやや硬く仕上がる．

（8）みそを長く加熱すると香気成分が増加して，風味がよくなる．

（9）漬け物，佃煮，魚の干物などは多量の塩分により，脱水し雑菌の繁殖が抑えられる．

重要 ☞ （10）うす味でもおいしく食べられる調理法の基本は，材料がもっているうま味を引き出すことである．

重要 ☞ （11）適度に感じる塩分濃度や砂糖の濃度は，体液の浸透圧である食塩0.85％，糖液10％に起因している．

（12）蒸し物は煮物に比べて，材料の水溶性成分の損失が多い．

（13）揚げ物における水と油の交代は，高温になるほど速やかに進行する．

重要 ☞ （14）炒め物の温度分布は，なべ底が高温で不均一であるため，撹拌により上下の材料の温度差をなくす．

（15）肉，卵，野菜の3種を用いた炒め調理では，野菜，卵，肉の順に強火で炒めるのがよい．

（16）炒め物には，熱容量が大きく，温度変化の少ない鉄製の中華なべやフライパンが器具として最適である．

重要 ☞ （17）塩魚などの塩出しは食塩水より淡水のほうが早いが，1〜1.5％の食塩水のほうが味の損失は少ない．

（18）から揚げとは，食品に何もつけずに揚げる手法をいう．

（19）直火焼きでは，伝導による温度上昇で食品表面から内部へ熱伝導される．

重要 ☞ （20）オーブン内の伝導方式は，熱した空気の対流，庫壁の放射熱，天板の伝導熱の3種による．

3 植物性食品の調理性

3.1 米の調理
(1) 米の種類と構造

稲作は日本の気候条件に適していることから，米は古くから日本人の主食として食べられてきた．米の種類は，短粒米の**ジャポニカ種**（日本型）と長粒米の**インディカ種**（インド型）に大きく分けられる（図3.1）．

ジャポニカ種は一般に短く（5.0～6.0mm），幅広で（2.2～3.2mm），厚みがあり（1.9～2.3mm），幅に対して長さの比は1.5～1.9倍である．それに比べてインディカ種の長さは3.5～8.0mmとさまざまで，幅は1.7～3.0mm程度であり，厚みは1.3～2.3mmとやや薄めで，幅に対して長さの比は2倍以上である．日本人は適度な硬さと粘りのあるジャポニカ種を好む傾向にあり，インディカ種は粘りが少ないため，白飯よりピラフなどにして食べるほうが好まれる．また，いずれの米にも**うるち米**（粳米）と**もち米**（糯米）がある．

玄米の内部構造は，図3.2(a)のように果皮，種皮，胚乳部，および胚乳内にはめ込まれた形で玄米の腹側にある胚芽からなっている．胚乳部は糊粉層と**でん粉貯蔵組織**からなり，**糊粉層**にはでん粉は含まれず脂肪やたんぱく質が多い．通常，精米時にぬかとして取り除かれるのは，果皮，種皮，糊粉層で，胚芽も同時に除去されてしまう．白米として食べているのは，おもに胚乳部のでん粉

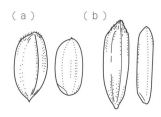

図3.1 米の形
(a) ジャポニカ種，(b) インディカ種．
どちらも左：もみ米，右：玄米．

ジャポニカ種の粒形
ジャポニカ種の粒の大きさや形がそろっているのは，日本人が昔から短粒米を好んだために，ほとんど短粒米しかつくってこなかったことと，おいしい米を求めて改良が繰り返されてきたことによる．

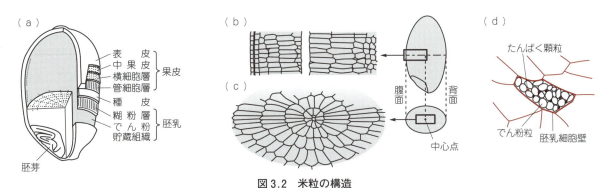

図3.2 米粒の構造
(a) 玄米の構造，(b) 縦方向の断面図，(c) 横方向の断面図，(d) 胚乳細胞の拡大図．

搗精度による米の分類とつき減り(%)

搗精度	歩留り	つき減り
玄米	100	0
三分つき米	98	2
五分つき米	95～96	5～4
七分つき米	92～94	8～6
精白米	90～91	10～9

糊粉層や胚芽にはたんぱく質,脂質,ビタミンB_1,Eなどが多く含まれる.

加工玄米

パフ加工といって玄米を高温加圧により膨化させ,玄米の体積を15%程度増加させたもの.硬い玄米の表面に多くの亀裂を入れて,吸水しやすくしてある.洗米せずに米容量の4割増しの水加減で浸漬を30分以内にして炊飯する.

胚芽精米

胚芽精米は特殊な精米機を用いてぬかの部分だけを除去し,胚芽を80%以上(80%未満は胚芽米と称する)残しているため,ビタミンB_1,E,Ca,リノール酸など微量の栄養素を多く含んでいる.栄養価値を保つために無洗処理や冬眠密着包装(炭酸ガス置換)されている.炊飯方法は無洗米を1～2時間浸漬し,やや長めの加熱をする(炊飯器の場合,スイッチオフ5分後にスイッチオンとする).

貯蔵組織である.図3.2(b)(c)のように,胚乳内部は数十万個の胚乳細胞が同心円状に石垣のような構造で並び,でん粉粒は胚乳細胞壁に包まれた状態〔図3.2(d)〕で細胞内に充満し,でん粉含量が多い.

一般に日本では,玄米を90～91%くらいに搗精した精白米を炊飯して食べることが多い.しかし近年では,玄米を加工した加工玄米や胚芽の部分を残して搗精した胚芽精米,あるいは洗浄せずに炊飯できる無洗米などが市販されている.また,平成元年から6年にかけて農林水産省によりスーパーライス計画として新形質米の開発が行われ,使用目的別に新形質米が利用されていることから,今後の食生活にも影響を与えると考えられる.このように米の使用形態も多様化している.次に新形質米の種類と特性を示す.

① 低アミロース米

アミロース含量が5～15%で,飯は粘り強く,冷めても硬くなりにくいため,家庭だけでなく,おにぎりや弁当などの加工品にも広く使用されている.炊飯時の加水量は10～15%減.ミルキークイン,スノーバルなどがある.

② 高アミロース米

アミロース含量が25%以上で,飯は粘りが弱く,冷めると硬くなる.一般の米飯には適さないが,ドライカレー,ピラフ,おかゆ,アルファ化米などに使用されている.ホシユタカ,夢十色などがある.

③ 巨大胚芽米

普通の米に比べて胚芽を約3倍の大きさに突然変異させたもの.γ-アミノ酪酸(通称ギャバ)やビタミンEなどが多く含まれ,血圧を下げる効果があり,1時間以上浸水してから炊くと体内への吸収もよくなる.はいみのり,里のめぐみなどがある.

④ 赤米(古代米)

玄米の色が赤褐色で,果皮や種皮の部分にタンニン系色素を含み,ポリフェノール含有量が多く,抗酸化作用がある.日本に初めて伝わった米の原型の一つといわれ,五分つきにして炊くと淡い桜色となり,赤飯のルーツともいわれている.白米に比べてたんぱく質や各種のビタミン,無機質が多く含まれている.

⑤ 黒米(古代米)

赤米同様,日本に伝わった米の原型の一つ.玄米の色が黒色で,果皮や種皮の部分にアントシアン系色素を含み,五分つきにすると米が紫色となる.また,たんぱく質やビタミンB群,E,鉄,カルシウムなども多く含まれ,中国では滋養強壮の効果から薬膳料理に用いられている.

⑥ 紫黒米(しこくまい)

黒米をさらに改良したもので,小粒で果皮が濃い紫色.活性酸素の働きを抑え,老化を防止する抗酸化物質ポリフェノールやアントシアンを含み,さらに黒米同様,豊富なビタミンや無機質を含んでいる.もち米9に対して1の割合

で，水をやや少なめにして炊くと薄紫色の香ばしい飯ができる．七～八分つきにして販売されている．色素を多く含む米は，長く水につけると色素が溶け出すので注意が必要である．朝紫などがある．

⑦ 発芽玄米

玄米を浄水中につけ，0.5～1.0mm 発芽したところで成長を止め，独特の方法で乾燥させた米．発芽すると果皮や種皮が軟らかくなって炊飯しやすくなる．加水量は重量の約1.4倍で，白米と同様に炊くことができる．発芽によりギャバが増加し，ギャバによる血圧上昇抑制効果や精神安定作用が認められている．また，抗酸化物質も増加して老化を抑制する．

そのほか，アトピー性皮膚炎を起こすアレルゲンたんぱく質を少なくした低アレルゲン米や，腎臓疾患用のたんぱく質を除去した低たんぱく質米，糖尿病治療用の血糖低下効果のある米などが研究開発中である．

（2）米の成分

米の主要成分は炭水化物で，その大部分はでん粉であり，そのほかに少量の食物繊維と微量のぶどう糖や果糖などの遊離糖が含まれている．精白米にはでん粉が約78％含まれており，米でん粉にはぶどう糖がα-1,4結合して直鎖に連なったアミロースと，直鎖からさらにぶどう糖がα-1,6結合して枝分かれした巨大分子のアミロペクチンの2種類がある．うるち米のでん粉はアミロース（約20％前後）とアミロペクチンから構成されているが，もち米のでん粉は100％近くがアミロペクチンで，アミロース含量の少ない米ほど粘りの強い米飯となる．これらのでん粉が規則正しく配列してミセル（結晶）構造を形成している(生でん粉)．

米に水を加えて加熱すると，このミセル構造に水の分子が侵入して構造がゆるみ，しだいにミセルの大部分が崩れて膨潤し，糊状(糊化でん粉)になり，粘性をもつようになる(5.1節参照)．このような状態になると，米は軟らかい粘りのあるおいしい飯となり，消化もよくなる．しかし，糊化したでん粉も低温で長時間放置しておくと，でん粉は再びミセル構造様を形成して老化し，硬い粘りの少ない食味の低下した飯となり，消化も悪くなる．

また胚乳部にはたんぱく質が7％前後含まれており，たんぱく顆粒として胚乳細胞内に存在し，一部はでん粉と結合している．米のたんぱく質含量が多いと米飯の食味が低下するといわれている．

精白米の脂質含量は1％前後と少量であるが，多価不飽和脂肪酸が含まれているため，貯蔵によって酸化し古米臭を生じる原因となる．

（3）うるち米の調理

（a）炊飯

炊飯とは，うるち米の代表的な調理方法で，搗精した精白米（水分約15％）に適量の水を加えて加熱して炊き上げる過程をいい，炊き干し法ともいわれる．おいしい飯の水分含量は60％である．うるち米の調理方法には，水だけを加

米でん粉のα化条件
① 糊化温度以上の加熱
　（最短98℃，20分）
② 40～50％以上の水分

老化しやすい条件
① 0～10℃の低温保存
② 30～60％の水分
③ 高アミロース含有

老化の防止
① 60℃以上での保温
② 砂糖の添加
③ α化構造の保持
　（例：急速脱水や冷凍保存など）

えて炊く白飯のほかに，炊き込み飯，すし飯，ピラフなどの味つけ飯がある．

ⅰ）白飯

洗米：米を洗うことによって米粒表面に付着しているぬかやごみを取り除き，同時に米粒表面が損傷して溶出したでん粉などの水溶性成分も取り除く．洗い方が不充分な場合，光沢，香り，味が損なわれ，腐敗しやすくなる．洗米によって米重量の約10％の水が吸収される．

水加減：炊飯時に必要な水の量は，米重量の1.3〜1.5倍，米容量の1.2倍で，炊飯後の米飯重量はもとの米重量の約2.1倍である．炊飯中に米はもとの重量の1.2〜1.4倍の水を吸収する．また，加熱中に蒸発する水の量は火加減にもよるが米重量のおよそ10〜15％程度であり，これを考慮すると水加減は米重量の1.4倍，米容量の1.2倍が基準となる．蒸発量は火力，米の量，加熱時間，炊飯器具によって異なる．

米の種類，搗精度，新米か古米かなどによって米の水分含量が異なるので，加える水の量も多少加減する必要がある．

浸漬：浸漬は加熱前に米粒に充分水を吸収させ，加熱時の熱伝導をよくし，米粒組織内のでん粉の糊化を促進する．浸漬による吸水は最大25〜30％で，浸漬後30分間に急速に吸水し，約2時間後で飽和状態となる．図3.3に見られるように，米粒への水の吸収は水温によっても異なり，水温が高いと吸水は速く，低いと吸水は緩やかで吸水量も少なくなる．また，長く浸漬しすぎると米粒が崩れやすくなり，光沢や口触りが悪くなって食味のよい飯は得られないので，水温により30分〜2時間くらいのあいだで浸漬するのが望ましい．

加熱：食味のよい飯を炊き上げるには，米でん粉を水とともに加熱して充分糊化させることが大切で，加熱過程は図3.4のように4段階に分けられる．

① 温度上昇期

浸漬により充分吸水した米粒を，沸騰まで強火あるいは中火で10〜15分程

> **Plus One Point**
>
> **玄米の炊飯方法**
>
> 玄米は栄養的に優れているが，脂肪や繊維の多い内皮に覆われているため水の吸収が悪く糊化に時間がかかる．①加水量：米重量の2倍．②浸漬時間：10〜20時間．③加熱：圧力なべを使用し，110〜120℃で30〜40分．④蒸らし時間：20分．以上の条件で炊飯するとよい．

> **Plus One Point**
>
> **洗米と環境**
>
> よくといだ場合でも水洗いだけの場合でも，炊き上がった飯の食味には影響しないといわれている．とぎ水を含む家庭排水による環境汚染も考えられるので，たっぷりの水で3回くらい洗うだけで洗米の目的は達せられ，汚染への影響も少ない．

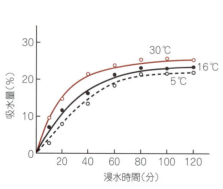

図3.3　浸水時間と吸水量

松本，福場，「調理と米」，学建書院(1979)，p.87.

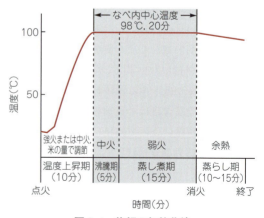

図3.4　炊飯の加熱曲線

度加熱することによって，温度上昇とともにさらに吸水膨潤し，糊化の始まる時期である．沸騰までの時間は火力や米の量によって異なるが，火力が強すぎると沸騰が早く始まり，水の蒸発量が多くなり吸水が不充分となって米粒の糊化は完全に行われにくい．逆に火力が弱すぎると沸騰までに時間がかかりすぎ，なべ内の上下に温度差が生じ，なべ底ではでん粉の糊化が進んで煮崩れが起こり，上部では水の吸収が不充分となって硬い飯となり，均一な飯ができない．したがって，米の量の多少に応じて沸騰までの時間が同じくらいになるように火加減を調節することが大切である．大量の米を炊く場合，定量の沸騰水に米を入れて炊き，再沸騰するまでの時間を短縮し，なべ内の温度差を少なくして均一な飯を炊き上げる<u>湯炊き法</u>が適している．

② 沸騰期

<u>米粒の糊化</u>に必要な温度と時間は，蒸らし期と合わせて98℃以上で20〜30分である．米粒は沸騰期に沸騰水中を上下に動き，さらに，吸水，膨潤，でん粉の糊化が進み粘性が増す．このとき，ふきこぼれない程度の火力に調節して5〜7分沸騰を持続させると，米粒は粘着性を増して動かなくなり，徐々に沸騰水は少なくなって米粒のすき間を上下し，米粒間に水蒸気の通路ができる．

③ 蒸し煮期

弱火でなべ内の温度を下げないように15分間保つ．この時期には米粒の移動はなくなり，炊き水のほとんどを吸収して糊化も進み，通路から水蒸気が出て遊離水を蒸発させる．熱伝導率が悪くなっていて焦げやすいので，火加減に注意が必要である．

④ 蒸らし期

消火後ふたをあけずにそのまましばらく置き，飯粒表面に残っている水分を完全に吸収させて均一でふっくらした状態の飯にする．したがって飯粒の中心部まで糊化を充分に行うために，10〜15分間温度が低下しないように保つ時期である．蒸らし終了後はすぐにふたをあけ，軽くほぐして上下の飯を均一にして残った遊離水を蒸発させ，乾いたふきんをかぶせるか，木製の「おひつ」に移すとよい．この操作によって，なべぶたにたまった水蒸気が水滴となって飯に落ち，飯が水っぽくなるのを防ぎ，さらに飯粒どうしの接着が強まって，ほぐしにくくなるのを防ぐのである．過度に保温すると飯は光沢を失い，着色し，乾燥するため風味が損なわれる．

⑤ 米飯のおいしさ

米飯のおいしさは，香り（硫化水素やカルボニル化合物），外観（飯のつや，形，色など），味（うま味，微量のアミノ酸や還元糖など），テクスチャー（硬さ，粘り，弾力性など）によって決まる．とくにテクスチャーの影響が大きい．

ⅱ）味つけ飯

炊き込み飯：米に食塩やしょうゆ，清酒などの調味料を加え，さまざまな具材料を米とともに炊き上げた飯で，加える材料によって五目飯，あさり飯，え

米粒中のでん粉の糊化時間

加熱温度（℃）	加熱時間
65	10時間
75	5〜6時間
90	2〜3時間
98	20分

堀越フサエ，「調理学」，〈新栄養学講座12〉，朝倉書店(1965).

おひつ（飯びつ）

木製の桶型の容器．炊きたての飯をよくほぐしておひつに移すと，余分な水分が飛び，おひつが蒸気を吸うため米飯がおいしくなる．また，保温効果もあるのでおいしさが保たれる．

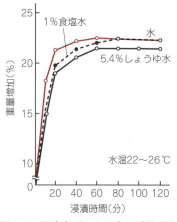
図3.5　浸漬水別による米の重量増加
関, 松元, 家政誌, 18, 158(1967).

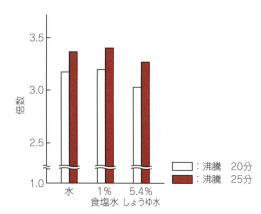
図3.6　沸騰継続による重量増加
松元, 関, 津田, 家政誌, 18, 158(1967).

んどう飯などという．塩やしょうゆは米の吸水を抑制するので芯ができやすく水っぽい飯となりやすい．これを防ぐには浸漬は水だけで行い，充分吸水させた後，加熱直前に調味料を加えるとよい(図3.5)．しょうゆや清酒は加熱中の米への吸水を妨げるので(図3.6)，加熱時間を長くして米粒内への吸水を充分に行うか，加水量を10％程度控えめにする．また，しょうゆ添加の場合，沸騰時の泡立ちが白飯に比べて少なく，沸騰を見逃しやすく焦がしやすいので火加減に注意する．あさりなどの貝類や葉菜類は加熱時に放水量が多いので，加える水の量を少なくする．

　炊き込み飯の塩味の割合は飯の0.6～0.7％が適当で，もとの米重量の1.5％，または加える水の量の1％に相当する．具の材料に対する塩味も0.6～0.7％が適当である．ただし，調味料は米や材料に均一に浸透するわけではないので，均一な塩味とはならない．

　茶飯：茶飯は茶の浸出液を用いて炊飯し，茶の香りと味を楽しむものである．茶葉の適量は米重量の4％程度で，番茶を用いる．茶葉の芳香成分が古米臭を減少させるため，古米に用いるとより効果的である．茶葉中のタンニンが炊飯中のでん粉の糊化を抑制するため，白飯と同様に炊くと硬い飯となる．したがって，茶飯を炊くときは浸漬時間を長くし，加熱時間も長めにすることによって，粘りの少ない，さらっとした飯に炊き上げることができる．

　すし飯：すし飯は一般的には蒸らし終了後の白飯に，合わせ酢を混ぜて味をつけたものである．炊飯後に合わせ酢を加えるので，水加減はその分を差し引き，米重量の1.2～1.3倍，米容量の1.1倍とし，やや硬めに炊く．蒸らし時間は短めの5分程度とし，飯の熱いうちに合わせ酢をかけ，粘りの出ないように手早く混ぜ，飯粒内部へ充分浸透・吸収させる．その後うちわや扇風機などで急速に飯粒表面の遊離水を蒸発させると，つやのある表面の引きしまったす

し飯ができる．このとき木製のすし桶を用いると桶の部分が余分な水分を吸収するので，より効果的である．

　合わせ酢の基本的な割合は米重量に対し，酢10〜15％，砂糖5〜8％，塩1.5〜2％であるが，にぎりずし，いなりずし，箱ずし，蒸しずしなど，すしの種類や地域によって合わせ酢の割合は異なる．

　炒め飯：炒め飯には，米を炒めてから炊くピラフと，飯を炒めてつくる炒飯がある．

①　ピラフ

　ピラフは洗米後充分に水切り（約30分）した後，油脂で炒めてから米重量の1.3倍の熱いスープストックを加えて硬めに炊き上げる．使用する油脂量は米重量の7％程度である．米を炒めると米粒表面の糊化が始まり，油脂と糊化でん粉の層が米粒表面を取り巻き，米粒中心部への水の吸収や熱の浸透が悪くなる．熱したスープストックを加えると，この遅れを緩和することができる．さらに蒸し煮期を長くすることにより，充分糊化することができる．洗米後すぐに炒めると米粒表面に水分が多く残っているため組織が損傷し，米粒表面の糊化が急速に進み，なべ底にくっついて炒めにくくなる．また，水洗後1時間以上水切りすると米粒表面が乾いて亀裂を生じ，炒めているあいだに砕けてよい仕上がりのピラフにならない．なお，ピラフは炊き上げたとき粘りの少ないパラッとした食味が好まれるので，使用する米にはインディカ米のほうが適している．

②　炒飯

　炒飯はピラフと異なり，炊き上がった飯を植物油かラードで炒める．このと

健康的な食事：お米と大豆の組合せ

　ご飯はパンやうどんと異なり，塩味を含まないので，どんなおかずにも組み合わせやすく，理想的な主食である．大豆には，畑の肉といわれるほどたんぱく質が多く含まれている．大豆は，そのまま煮豆やいり豆として食べる以外にも，豆腐，油揚げ，納豆，みそ，しょうゆなど，多くの加工食品としても利用されている．加工すると大豆の栄養が効率よく吸収され，献立上バランスのとれた組合せが豊富になる．

　米に含まれる植物性たんぱく質にはリシンやトレオニンなどの必須アミノ酸の含有量が少ないが，大豆にはこれらの必須アミノ酸が多く含まれている．一方，大豆のたんぱく質にはメチオニンというアミノ酸が少ないが，米には多く含まれており，米と大豆を組み合わせて食べれば互いの栄養を補い，栄養的な価値がさらに高まる．これをアミノ酸の補足効果という．動物性たんぱく質や脂肪を多くとりすぎる傾向にある現在，この組合せを見直してみよう．

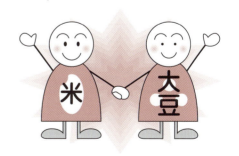

Plus One Point

新たな米粉(うるち米)の用途

近年,米粉の微細粒化技術が開発され,でん粉粒の損傷がほとんどなくなり,和菓子以外にも用途が広がった.微細米粉の種類と用途は下記の通りである.
二段階製粉:平均粒径30ミクロンで吸水性が高く,和菓子,ケーキ,カステラ,クッキーなどに利用.
酵素処理米粉:平均粒径40ミクロンで吸水性が低く,パン,ケーキ,めんなどに利用.

Plus One Point

道明寺粉とみじん粉

道明寺粉はもち米を洗って蒸した後に乾燥させて粗くひいたもので,粒の大きさがいろいろあり,桜もちやみぞれかんなどに用いる.
みじん粉は蒸した後に焼いて細かく粉砕したもので,軽くてふわふわしている.塩釜の生地や桃山のつなぎなどに用いる寒梅粉と,粒の大きさがいろいろな,おこしやらくがんなどに使用する真挽粉がある.すべて和菓子に用いられている.

き粘りが出ないよう,米重量の1.3倍の水を加えて硬めに炊き上げた飯を用いるか冷や飯を用いるとよい.あるいは粘りの少ないインディカ米を用いると炒めやすくなる.使用する油脂量はピラフより多く,飯の7〜10％程度必要である.

(4) もち米の調理

もち米のでん粉はアミロペクチン(98〜100％)のみであるため,うるち米と比べて吸水量が大きく,2時間の水浸で32〜40％吸水する(図3.7).

こわ飯:ほどよい硬さのこわ飯とは,もとの米重量の1.8倍前後にでき上がった飯である.必要な水の量は0.6〜0.9倍であるため,もち米を炊飯する場合吸水量が多く,低温,短時間では粘りが出て焦げやすいので,うるち米と同様に炊飯することはできない.米でん粉は30％の水分があれば加熱により糊化するので,こわ飯には一般に蒸す方法がとられる.この場合,2時間以上浸漬すれば40％の水を吸水するので糊化に必要な水分は充分であるが,適度な硬さのこわ飯にするためには吸水量が不足するので,強火で40〜50分蒸し,そのあいだにふり水を2〜3回行い,不足分を補うとよい(図3.8).

炊きおこわ:もち米だけで炊飯すると,加える水の量は蒸発分を加えても米重量の0.8〜1.0倍であり,米粒が水面より出て均一な吸水が行われず,熱の浸透も均一でないため炊きむらができる.したがって炊きおこわにする場合は,もち米5に対し,うるち米2の割合で混ぜ,もち米には同量の,うるち米には1.5倍の加水量を合わせて炊飯するとよい.赤飯にする場合は,小豆の煮汁に浸漬した後,同様に炊くとよい.

(5) 米粉の調理

米粉には上新粉(上用粉)と白玉粉(寒ざらし粉)があり,柏もちや草もち,だんごや求肥などの和菓子や,元宵や鶏蛋糕などの中国菓子の材料に使用されている.そのほか,もち米の粉には道明寺粉やみじん粉などがあり,和菓子の

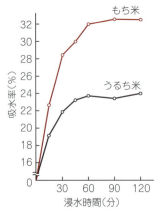

図3.7 もち米とうるち米の吸水率の違い(水浸漬の場合)
貝沼やす子,「調理科学」,調理科学研究会 編,光生館(1984), p.248.

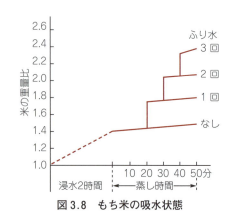

図3.8 もち米の吸水状態

材料として使用されている．

上新粉：うるち米を洗い乾燥させた後，少量の水を加えて粉砕し，製粉してふるい分けしたもので，粒度の細かいほうが吸水性は大きい．上新粉は水でこねても粘りが出ず，まとめにくい．粉の0.9〜1.1倍の熱湯でこねると吸水量が増し，米でん粉の一部が膨潤糊化するため粘性をもち，まとまりやすくなる．これをこねて丸めた後，よく熱が通るように平らにし，さらに15〜20分蒸した後，再びこねて粘りを出し，だんごや他の菓子をつくる．だんごでは，図3.9（a）のように，こね回数が多いほど生地は軟らかく滑らかになる．

白玉粉：もち米を洗い一夜浸漬した後水挽き(ひき)し，80〜100メッシュのふるいに通し，さらに圧縮して乾燥させたものである．白玉粉は粗い塊状となっているので80〜90％の水を加えてかたまりをつぶし，均一に吸水した後よくこね，耳たぶくらいの硬さにする．熱湯を加えるとかたまりの表層部が糊化し，内部まで水分が浸透しないために水を用いる．こねた後，成形して沸騰水中でゆでて冷水にとり，みつ豆やぜんざいなどに用いたり，蒸した後だんごやもち菓子にする．求肥は白玉粉に倍量の水を加えて湯せんで加熱し，粉と同量の砂糖を加えて練り上げたものである．砂糖を添加することによって生地を軟らかくし，でん粉の老化を遅らせる．

上新粉と白玉粉は原料の米と同様，含まれるでん粉の種類が異なる．上新粉を主材料とした製品は弾性が大きく老化が速く，白玉粉の製品は粘性が大きく老化が遅い．この両者を適当な割合に混合してそれぞれの特徴を生かすことによって図3.9（b）のように弾力性が変化し，独特のテクスチャーが得られる．さらにでん粉や砂糖などの副材料の添加量やこね回数，吸水率によっても歯切れや粘り，味などのテクスチャーや老化度が異なってくる．

> **ビーフンとフォー**
> 両者共に粘り気の少ないインディカ米を基本の原料としている．ビーフンの発祥地は中国で，素麺のような細い乾麺のため，戻りやすく，油の吸収がよいので，汁物や炒め物に使用される．フォーの発祥地はベトナムで，きしめんのような太い乾麺で，スープ麺として使用される．フォーは戻りにくいため，水で約1時間，ぬるま湯で約30分浸漬してからゆでる．

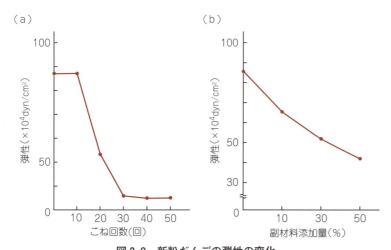

図3.9　新粉だんごの弾性の変化
（a）こね回数による場合，（b）新粉に白玉粉を添加した場合．
松元，「調理実験」，柴田書店(1975)，p.27．

Plus One Point

小麦の分類

小麦粒の色によって，レッド（褐色），ホワイト（黄色），イエロー（淡褐色），アンバー（琥珀色），ダーク（暗色，濃色）に分かれる．秋に種子をまき夏に収穫するものを冬小麦，春に種子をまき秋に収穫するものを春小麦という．また，市場での取り引きの名称として，軟質か硬質か，春小麦か冬小麦か，および小麦粒の色に産地名を加えてよばれる．

硬質小麦と軟質小麦

小麦粒の組織が緻密で，粒の切断面が半透明状に見えるものをガラス質小麦といい，この割合が多いものはたんぱく質含量が多く硬質小麦となる．また，切断面が白く不透明に見えるものを粉状質小麦といい，この割合が多いものはたんぱく質含量が少なく，軟質小麦となる．

大麦の栄養機能

大麦には生活習慣病の予防や改善に効果がある食物繊維が多く，とくに水溶性食物繊維の β-グルカンの機能が注目されている．下の表に食品 100g 中の各種食物繊維量（g）を示す．

食品	水溶性	不溶性	総量
大麦（押麦）	4.3	3.6	7.9
小麦（薄力粉）	1.2	1.3	2.5
玄米	0.7	2.3	3.0
精白米	Tr	0.5	0.5
ぶなしめじ	0.3	3.2	3.5
生わかめ	—	—	3.6

「日本食品標準成分表 2020 年版（八訂）」より．

3.2 小麦粉の調理

（1）小麦の構造と種類

小麦はイネ科の植物の種子で，一般に粒が硬く製パンに適する小麦を **硬質小麦**（ハード），粒が軟らかく製めんや製菓に適する小麦を **軟質小麦**（ソフト）という．軟質小麦のうち比較的たんぱく質含量の多いものを中間質小麦（メロー），中間質小麦と硬質小麦の中間的なものを準硬質小麦（セミハード）という．小麦粉の 90% がアメリカやオーストラリアから輸入されており，用途面から分類すると表 3.1 に示したようになる．

小麦は製粉して利用され，米のように粒のまま調理して食べることはない．これは構造と質の違いにある．図 3.10 の 小麦の構造 に見られるように，小麦も米と同様外皮（約 13.5%），胚乳部（約 84%），胚芽部（約 2.5%）からなっている．外皮は数層からなっていて，米に比べて強じんで胚乳部に密着し，胚乳部は米と比べて軟らかく簡単に分離できない．さらに横断面に見られるように，胚乳部に硬い外皮がくい込んでおり，取り除くことが困難である．また，胚乳部だけを取り出し，粒状で水とともに加熱したとしても，粘弾性が強すぎて食味が悪い．さらに小麦粉の特徴である グルテン は，粉状にし，水を加えて練ったりこねたりすることによって形成されるものなので，粉状にすることによって初めて小麦粉の多様な調理性が生かされる．

表 3.1 小麦粉の品質特性による分類と用途

種類	たんぱく質含量(%)*1	グルテン量	湿麩量(g/100g)	グルテン質	原料小麦	おもな用途
強力粉	11.5〜13.5 (11.8〜12.8)	非常に多い	30〜40	強じん	ガラス質	パン（食パン）
準強力粉	10.5〜11.5	多い	—	強い	中間質およびガラス質	パン（菓子パン）
中力粉	8.5〜10.5 (9.0〜9.7)	中間	25〜30	軟	中間質および粉状質	うどん，料理一般
薄力粉	7.5〜8.5 (8.3〜9.3)	少ない	15〜25	粗弱	粉状質	菓子，天ぷら
デュラム粉	11〜14*2	多い	—	柔軟	ガラス質	マカロニ類

農水省食品総合研究所，「食糧―その科学と技術 No.30」．
*1 強力粉〜薄力粉は一等粉の平均的数値． *2 デュラムの平均的数値．
（　）内の数値は「日本食品標準成分表 2020 年版（八訂）」より．

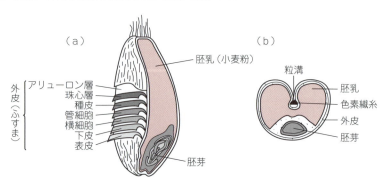

図 3.10 小麦の構造
（a）縦断面，（b）横断面．

小麦は，まずロール製粉機で粗く砕いた後，胚乳部を製粉機で粉砕しふるいで外皮を取り除く操作を繰り返し，最後に細かく粉砕して小麦粉にする．外皮だけを胚乳部から完全に分離できないので，得られる小麦粉の歩留まりは75～78％である．

（2）小麦粉の成分

小麦粉にはおもに炭水化物が70～76％，たんぱく質が8～13％含まれており，これらの含量は小麦粉の種類や等級により異なる．そのほかに，脂質が約2％含まれている．

（a）小麦粉のたんぱく質

小麦粉のたんぱく質は，水に不溶性の**グリアジン**と**グルテニン**（約85％），および水溶性のアルブミンとグロブリン（約15％）からなっている．グリアジンとグルテニンはほぼ同量ずつ含まれ，吸水させるとグリアジンは流動性と粘着性を生じ糸状にのばすことができ，グルテニンは硬いゴム様の弾力性をもつ物質となる．

小麦粉に水を加えるとグリアジンとグルテニンの分子は強い親水性をもっているため吸水膨潤し，混ねつによってこれらが絡み合い，粘弾性のある網目状となってグルテンを形成する．また，水温が高くなると**グルテン形成**は促進され，たんぱく質含量が多いほどグルテン形成は多くなる．これらのたんぱく質で構成されたグルテンの**網状組織**に，でん粉や混ねつ時に生地に混入した空気やガスなどを気泡の形で保持し，めん類ののびやパン生地（**ドウ**）の骨格となるのである．

グルテンの形成は図3.11のように，おもにたんぱく質分子内のS-S結合と他のたんぱく質のSH基とが交換反応して分子間のS-S結合が増加し，これが架橋となって縦横に絡み合い網目構造を形成する（図3.12）．そのほか水素結合，疎水結合，イオン結合なども関連し，これらの結合力が小麦粉生地の物性に関与していると考えられている．

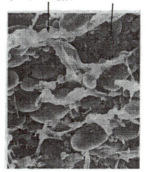

手打ちうどんの内部構造
縦面の走査型電子顕微鏡写真．グルテンの網目構造と内部のでん粉粒子の存在がわかる．
長尾精一，調理科学，22，125（1989）．

Plus One Point

日本のめん

中力粉でつくり，そうめん（1.1～1.2mm），冷やむぎ（1.3～1.7mm），うどん（1.8～3.8mm），きしめん（5～7.5mm）などがある．そうめん，冷やむぎは乾めんとして，うどん，きしめんは乾めん，生めん，ゆでめんとして市販されている．これらのめんをつくるときには，のびをよくしコシを強くするため食塩が約3％程度添加される．乾めんをゆでる場合，大量の湯を沸騰させた中に投入し，ゆでてから冷水で表面のでん粉を水洗いして取り除く．

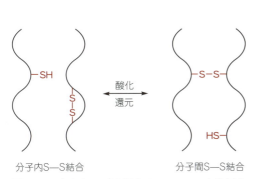

図3.11 小麦たんぱく質中のSH，S-S交換反応

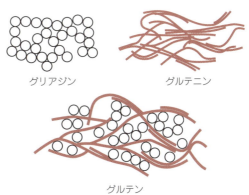

図3.12 非共有結合をもつグルテン（モデル図）

Plus One Point

西洋のめん

デュラム小麦を原料とした小麦粉（強力粉）で，漂白しないので淡黄色をしている．粉に食塩を添加せず温湯を加えてこねた後，高い圧力で押し出してめんをつくる．押し出すときの孔の形状や切り方によって多種類のめんがつくられ，総称してパスタとよばれる．

可塑性

バッターやペーストなどは，自らは変形流動を生じないが，ある限界値を超えた外力を受けるとこわれることなく連続的に変形し，外力を除去すると変形は停止し，そのままの状態で残る．つまり，力を加えることによって形が変わりもとには戻らない性質をいう．

（b）炭水化物

小麦粉の炭水化物の大部分はでん粉で約 60～70％ 含まれ，そのうち 25％ 前後がアミロースである．そのほか食物繊維が 2.5～2.9％ 含まれている．グルテンの網目構造が形成されたとき，でん粉は親水性であるため水分子と結合し，膨潤した形となって網目の中に保持される．

（3）小麦粉生地

（a）小麦粉生地の性状

小麦粉に水を加えて混ねつしたものを小麦粉生地という．そのうち小麦粉に 50％ 前後の水を加えて混ねつした生地をドウといい，さらに水分量の多い流動性のある生地をバッター，その中間で形を保ち可塑性のある生地をペーストとよぶ．これらの調理形態と調理例を表3.2に示した．

混ねつは，小麦粉に他の材料を均一に分散させ，グルテンの形成を均一にし，生地の中に空気を抱き込ませるために行う．とくにドウの性質には，グルテンの形成が大きく関与する．表3.1に示したように強力粉はたんぱく質含量が多く，混ねつによって厚いグルテン膜を形成し，粘弾性も大きく，混入した空気やガスなどを保持する力も大きい．

ドウは加水直後は硬くて引っぱるとすぐちぎれるが，混ねつを続けると生地は滑らかになり，粘弾性と伸展性が増す．これをねかすことにより伸長抵抗は低下し，伸長度が増大する（図3.13）．同時に小麦粉中のプロテアーゼ（たんぱく質分解酵素）によってグルテンの網目構造は緩和され，アミラーゼがでん粉に作用して生地は軟らかくなる．めん類やぎょうざの皮などが，ねかし操作によって生地がのばしやすく，成形しやすくなるのはこのためである．

表3.2 小麦粉生地の調理形態と種類

	生地の種類	小麦粉：水（重量比）	硬さの状態		調理形態	調理例
グルテン形成	ドウ*1	1：0.5～0.6	手で丸められる硬さ．粘弾性，伸展性，可塑性がある	膨化させる	スポンジ状	パン類，中華まんじゅうの皮，ピッツァ，ピロシキ，ドーナツ
				膨化させない	ひも状	そうめん，うどん，中華めん，マカロニ
					うす板状	ぎょうざ，しゅうまい，わんたん
グルテン形成を抑制	ドウ*1	1：0.5～0.6	同上	膨化させる	層状	パイ類*2
	ペースト	1：1	手で丸められないが，流れず形を保っている	膨化させる	空洞状スポンジ状	シュー，蒸しパン，ソフトドーナツ
				膨化させない	厚板状	クッキー，ビスケット
	バッター	1：1～2	形を保たずゆっくり広がる硬さ	膨化させる	スポンジ状	スポンジケーキ，バターケーキ，マフィン，パンケーキ

*1 目的によって，グルテン形成が必要なものと，あまり必要でないものに分けられる．
*2 アメリカンパイとフレンチパイの両方を指す．

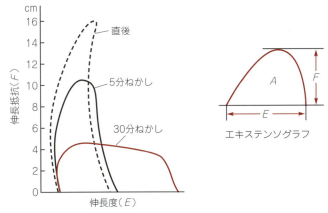

図 3.13 ドウのねかし効果（エキステンソグラフ）
A：面積(cm^2)．大きいほど生地に弾力がある
E：伸長力(mm)．大きいほど生地がのびやすい．
F：拡張力(B.U.)．大きいほど生地が強じんで，引っ張りのばすのに力を要する．
松元文子ほか，家政誌，11，349(1960)．

> **エキステンソグラフ (extensograph)**
> パン生地の伸長性（のびやすさ）や伸長抵抗（のばして収縮する力）を測定する装置で，円筒型に成形した生地をクリップで台上に支え，垂直に動くアームに引っかけて引きのばし，その力を自動的に記録する．記録したグラフをエキステンソグラフという．

薄力粉はたんぱく質含量が少ないので，混合によって弱いグルテン膜が形成されるため，もろい骨格となり，ケーキの軟らかさや，クッキーや天ぷらの衣の適度な軽さや歯もろさが得られる．

(b) 添加材料の影響

食塩：食塩はグルテンの網状組織を緻密にし，粘弾性や伸展性を増し，引きしまったコシのある生地にする．食塩はとくにグリアジンの粘性を増大させるため，めん類(1〜1.5%)，ぎょうざやしゅうまいの皮(0.2〜0.7%)，パン類(1〜2%)などに加えることが多い．一方，天ぷらの衣やケーキ類などにはグルテン形成は好ましくないので加えない．

砂糖：砂糖は親水性が大きいので，生地中の水分を奪いグルテン形成を阻害するため生地の粘弾性が低下する．クッキーなどは歯あたりのもろい食感のよい製品となる．また，砂糖の適度な添加は食品の膨化をよくし，つややほどよい焼き色を与えるので，ケーキ類などに加える．

油脂：油脂はグルテン形成を阻害し，生地を滑らかにし，伸展性をよくする．これは油脂が小麦粉の周囲を覆い，たんぱく質と水との接触を妨げるためである．

卵，牛乳：卵や牛乳は水分が大部分を占めており，水と同様の働きをする．しかし，両者ともに脂肪を含んでいるため油脂と同様に生地を滑らかにし，安定性と伸展性を与える．

アルカリ水：梘水（かんすい），鹹水（かんすい）ともいわれる．アルカリ性の水はグルテニンの伸展性を増すため中華めんなどに加えられる．生地はアルカリ性のため，小麦粉中のフラボノイド系色素が変化し黄色となる．

> **梘水（鹹水）**
> アルカリ性剤で，中国の鹹石を溶かしたもの，あるいは鹹湖から得たものといわれ，これらの名前がついた．現在は食品衛生法により，炭酸カリウム，炭酸ナトリウム，リン酸のカリウム塩かナトリウム塩のうち，1種類あるいは2種類以上を含むものと定められている．

添加順序：添加材料を加える順序はグルテン形成に大きく影響する．小麦粉に砂糖や油脂を添加してから水を加えるとグルテン量は減少するが，ドウ形成後に加えても影響しない（図3.14）．クッキーやスポンジケーキなどグルテン形成を抑えたい場合は，すべての材料を混合してから最後に小麦粉を加える．パン類やめん類など充分なグルテン形成を必要とする場合には先に小麦粉と水分を混合する．

換水値：添加材料は，水と同様に生地を軟らかくする．生地調製時の硬さの調節の目安として，水と比較して表したのが換水値である．換水値は生地調製時の温度によって多少異なる．

生地調製時の換水値

材料	水分含有率(%)	換水値(20℃)	(30℃)
水	100	100	
牛乳	87.4	90	
卵	75.0	83〜85	80
バター	16.2	80	70
砂糖	0.7	33〜40	40

新野ほか，家政誌，8, 253(1957).
島田，家政誌，8, 163(1957).
水分含有率は「日本食品標準成分表2020年版（八訂）」より．

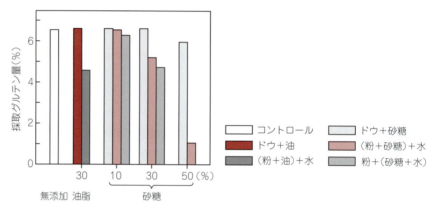

図3.14 油脂および砂糖添加によるグルテン採取量
松元文子ほか，家政誌，12, 457(1961).

（4）小麦粉生地の膨化調理

小麦粉生地の膨化調理は，ドウやバッターをスポンジ状の多孔質な状態に膨化させ，軟らかいテクスチャーの製品にする場合が多い．生地中のたんぱく質は60℃付近から熱変性が始まり，80℃付近でグルテンが熱変性して凝固し，生地は粘弾性と伸展性を失う．このあいだに生地内部に発生したガスなどの圧力によって**グルテン膜**は伸展して押し広げられ，膨張する．一方，でん粉は糊化して膨化した組織の骨格をつくる．よい膨化状態の製品にするには適した加熱条件が必要で，80℃までゆっくり時間をかけて昇温させるとよい．小麦粉生地の膨化調理には次の方法がある．

（a）イーストによる膨化

イーストの**アルコール発酵**により発生する炭酸ガス（CO_2）の圧力により生地を膨化させる方法で，パン，中華まんじゅう，ピッツァなどに利用される．

$$C_6H_{12}O_6 \longrightarrow 2C_2H_5OH + 2CO_2\uparrow$$

発生するCO_2を利用するためには粘弾性に富んだ強い伸展性のあるグルテ

ン膜が必要なので，強力粉が適している．伸展性のあるグルテン膜はねかし効果により持続的に発生するCO_2を包み込み，CO_2が網目を押し広げて膨化する．イースト発酵の適温は 28〜30 ℃で，湿度 75％，pH4.5 が最適である．

(b) 化学膨化剤（ベーキングパウダー）による膨化

重曹（$NaHCO_3$，炭酸水素ナトリウム）や炭酸アンモニウムは水を加えるとCO_2を発生し，加熱によりさらにCO_2の発生が盛んになり，生地を膨化させる．重曹単独では生地がアルカリ性となり，小麦粉中のフラボノイド系色素が黄変し，苦味も出て後味が悪くなる．これに酸性剤（中和およびガス発生促進剤）と緩和剤（でん粉）を混ぜたものがベーキングパウダー(BP)である．

$$2NaHCO_3 \xrightarrow{\text{水 + 加熱}} Na_2CO_3 + H_2O + CO_2\uparrow$$

$$NaHCO_3 + \underset{\text{(酸性剤)}}{HX} \xrightarrow{\text{水 + 加熱}} \underset{\text{(中性)}}{NaX} + H_2O + CO_2\uparrow$$

BP は，水分の多いものや，形の大きいものの膨化剤としてはアンモニアが残ることがあるので適さず，比較的形が小さく高温で焼くマフィン，ホットケーキ，ドーナツ，クッキーなどの膨化剤に適している．グルテンの形成はCO_2による膨化を抑えるため好ましくないので，生地は手早く混ぜる必要がある．

(c) 包含する空気泡や空気層による膨化

i) スポンジケーキの膨化

スポンジケーキは，基本的には小麦粉，卵，砂糖を主材料として，多孔質状の組織（スポンジ状）を形成しているケーキである．全卵や卵白を撹拌すると，卵たんぱく質（オボアルブミン，オボグロブリン，オボトランスフェリンなど）が変性し，不溶性の膜を形成して空気を包み込んだ気泡となる．スポンジケーキの膨化は，生地中に多量に混入したこれらの気泡の空気の熱膨張と，気泡を核とした水蒸気圧によるものである．この生地を 160 ℃くらいのオーブンで緩やかに加熱して焼き上げると，多孔質でふんわりと軟らかい弾力性のある口触りの製品となる．

小麦粉のたんぱく質は卵の水分を吸収して弱いグルテンを形成し，グルテンは熱により凝固してケーキの骨格をつくり，でん粉は糊化して熱膨張した気泡を固定し，ケーキの形を保ち軟らかさを与える．砂糖はケーキに甘味と焼き色，香り，つやを与え，保水性によって気泡を安定させ，気泡を細かくし，スポンジ状組織の形成に大きく関与する．さらに砂糖には糊化でん粉の老化を遅くする効果がある．グルテンの形成が多いと気泡は充分熱膨張できず膨化が小さくなるので，たんぱく質含量の少ない薄力粉が適している．また，卵白泡によって膨化させる場合，生地をこねたり，放置したりするとグルテンの形成が進んで気泡がこわれ，膨化が妨げられるので，手早く操作する必要がある．ケーキの種類によっては，これらの主材料に油脂や牛乳，洋酒などを加えたりして口触りをよくし，風味を与える．

ベーキングパウダー

重曹を中和する酸性剤には，酒石酸のように早くガスを発生する速効性，ミョウバンのようにゆっくりと発生させる遅効性，その中間の酒石英などの中間性があり，酸性剤の配合によってガスの発生時期が多少異なるので，調理に適した BP を選ぶとよい．

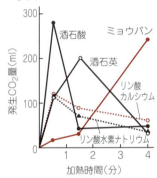

各酸性剤のCO_2の発生状況
坂橋ほか，家政誌，13，240(1962).

熱膨張

物体は加熱によって体積が増加する．固体と液体の増加は小さいが，気体は温度 1 ℃上昇するごとに 1/273 ずつ膨張する．たとえば，20 ℃の生地の内部温度が 80 ℃に達したとすると，約 1.22 倍に膨化する．

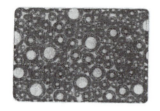

全卵＋砂糖の気泡
気泡膜が厚くて安定した状態.

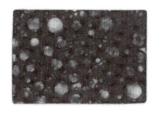

卵白＋砂糖の気泡
気泡膜が全卵の場合よりやや不安定な状態.

ⅱ）パイ生地の膨化

　パイ生地に包み込まれた空気や切り込まれた空気が核となって，水蒸気を発生させた水蒸気圧による膨化である．パイ生地には，小麦粉でドウをつくりバターを包み込んで折りたたんではのばす操作を繰り返して行い，ドウとバターを層状に重ね合わせたフレンチパイ（折り込み生地）や，小麦粉にバターを細かく切り込んでから水を加えてまとめ，その後折りたたんでのばすアメリカンパイ（練り込み生地）がある．

　パイ生地中の固形脂は薄層となって存在しているが，図3.15のように高温で加熱するとでん粉の糊化とグルテンの熱変性が進行し，油脂は溶けて小麦粉生地に吸収され，そこにすき間が生じる．このすき間に加熱によって生地から蒸発した水蒸気が充満し，水蒸気圧と空気の熱膨張によって生地を浮き上がらせるのである．成品は水分が少ないため，非常にはがれやすいフレーク状となり，サクサクした独特の硬い口触りとなる．

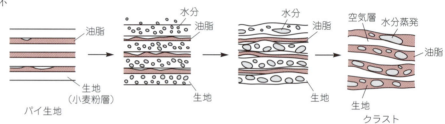

図3.15　パイ生地（積層）の模式図
石村，四条畷学園女子短大研究論集, 5, 1 (1971).

ⅲ）シュー生地の膨化

　生地中に含まれた空気の熱膨張と，この空気を核とした水蒸気圧による膨化で，シュー生地の柔軟性と伸展性のある性質を利用したものである．シュー皮は，水，バター，小麦粉，全卵を用いた生地を空洞のあるキャベツ状に焼き上げたもの（フランス語で「シュー」という）で，生地の調製には二段階ある．

　まず，水と油脂を沸騰させた中にふるった小麦粉を加えて攪拌してペースト状にする．これを第一加熱といい，このときの生地温度が78℃付近であるとグルテンの一部は失活せずに活性を保ち，でん粉は適度に糊化して粘性を生じる．次の第二加熱により生地の外側が固まりかけたとき，適度な流動性をもった生地内部が蒸気圧などによって膨張して空洞化する．このとき皮の表面は不均一であるため，皮の抵抗に強弱ができ凹凸のあるシューの形となる．糊化したでん粉は焙焼後シューの形を保つ．第一加熱後ペーストを65℃に冷ましてから卵を加えると，卵たんぱく質は変性せず生地のエマルションを安定させ，伸展性をよくし，第二加熱時で形を保つ働きをする．第一加熱時の温度が高いと生地の伸展性がないため膨化の少ない小さいシュー皮となり，温度が低いと

表面が固まる前に水分が蒸発し，膨化時に凹凸ができず，まんじゅう型のシュー皮となる．第二加熱では生地内の水蒸気圧を大きくして膨化させた後，低温で乾燥して焼き上げる．このとき生地全体が 100 ℃ 近くになると蒸気が大量に発生し，生地は急激に膨化する．

（5）その他の小麦粉調理

（a）ルウの調理

ルウは小麦粉を油脂（バターなど）で炒めて小麦粉の粘性を利用したもので，ソースやスープに滑らかさと濃度を与える．炒め温度と時間によって表 3.3 のようにホワイトルウ，ブロンドルウ，ブラウンルウに分けられ，それぞれ適した調理に用いられる．小麦粉を炒めるとでん粉粒の周囲を油脂が取り囲み，でん粉の膨潤が抑制され，粘度が低下する．また，たんぱく質は変性してグルテンを形成しないため，粘性の低いさらっとした食感を与える．図 3.16 に見られるように，高温で炒めたルウほど粘度は低下し，粘りのない滑らかなソースが得られる．ソース調製時に，ルウに牛乳やスープストックを加えて混合するときは，混合物の温度をでん粉の糊化温度以下（50〜60℃）にすると，よく分散してダマができにくい．ダマは高濃度のでん粉が部分的に糊化するためにできるものである．

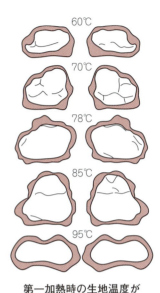

第一加熱時の生地温度が異なるシューの断面

生地温度 78 ℃ のものが形もよく，空洞がもっとも美しい．
高橋ほか，大妻女子大学家政学部紀要，23, 19 (1987).

表 3.3 ルウの種類と加熱温度および用途

ルウの種類	加熱温度 (℃)	炒め時間 (分)	色	状態	用途	小麦粉濃度 (%)
ホワイトルウ	120〜130	7〜8	クリーム色	粘りのある状態から強く泡立ち，しだいに弱まり，サラサラして芳香性が出てくる	クリームスープ，シチュー	2〜5
					ソース類（魚料理）	3〜6
					グラタン	8〜10
					コロッケ	12〜15
ブロンドルウ	140〜150	10〜15	淡黄色	サラサラしてわずかに色づき，香ばしさが加わる	ソース類	3〜6
ブラウンルウ	170〜190	15〜20	茶褐色	サラサラして着色し，香ばしい香りが増す	ソース類（肉料理）	3〜6
					ビーフシチュー，カレー	4〜5

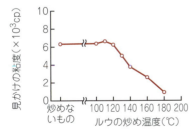

図 3.16 ルウの加熱温度によるホワイトソースの粘度変化
大澤ほか，家政誌，24, 361 (1973).

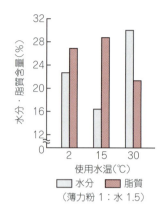

図 3.17 衣調製時の水温と揚げ衣の水分・脂質含量
比留間ほか，家政誌, 22, 159 (1971).

(b) 天ぷらの衣

　天ぷらは，小麦粉に水と卵を加えてつくった衣で揚げ種の表面を覆い，高温の油で揚げる．このとき衣の水分は脱水され，代わりに油が吸収され，からっとした歯触りのよい軽いテクスチャーとなる．衣の調製時にグルテンが形成されると，グルテンと水の結合力が強いため水と油の交換が妨げられ，軽い衣とならないので，冷水（15℃）で手早く混ぜ，すぐに材料につけて揚げ，グルテンの形成を抑えることが大切である（図 3.17）．しかし，グルテンは衣の骨格を形成するために必要なので，衣にはグルテン含量の少ない薄力粉を使用する．小麦粉に対する水分量は小麦粉 1 に対し 1.5〜2 倍で，材料に適した濃度の衣を使用する．また，水の 25〜30％の卵液を用いると水だけの場合よりグルテンの形成が抑えられ，加熱すると衣は多孔質になり，歯触りの軽いテクスチャーが得られる．衣に重曹を加えると CO_2 が発生し，水分の蒸発量が多くなるので時間が経過しても軟らかくなりにくいが，色の濃い硬い衣となり食感は劣る．

3.3　いも類の調理

　いも類は，穀類と同じようにでん粉を主成分とする．水分が 70〜80％含まれているので，蒸す，ゆでる，揚げる，焼くなど，いずれの加熱調理法でも，いも自身の水分でいも中のでん粉は充分に糊化する．またいも類に含まれるビタミン C は加熱に比較的強いので，加熱による損失は少ない．これは細胞内のでん粉の糊化によってビタミン C の溶出が防止されることや，野菜一般に比べて大きく切ることが多く，その結果表面積が小さくなり，細胞膜の破壊が少ないため細胞内のビタミン C が外部の酸素に触れる機会が少ないことによる．じゃがいもにはビタミン C が 100 g 当たり 35 mg，また，さつまいもにも 100 g 当たり 29 mg と多量のビタミン C が含まれている．

（1）じゃがいも

　じゃがいもはさつまいもに比べて貯蔵性に優れている．また，糖分や繊維が少なく，味が淡白であるため利用範囲が広い．食用となる部分は地下茎の先端にできた塊茎である．でん粉貯蔵量は，中心部のやや透明がかった内髄に最も少なく，皮層部に最も多い．じゃがいもには粉性のものと粘性のものがある．粉性のものには男爵や農林 1 号などがあり，粘性のものにはメークインや紅丸などがある．粉性のものはでん粉含量が多く，糊化すると細胞内圧が高くなり，細胞が離れやすくなるため粉ふきいもやマッシュポテトに適し，粘性のものはでん粉含量が少ないため煮崩れしにくいので煮物に適している．

　外皮の緑変部や芽には有毒なグリコアルカロイド（ソラニン）が含まれている（表 3.4）．調理にあたっては，ソラニンを高濃度に含む芽や皮を除去すること，および充分に水加熱することが望ましい．

　いもの切り口は，空気に触れると褐変する．これはいも中のチロシナーゼによって，アミノ酸の一種であるチロシンからメラニン色素が形成されるためで

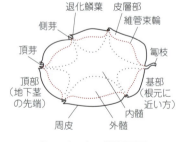

じゃがいもの縦断面図

3.3 いも類の調理

表3.4 じゃがいもの重量とグリコアルカロイド含量(%)　　　(小机ほか, 1988)

いもの重量 (g/個)	グリコアルカロイド含量(mg/新鮮重量100g)						合計
	皮層			髄			
	α-チャコニン	α-ソラニン	計	α-チャコニン	α-ソラニン	計	
メークイン							
10～50	23.1	13.5	36.6	0.2	0	0.2	36.8
50～100	17.7	8.7	26.4	0.2	0	0.2	26.6
100～150	18.4	9.5	27.9	0.2	0	0.2	28.1
150～200	12.4	9.3	21.7	0.1	0	0.1	21.8
200～250	11.9	5.7	17.6	0.1	0	0.1	17.7
男爵							
10～50	11.9	8.3	20.2	—	—	—	20.2
50～100	10.8	6.3	17.1	—	—	—	17.1
100～150	6.2	6.3	12.5	—	—	—	12.5
150～200	6.3	6.6	12.9	—	—	—	12.9
200～250	7.9	6.4	14.3	—	—	—	14.3

0：痕跡，—：検出不能．
下村道子，橋本慶子，「植物性食品Ⅱ」，〈調理科学講座4〉，朝倉書店(1993)，p.8．

じゃがいものグリコアルカロイド

じゃがいものグリコアルカロイドにはα-チャコニンとα-ソラニンがあり，皮層部に多く含まれる．メークインより男爵のほうが含量が少ない．グリコアルカロイド量として10～40mg％程度であれば人体に害はない．60～100mg％に達すると中毒を起こすことがある．じゃがいものグリコアルカロイドは熱には安定であるため，蒸し加熱では除去されない．しかし，熱水にはある程度溶出する．皮つきでゆでたものより，皮むきしてゆでたほうが煮汁への溶出が多い．とくに，未熟じゃがいもに光が当たると，これらの毒性成分が増えるので家庭栽培などでの中毒例が多い．

ある．チロシナーゼは水溶性であるから，いもを水に浸すと溶出して褐変を防ぐことができる．

野菜やいも類の**ペクチン**は細胞壁，とくにその中葉に多量に含まれ，細胞の接着剤の役割を果たし，植物体を硬く一定の形に保っている．調理の際に加熱すると，ペクチンが分解または溶解するため細胞間の結合が失われ，野菜やいも類は軟化すると考えられている．

じゃがいもを加熱すると細胞内のでん粉粒子は膨潤・糊化し，細胞膜に圧力をかける．また，細胞間膜のペクチンは加熱によって水溶化し，流動化し，わずかな力で細胞は分離する．これが煮くずれの原因である．**粉ふきいも**は表面の細胞が細胞単位に分離したものであり，マッシュポテトはいも全体が細胞単位に分離したものである．

加熱したいもを冷めてから裏ごしすると粘る．これは，ペクチンが流動性を失い，再び細胞間で結着するため，細胞が分離しにくくなり，無理に強い力で裏ごしすると細胞膜が破れ，糊化でん粉が流出するためである．したがって，いもの裏ごしは熱いうちにしなければならない．

いもの加熱途中に消火したり，60～70℃で加熱すると軟らかくなりにくいことがある．これは，細胞壁組織内の**ペクチンメチルエステラーゼ**の作用により，ペクチン質の脱メチル化が起こり，ペクチン鎖のカルボキシル基のあいだでCa^{2+}やMg^{2+}と架橋結合が形成され，組織を硬くするため軟化しにくくなると考えられる．

(2) さつまいも

さつまいもはカロテンや繊維も多く含有している．甘味が強いため料理には

じゃがいも調理によるアクリルアミドの生成

この成分はでん粉の多いじゃがいもなどを高温調理すると，糖質とアミノ酸との反応によるメイラード反応が一気に進み，その副産物として生成される．アミノ酸の一種であるアスパラギン酸の脱炭酸・脱アミド化と糖との反応生成物のN-グリコシルアスパラギンより生成され，神経麻痺作用をもつ有害物質である．高温調理のフライドポテトで問題視されている．これを防ぐには，揚げ温度を170～175℃以下に保つことが推奨されている．

Plus One Point

新じゃがいもと熟成じゃがいも

貯蔵期間の長いじゃがいもは，収穫後2か月以内のいもに比べて早く煮える．これは，貯蔵中に不溶性のプロトペクチンが減少すること，および加熱によって不溶性ペクチンが著しく減少することによる．新じゃがいもはプロトペクチンが多く，細胞単位に分離しにくく，粉ふきいも，マッシュポテトはつくりにくい．

3章 植物性食品の調理性

Plus One Point

ごりいも，冠水いも

いも類が畑で生育中に大雨や洪水のため数日間浸水したとき，いも中の細胞壁のペクチンにペクチンメチルエステラーゼが作用して，ペクチンが Ca^{2+} や Mg^{2+} と結合して水に不溶となる．このような現象が生じたいもはごりいも，冠水いもといわれ，加熱しても軟らかくなりにくい．

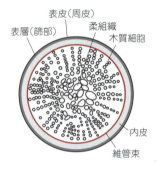

さつまいもの横断面図

焼きミョウバン

$[KAl(SO_4)_2·12H_2O]$（ミョウバン）には風解性があるため，100℃以上に加熱し，結晶水を除いた白色粉末が焼きミョウバンである．焼きミョウバン中の Al^{3+} とペクチンが結合していも類の煮くずれを防ぐ．さらに，Al^{3+} とフラボン系色素が錯塩を形成して美しい色を保つ．

常用されにくい．

さつまいもには，糖化作用が強力な β-アミラーゼが多く含まれている．貯蔵中や加熱中に，この酵素の作用でデンプンが分解されて麦芽糖になるので，加熱されたいもは甘味が強くなる．酵素活性の適温は 50～55℃ であるが，70℃ くらいまで酵素作用は続く．したがって甘味の強さは加熱方法により異なってくる．電子レンジ加熱のような短時間加熱ではアミラーゼは速やかに失活し，糖量は少なく甘味は弱くなる．蒸し加熱では徐々に温度が上昇してアミラーゼが長時間作用するので糖量は多くなる．焼きいもの場合は水分の減少と糖化酵素が作用する温度が長く保持されるため甘味が強くなる．

さつまいもを切ると，切り口から樹脂配糖体のヤラピンという白色乳状の粘液が出る．水に不溶で，空気に触れると黒くなり除きにくい．これは酵素による褐変で，いもに含まれる酵素のポリフェノールオキシダーゼが基質であるクロロゲン酸に作用し，キノン体を生じるためである．この酵素は水によく溶けるので，水に充分浸漬すれば褐変を防ぐことができる．切り口を見ると，外側から少し入ったところに維管束があり，そこまでの内皮にヤラピン，ポリフェノールオキシダーゼおよびクロロゲン酸が多く含まれている．きんとんなどをつくるときは，内皮を完全に除くように厚く皮をむくと，できあがりの色や味がよくなる．

さつまいもを重曹の入った衣をつけて揚げたり，重曹入り蒸しパンにさつまいもを入れたりしたときに，いもの周辺が緑色に変色することがある．これは，いもに含まれるクロロゲン酸によるものである．クロロゲン酸は，アルカリ性の条件下では緑色を呈する．

さつまいもを煮る場合，0.5％ くらいの焼きミョウバンを用いることがある．これは，ミョウバン中の Al^{3+} がさつまいものフラボン系色素に作用して錯塩をつくり，きれいな色になるためである．また，ミョウバンはいもの煮くずれを防ぐ．いもの細胞壁のペクチンが Al^{3+} と結合してペクチンが可溶化しにくくなるからである．きんとんなどを，美しい黄色に仕上げるためには，くちなしの実を用いる．

スイートポテトやきんとんには，さつまいもを蒸し焼きにしたり，ゆでたりした後にマッシュしたものを用いる．マッシュするときは，じゃがいもと同じように，熱いうちに裏ごしをする．

きんとんをつくる場合，最初にシロップをつくり，そこへ裏ごししたいもを 2～3 回に分けて入れて練り上げると，できあがりがよい．裏ごししたいもに多量の砂糖を一度に加えると高濃度となり，しかも温度が下がるので砂糖液が過飽和となって結晶を生じ，光沢が出ない．

（3）さといも

さといもには，親いもを食するもの（唐いも，えびいも，八つ頭，セレベス，たけのこいも，京いもなど），子いもを食するもの（石川早生，土垂など），およ

び両方食するもの(赤芽いもなど)がある．親いもは粘性が少なく粉質で，子いもは軟らかく粘性が高い．唐いもや八つ頭などの赤紫色の葉柄はえぐ味が少ないので，ずいきとして酢の物などに用いられる．

さといもがじゃがいもやさつまいもと異なる点は，粘質物を含んでいることである．この粘質物はガラクトースなどの糖がたんぱく質と結合した糖たんぱく質で，加熱すると初期に組織中より溶出し，ふきこぼれや調味料の浸透を妨げる原因となる．一度ゆでこぼした後，充分水洗いをして粘質物を除去してから再加熱をする．また，食塩を入れてゆでると，粘質物は塩析し凝固沈殿するので，これを利用して最初から調味液で煮ると煮汁はあまり粘らない．

さといもを扱うと手がかゆくなることがある．これはシュウ酸カルシウムの針状結晶束によるといわれている．いもがぬれたままで皮をむかないこと，手に塩や酢をつけてむく，加熱後に皮をむく，などすればかゆみを避けられる．

(4) やまのいも

やまのいもには，じねんじょ，つくねいも，伊勢いも，長いも，いちょういもなどがある．やまのいもの粘質物は，マンナンとたんぱく質が結合した糖たんぱく質である．加熱すると粘性を失うが，生のまますりおろして組織を破壊すると粘性，弾性，曳糸性を発揮する．また，アミラーゼ活性が強いので，でん粉食品としては例外的に生で食べることができる．とろろ，麦とろがその例である．やまのいもの粘質物は起泡性があるので，はんぺんの膨化，薯蕷まんじゅうや軽かんなど和菓子の膨化にも用いられる．また粘質物はつなぎ性をもつので，日本そばの製造にも用いられている．

やまのいもはポリフェノールのピロカテコールおよびポリフェノールオキシダーゼを含むので，すりおろしたり，切ったりして空気に触れると褐変する．その防止には酵素活性を抑えるため，pHを低くした液(酢水)に浸漬すればよい．やまのいもには，さといも同様，シュウ酸カルシウムが含まれているため手がかゆくなることがある．

3.4 豆類の調理

豆類は種実の子葉部を食用とする．未熟な期間中はさやとともに野菜として食べられるものもある．また発芽させた豆もやしなどもある．一般に，豆というときには，完熟豆を乾燥させたものを指す．

豆類は，その成分によって，たんぱく質と脂質が多い大豆や落花生などと，炭水化物とたんぱく質に富み脂質の少ない小豆，いんげん豆，えんどう，そら豆などに分けられる(表3.5)．

食用に利用するのは豆の種実であるが，植物側から見ると種の保存のために，この種実を保護する各種の防御物質を含んでいる．このため調理にあたっては，よく加熱して，トリプシンインヒビターのような，熱によってその作用を失うものを失活させる必要がある．また小豆の渋抜き(渋切り)も，栄養効果を低下

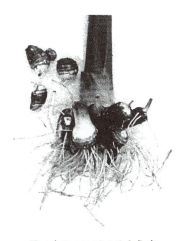

子いものついているようす
「新版原色食品図鑑」，菅原龍幸，井上四郎 編，建帛社(1995)，p. 129.

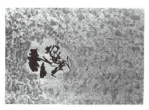

さといもの粘質物中のシュウ酸塩
松元文子，「新調理学」，光生館(1991)，p. 122.

山いもの栄養機能
山いもの粘り成分ムチンは，たんぱく質と多糖が結合した食物繊維の一種．粘膜を保護し，細胞を活性化して新陳代謝を促進して免疫力を上げる機能をもつ．漢方でも滋養強壮の生薬として利用されている．

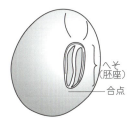

大豆種子の外観

表 3.5　豆類の分類と利用形態

分類	豆の種類	利用形態		調理の例
たんぱく質，脂質を主成分とするもの（完熟，乾燥豆）	大豆	粒状		煮豆，煎り豆
		磨砕・粉砕		呉汁，きな粉
		豆乳		豆腐，油揚げ，湯葉，凍り豆腐
		豆乳粕		うの花
		微生物の利用	粒状	納豆
			磨砕	みそ，しょうゆ
	落花生	粒状 磨砕		煎り豆 ピーナッツバター，あえ衣
でん粉，たんぱく質を主成分とするもの（完熟，乾燥豆）	小豆，ささげ，いんげん豆，そら豆，えんどう	粒状		煮豆，フライビーンズ，甘納豆
		ペースト状		練りあん
ビタミンCや無機質の給源として未熟のうちに食用にするもの	えだ豆，グリンピース，さやいんげん，さやえんどう	未熟な豆またはさやごと		塩ゆで，煮物，揚げ物，あえ衣，ポタージュ，炒め物
ビタミンCや無機質の給源として幼芽期に食用にするもの	大豆，緑豆	もやし		汁の実，浸し物，あえ物，酢の物，炒め物

川端晶子，畑 明美，「調理学」，〈新栄養士課程講座〉，建帛社(1995)，p.123.

豆類に含まれるあく
豆類に含まれるあくはタンニン，アルカロイド，サポニン，無機塩類，リン酸塩などである．

大豆イソフラボン
おもに大豆の胚芽に多く存在し，体内で女性ホルモン・エストロゲンとよく似た作用をもつ．肌を調え，更年期障害，骨粗鬆症・動脈硬化，高コレステロール血症，乳がん，前立腺がんの予防などの効果をもつ．

させるフェノール性物質を除去する方法である．製あん時にはよく水さらしをして，味を損なうあくのサポニンやタンニン系物質などを除くことが必要である．

（1）豆の種類と吸水

一般に豆類は，水に浸漬して吸水させてから加熱する．最初，種皮がのびてしわができ，次に子葉が吸水してしわがのびる．そこで初めて加熱する．豆類の吸水は，豆の種類により異なるが，小豆の吸水は最も緩慢である（図3.18）．小豆は種皮が硬く，水に浸漬しても種皮からはほとんど吸水しない．合点から少しずつ吸水して，内部の子葉が先に膨潤して胴割れを起こしやすいことと，長時間の浸漬による変質を避けるために家庭調理では小豆は浸漬せずに加熱する．ほかの豆では5時間くらいまで急速に吸水し，その後吸水量は徐々に増加していく．一般的には，5～8時間浸漬した後に加熱する．水温の高いときは短く，水温の低いときは長く浸漬する．ひね豆（夏をこした豆）は新豆よりも吸水しにくい．

（2）煮豆

豆を5～6倍の水に5～8時間浸漬して，吸水膨潤させてから浸漬水とともに豆が軟らかくなるまで加熱する．加熱中は豆が煮汁から出ないように注意する．大豆は，サポニンの起泡性により吹きこぼれやすい．小豆，いんげん豆などは，不味成分の除去のため，ゆで水を取り替える．とくに小豆はゆで加熱中，

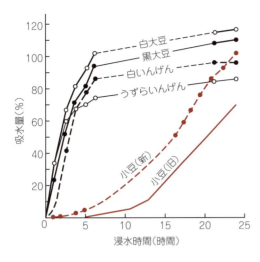

図 3.18 豆類の吸水曲線(水温 19 ～ 24.5 ℃)
松元文子，吉松藤子，「三訂調理実験」，柴田書店(1975)，p.134．

水を取り替えて**渋切り**をする．長時間加熱の場合は，差し水との温度差によって皮の剝離や胴割れが起こるので差し水には熱湯を用いる．種皮を除くあんなどでは，冷水での差し水(**びっくり水**という)を行う．

でん粉含量の多い豆類の煮豆では，調味料は豆が軟らかくなったところで加え，砂糖量の多い甘煮では数回に分けて加える．高濃度の砂糖液で長時間加熱すると硬くなるので，煮汁は別にして煮詰め，豆を浸して味を含ませる．

大豆は薄い食塩水(0.3 ～ 0.7 %)に浸漬し，そのまま加熱すると軟らかくなりやすく，この濃度なら味への影響もほとんどない．これは大豆のたんぱく質(**グリシニン**)が塩溶液に溶解する性質による(表3.6)．したがって，大豆や黒豆を煮る場合は，調味料を加えた液に豆を浸して吸水させ，そのまま加熱軟化させる．また，浸漬水またはゆで水に重曹を添加すると，細胞壁のペクチンが

表 3.6 食塩水浸漬豆が煮豆の軟かさにおよぼす影響

測定項目	試料		0.7 % 食塩水浸漬 平均値(標準偏差)	水浸漬 平均値(標準偏差)
膨潤度(%)	浸漬豆	全体	190(4.9)	195(3.3)
		子葉	166(2.2)	170(0.6)
		種皮	22(0.6)	23(1.4)
	煮豆	全体	218(2.5)	211(1.7)
		子葉	178(1.0)	175(1.4)
		種皮	33(2.5)	31(1.6)
硬度(g)	煮豆	子葉	301(112)	427(133)
種皮の厚さ(mm)	煮豆	種皮	0.44(0.11)	0.34(0.09)
磨砕残渣率(%)	煮豆	種皮	54.3(1.35)	84.0(0.95)

牧野秀子，畑江敬子，島田淳子，日本家政学会誌，**38**(8)，720(1987)．

トランスエリミネーション(β脱離)(図3.23参照)を起こして可溶化し，豆が早く軟化する．豆に対して重曹が0.3％以内ならばビタミンB_1の損失も少なく，食味への影響も少ない．

黒豆はアントシアン系色素を含んでいるので，鉄なべや鉄くぎを用いて煮るとアントシアン系色素のクリサンテミンとFe^{2+}が結合して錯塩をつくり，黒く美しく煮上がる．種皮にタンニンを含むそら豆を黒く煮上げる(おたふく豆)ときは，重曹を用いる．煮豆をつくる際には，圧力なべや保温調理なべを利用するとエネルギーと時間の節約になる．

(3) あん

でん粉含量の多い豆からつくられ，和菓子などに使用される．あんは，煮熟豆の子葉部分が細胞単位にばらばらになったものである．細胞膜は丈夫でしっかり形を保っており，内部に糊化したでん粉が充満している．正常なあん粒子でできたあんは粘りが少なく，適度にざらついた口触りをもつ．

豆を軟らかくゆでて，つぶして目の粗い裏ごし器またはざるを用いて，水を加えながらこして種皮を除く．ろ液を目の細かい木綿のこし袋に入れて絞ると，中にあんが残る．これがこしあんである．砂糖が入っていないものを生あんといい，砂糖を加えて練り上げたものが練りあんである．種皮ごとつぶしたものをつぶしあんという．こしあんを乾燥させたものが，さらしあんである．

(4) 豆腐

豆腐の凝固剤のCa^{2+}は17％が豆乳のたんぱく質と結合し，83％は遊離の状態で豆腐の水分中に存在する．豆腐を水中で加熱すると，遊離のCa^{2+}がたんぱく質と結合して収縮硬化し，舌触りが悪くなる(豆腐のす立ち)．

しかし，煮汁中にNa^+が存在すると硬くなりにくい．これは水中に食塩のNa^+が溶けていると豆腐中のCa^{2+}の凝固作用が妨げられるためである．豆腐のす立ちは，ゼリー強度が100を超えたときである．80℃までは60分間加熱してもすが立たない．90℃では15分加熱まではすが立たない．また食塩0.5～1％，炭酸水素ナトリウム0.05％，グルタミン酸0.05％，でん粉1％の各溶液で加熱すると，すが立ちにくい．豆腐を真水で5分ゆでると平均52.6％硬化するが，塩1％の添加で硬化は平均20.7％になる．これは，大豆のたんぱく質が塩溶液に溶解しやすい性質のためと考えられる．みそ汁の場合，みそを先に入れたり，湯豆腐の場合に，1％くらいの食塩を入れるのはこのためである．

3.5 野菜類の調理

野菜類は一般に，美しい色，香り，さわやかな味，歯切れ，口触りなどの嗜好的役割と，ビタミン，無機質，食物繊維の供給源としての栄養的役割をもつ食品である．野菜類は種類や品種が多く，食用部位によって葉菜類，根菜類，茎菜類，りん茎菜類，果菜類，花菜類などに分類される．

生食，ゆで物，あえ物，煮物，炒め物，揚げ物など，各種の調理法に用いら

Plus One Point

豆腐の凝固剤：にがり(苦汁)

粗製の食塩を貯蔵するときに潮解作用によって分離する液状の苦味物質で，$MgCl_2$を主成分とする．昔から豆腐の凝固剤に使われたが，最近はカルシウム塩のほうが多く使われている．

Plus One Point

豆腐のクリープ現象

押し切り法で豆腐の水切りを行うと，もとの形から変形する．このように，物体に外力を加えて一定の温度下で放置すると，ひずみの度合いが増加したり変形したりすることをクリープ現象という．

れる．

（1）野菜と色

野菜は表3.7に示すように色素をもつものが多いので，料理に彩りを与え，目を楽しませ，食欲を促す．しかし，色素のなかには，熱，酸やアルカリに不安定なものがあるので，調理の際にはその取扱いに注意しなければならない．

（a）クロロフィル

野菜には緑色のものが多いが，これは，葉緑体に含まれるクロロフィルの色である．クロロフィルは，ポルフィリン環の中央に Mg^{2+} が入った構造をしており，長い側鎖のフィトールがついている（図3.19）．そのため，クロロフィルは水に溶解せず脂溶性である．植物体内に存在するときは，たんぱく質とゆるく結合している．高等植物には，主としてクロロフィル a と b が存在する．a のほうが多く存在し，b は a の約1/3程度である．a は青緑色を，b は黄緑色をしている．

表3.7　野菜や果物の色素

色素	おもな色素名	所在食品
クロロフィル （青緑〜黄緑色）	クロロフィル a クロロフィル b	日光を受けて育った葉の緑色部に多い 緑黄色野菜
カロテノイド系 カロテン類 （橙赤色）	α-カロテン β-カロテン γ-カロテン リコピン	にんじん，茶葉，柑橘類 緑茶，にんじん，唐辛子，柑橘類 にんじん，あんず，柑橘類 トマト，すいか，かき
キサントフィル類 （黄〜橙黄色）	ルテイン ツアキサンチン クリプトキサンチン リコキサンチン カプサンチン フコキサンチン クロセチン	緑葉，オレンジ とうもろこし，かぼちゃ，緑葉 ぽんかん，とうもろこし トマト 唐辛子 こんぶ，わかめ くちなし，サフラン
フラボノイド系 （無・黄色）	ケルセチン ルチン アピイン ヘスペリジン ノビレチン ナリンギン ダイジン	たまねぎの黄褐色の皮 そば，トマト パセリの葉 みかん，だいだい，レモン，ネーブル みかんの皮 なつみかんの皮，グレープフルーツ，ザボン（苦味物質） 大豆
アントシアン系 （赤・青・紫色）	ナスニン シアニジン シソニン オエニン フラガリン クリサンテミン	なす 赤かぶ，いちじく 赤じそ 赤ぶどうの皮 いちご 黒大豆の皮，くわの実

キサントフィル
カロテノイドのなかでヒドロキシル基，ケトン基，エポキシドなどをもつ酸化体を総称してキサントフィルとよぶ．生体内でカロテンの酸化によって生じるといわれ，緑葉中にはカロテンの2倍程度のキサントフィルが含まれていることが多い．

ヘスペリジン
ビタミンPの一種で，みかんの皮に含まれている黄色色素で，血管を強くする生理作用をもつ．

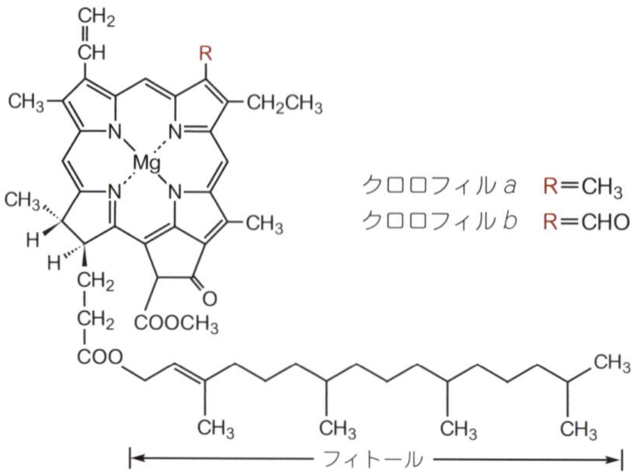

図3.19 クロロフィル

　緑色野菜は調理操作中に変色することがある．これは，クロロフィルが加熱などの調理操作に対して不安定であり，図3.20に示すような変化をするためである．長時間加熱したり，酸性下に保ったりすると，Mg^{2+}を失って水素と置換し，緑褐色のフェオフィチンとなる．クロロフィラーゼが反応するような条件やアルカリ性で処理をすると，側鎖のフィトールが切れて，クロロフィリドやクロロフィリンとなる．これらは，水溶性で鮮やかな緑色を呈する．しかし，さらに熱または酸で処理すると茶褐色のフェオフォルバイドとなる．また，急熱処理により細胞間や細胞と表皮のあいだに存在する空気が追い出され，密着して色素の色が見えやすくなるため鮮やかな緑色となる．

　青菜をゆでるときに，ゆで水に食塩を加える．食塩が多量に（1～2％）加え

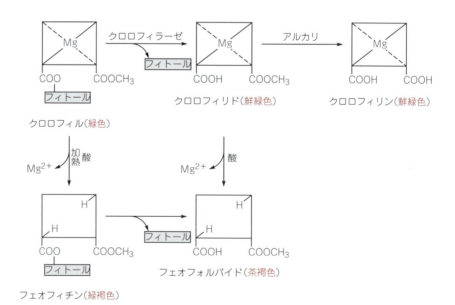

図3.20　クロロフィルの変化
阿部一博，河野昭子，「食品材料と調理特性」，食生活研究会(1986)，p.96.

られると，青菜の緑色は鮮やかに保たれる．これは，食塩によってクロロフィルからフェオフィチンへの変化が抑えられるからである．また食塩の添加はビタミンCの酸化を防ぎ，ゆで水と青菜とを等張に保つことにより，ビタミンCなどの水溶性成分の溶出が抑えられる．しかし，無機質の溶出は促進される．

（b）カロテノイド

赤～黄色の色素で，植物に広く分布する脂溶性の色素である．クロロフィルとともに存在することが多く，緑色野菜には多量に含まれている．黄色や橙色の野菜や果物の色は<u>カロテノイド</u>によるものである．カロテノイド系色素のなかでは，α, β, γ-カロテンやクリプトキサンチンはビタミンA効力をもっているので，<u>プロビタミンA</u>とよばれ，消化・吸収された後，体内でビタミンAに変わる．

カロテノイドは脂溶性であり，比較的熱に安定である．酸およびアルカリに影響されることも少なく，調理中に変色が起こったり，脱色することはないが，光によって分解される．植物体内では結晶形で含まれていたカロテノイドが油に溶解し吸収がよくなる．カロテノイドを含む食品は油を用いて調理するとよい．

（c）アントシアン

野菜や果物中の紫色や赤色を呈す水溶性の色素で，pHによって色調が変わる．酸性では赤系統に，アルカリ性では青系統になる．調理上非常に不安定な色素で，加熱によって退色する．赤かぶ，紫キャベツは酢漬けにより，赤じそは梅の酸によって赤色を呈す．ずいき，しょうがやみょうがは湯通し後，酢に漬けるとピンク色になる．

また，金属イオンと結合して安定した錯塩をつくる．ぬか漬けなど，なすの調理に焼きミョウバンを使うのは，アントシアン系色素のナスニンがミョウバンのAl^{3+}と安定な錯塩を形成して美しい色を保つからである．またFe^{2+}とも同様の反応を起こすので，鉄粉や鉄くぎを用いると安定な青色を保つことができる．

（d）フラボノイド

フラボノイドは無色または淡い黄色を呈す水溶性の色素である．酸性では無色，アルカリ性では黄色を呈する．カリフラワーは水に酢を加えてゆでると，白くゆで上がり，小麦粉製品がアルカリ性の条件下に置かれると黄色や黄褐色に発色することがある．中華めん（かん水）や菓子類に膨化剤として重曹を用いたときに見られる．また，鉄などの金属イオンと錯塩をつくり，褐変する．鉄製の包丁でたまねぎを切ると，茶色に変色してくるのはそのためである．

（2）酵素的褐変

じゃがいも，さつまいも，ごぼう，やまのいもやりんごを切って放置すると，褐変する．これは植物に含まれる物質の化学構造の一部にフェノール類のヒドロキシル基を一つまたは複数もつ物質が基質となり，同じく植物に含まれる酸

Plus One Point

緑色野菜のゆで方

緑色野菜をゆでるときには，なべに緑色野菜類の5倍重量（容積では同量）の水を沸騰させる．そこに，1～2％食塩または砂糖または油脂を加え，緑色野菜類を投入して2～3分（軟らかくなるまで）ゆでる．ゆでた後は冷水にとり急冷する．ゆでているあいだ，なべぶたはしない．これは，緑色野菜類に含まれる揮発性の酸により，ゆで汁のpHを下げないためである．

Plus One Point

ファイトケミカル

野菜に含まれる非栄養素（通常の身体機能の維持には必要でないが，体によい影響を与える可能性がある成分）が冠動脈疾患やがんを予防する機能をもつエビデンスデータが得られている．植物は動物とは違い，どのような自然環境でも適応して生育していく力がある．発芽した場所での強い紫外線，激しい風雨，干ばつや害虫，微生物，ウイルスなどから身を守る化学成分（ファイト・ケミカル＝ギリシャ語の植物・化学成分の意）をもつ．植物特有の色・香り・苦味・辛味成分などに相当し，体内での抗酸化作用や発がん性物質の排泄機能などをもつ．

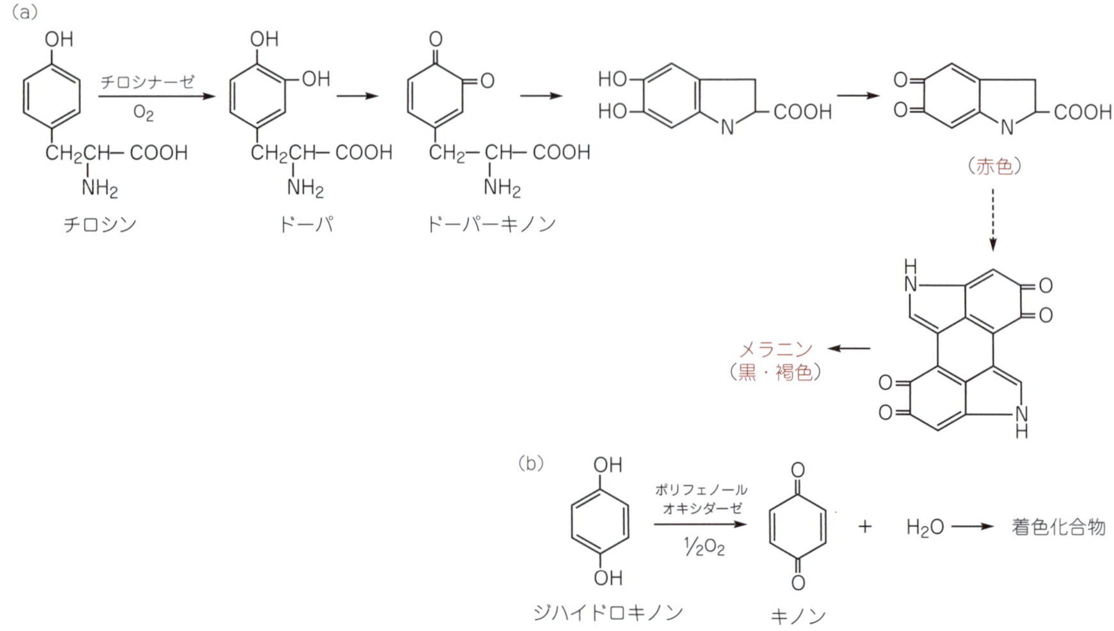

3章 植物性食品の調理性

図3.21 酵素的褐変の進行(チロシンの場合)

化酵素が作用して酸化反応が起こり、最終的に茶色のメラニン色素が生成されるためである(図3.21)．**基質**としてはカテキン類、クロロゲン酸、没食子酸、コーヒー酸などのポリフェノール物質やアミノ酸のチロシンなどのフェノール物質がある．

褐変を防ぐためには、空気中の酸素と接触しないように水に浸す．空気をさえぎると同時に、酸化酵素も基質も水溶性なので、水中へ溶出する．また酵素の最適pHを避けるため、酢を加えて酸性にするとよい．還元剤のビタミンCや柑橘類の果汁を用いても褐変は防止できる．野菜によっては、食塩がこの反応を阻害するので食塩水に浸す方法もある．加熱によっても、酵素は失活する．

(3) あく

野菜にはえぐ味、苦味、渋味などを与える〝あく〟とよばれる成分を含むものがある．これらの多くは水溶性のため、除去方法には、水に浸して溶出させる、加熱して組織を軟化し溶出させる、アルカリ、酸、灰汁、ぬか水、でん粉液などにより、溶出または吸着させる、などがある．

たけのこのえぐ味は**ホモゲンチジン酸**であり、ほうれんそうには**シュウ酸**が含まれている．ほうれんそう中のシュウ酸はゆでると半減し、水中でふり洗いすると、さらに減少する．しかし、少量のあくは、野菜に特有の風味を与える．

一般にあくをもつ野菜類は油脂で調理するとよい．油脂によって舌面の味蕾がマスクされ、あくの感じ方が弱められるからである．

野菜に含まれるあく

食品に含まれる不快な味、すなわち苦味、えぐ味、渋味、あるいは不快臭、褐変色素など好ましくない成分の総称である．しかし、食品固有の味でもあり、すべて除去することがよいとは限らず、調理に際しては適した方法を用いることが大切である．あくも味のうちである．あく物質を化学的に分類すると、無機塩、有機塩、有機酸、配糖体、サポニン、タンニン、アルカロイド、テルペン、樹脂などである．

（4）ビタミン，無機質と調理

野菜はビタミンと無機質の給源として重要な食品である．しかし，ビタミンと無機質には水溶性のものが多く，調理による損失が大きい．

水溶性のビタミンであるビタミン B_1，B_2，Cは洗浄，水浸などの操作や，ゆでる，煮るなどの加熱操作によって溶出する．したがって煮汁をデンプンでとじるなど，水溶性ビタミンの利用を考えるとよい．

ビタミンC（アスコルビン酸）は野菜を切る，おろす，水に浸すなどの調理操作によって，かなりの損失が見られる．野菜によってはアスコルビン酸酸化酵素を含むものがあり，ほかの野菜と一緒にすりおろしたりすると，ほとんどのビタミンCは酸化され，その効力を失う．にんじんやきゅうり，キャベツ，かぼちゃの皮などにはこの酸化酵素が多く含まれる．この酵素の作用は酢や食塩によって抑制されるので，もみじおろしや紅白なますをつくるとき，にんじんに酵素反応を制御する食酢などを加えてからだいこんを混ぜ合わせるとビタミンCの損失は少ない．

無機質は水に浸漬したときや加熱したときに水中に溶出する．とくにKが溶出しやすい（表3.8）．

（5）野菜の生食調理

野菜には，野菜サラダ，きゅうりやだいこんの酢の物，つけ合わせとしての千切りキャベツ，白髪だいこんなど，加熱調理をしないで生のまま食べるものがある．

野菜の細胞内液の浸透圧は，約0.85％食塩溶液，10％しょ糖溶液，0.2％酢酸溶液の浸透圧とほぼ等しい．野菜の細胞膜は半透性であり，水は通すが，

Plus One Point

調理・保存食品中のビタミン特性

A：酸化されやすい．
B_1・B_2：中性，アルカリ性で加熱すると分解されやすい．
C：酸素による酸化を受けやすいが，他の物質を還元する抗酸化作用をもつ．
E：酸化されやすいが，ビタミンや脂質の抗酸化作用をもつ．

野菜の低温洗浄

収穫後の野菜は水分を失わないように細胞の気孔を閉じている．しおれた野菜を50℃の湯で洗浄（浸漬）すると，細胞の気孔が開くため水分を吸収してみずみずしくなる．また，温度上昇により細胞間に存在しているペクチンがカルシウムイオンと結合して細胞同士の結合を強めるので，しゃきっとした食感が得られる．

表3.8　ほうれんそうのゆで操作による無機成分の溶出率（％）

	試料処理条件	灰分	鉄（比）	Fe	P	Ca	Na	K	Mg	Cu	Zn	備考
脱イオン水処理	水洗試料	(1.3)	(2.2)	(1.8)	(46)	(54)	(39)	(491)	(58.5)	(0.17)	(0.72)	100g当たり（mg）
	4分ゆで，絞り試料*1	54	41	44	46	15	64	66	57	53	44	残存量からの溶出率
	ゆで汁*2	46	18	17	26	4	36	48	35	35	24	溶出量からの溶出率
	絞り，浸し汁*2	12	23	22	11	4	13	14	15	24	10	同上
	ゆで水空試験値	—	0.05	0.05	—	0.5	0.5	—	—	—	0.03	用水450ml中mg
	浸し水空試験値	—	0.03	0.03	—	0.3	0.3	—	—	—	0.02	用水300ml中mg
水道水処理	水洗試料	(1.2)	(2.5)	(2.0)	(39)	(70)	(50)	(358)	(45.5)	(0.17)	(0.75)	100g当たり（mg）
	4分ゆで，絞り試料*1	58	40	35	31	9	58	63	51	47	24	残存量からの溶出率
	ゆで汁*2	50	28	25	31	—	50	57	46	18	17	溶出量からの溶出率
	絞り，浸し汁*2	17	24	28	10	11	30	15	17	18	8	同上
	ゆで水空試験値	—	0.3	0.3	—	11.7	5.4	0.5	1.4	0.03	0.18	用水450ml中mg
	浸し水空試験値	—	0.2	0.2	—	7.8	3.6	0.3	0.9	0.02	0.18	用水300ml中mg

*1　4分ゆで，絞り試料100g当たりの分析値から計算した．（江後ほか，1976）
*2　ゆで汁および絞り，浸し汁試料100gあたりの分析値より計算した．
ほうれんそうは7株より45g採取し，450mlの沸騰水中に投入，4分加熱後300mlの冷水に5分間浸した後に手で絞る．

食塩や砂糖などの溶質は通しにくい．

　野菜の浸透圧より低い浸透圧をもつ水溶液中に野菜を入れると，野菜の細胞内が水分で満たされ細胞の膨圧が高まり，ピンと張った状態になる．これが白髪だいこんや千切りキャベツを冷水に浸す理由である．逆に，野菜の浸透圧より高い浸透圧の溶液（高張液）中に入れると野菜の水分は減少し，細胞は張りを失ってしんなりとなる（原形質分離）．野菜にふり塩をすると，食塩は野菜の表面の水に溶け，高濃度の溶液となるため野菜に脱水現象が生じる．この操作により，酢の物やあえ物の調味料の吸収がなされる（図3.22）．生野菜に調味料を混合すると，脱水現象が生じ水っぽくなるので，酢の物，あえ物は食べる直前に調味料と混ぜる．サラダも食べる直前にドレッシングをかける．

（6）野菜の加熱調理

　野菜は一部の葉菜類や果菜類を除いて一般に組織も硬く，不味成分を含むものもあるので，組織を軟化させ，あく成分を抜き，調味料を浸透させることを目的として加熱調理を行う．野菜の軟化には，野菜中に含まれているペクチンの化学変化が関係している．ペクチンは植物の細胞壁と細胞壁とのあいだの中層のおもな成分である．ペクチンは細胞を接着する役目があり，組織に適当な硬さ，弾性，可塑性などの力学的性質を与えている．またペクチンは，細胞壁の保水のためにも重要な働きをしている．

　ペクチン溶液を加熱すると，酸性と中性あるいはアルカリ性とではグリコシド結合の開裂の仕方が異なる．強い酸性では加水分解し，中性あるいはアルカリ性では加水分解ではなく，トランスエリミネーション（β脱離）によってグリコシドが開裂する（図3.23）．重曹を加えたアルカリ性溶液や中性溶液中で野菜を加熱すると軟化する．トランスエリミネーションによってペクチンが分解

トランスエリミネーション
1分子中から隣り合った原子に位置するトランス位の関係にある二つの置換基が脱離して，新しい結合が隣り合った原子間に生成すること．

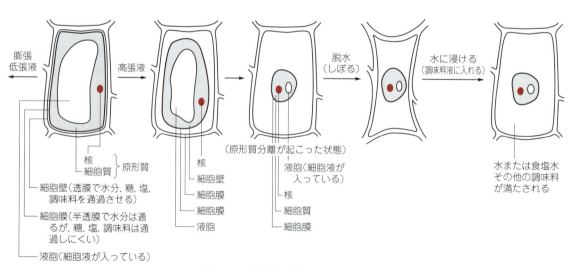

図3.22　生野菜細胞の原形質分離

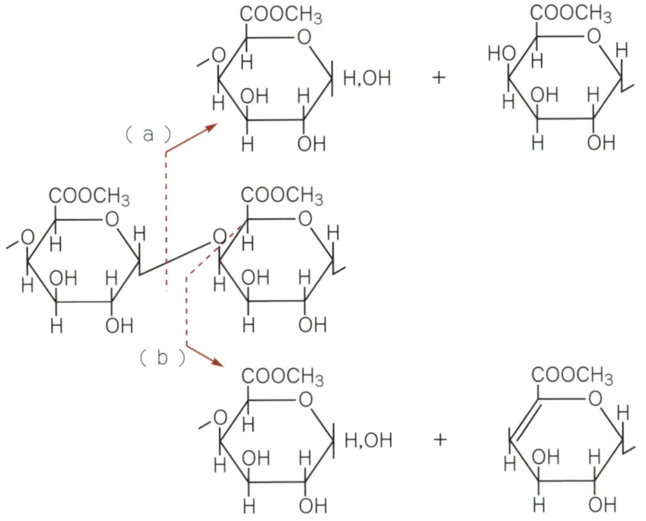

図3.23 加熱によるペクチンのグリコシド結合の開裂機構
(a) 加水分解：強い酸性，(b) トランスエリミネーション（β脱離）：中性またはアルカリ性.

し，細胞間の結合がゆるんだことによる．れんこん，ごぼう，じゃがいもを煮るとき，食酢を煮汁に加えると軟らかくならず，硬く歯切れがよい．これは，弱酸性ではペクチンのトランスエリミネーションによる分解が起こりにくいためである．

（7）漬け物

漬け物には塩漬けや酢漬けなどがあるが，一般には塩漬けが用いられている．
野菜にふり塩をすると，食塩の浸透圧作用により，野菜の細胞中の水分は放出され，原形質分離が起こり，細胞は死滅する（図3.22参照）．細胞の死により，半透性の膜が透過性の膜に変わり，溶液の出入りが容易になる．また細胞自身のもつ酵素によりたんぱく質や糖などが分解され，うま味が増す．乳酸菌や酵母も繁殖して発酵し，風味やうま味を生成し，これらが複合されて漬け物の味となる．漬け物の歯切れのよさは，細胞間膜のペクチンが食塩中のCa^{2+}やMg^{2+}と結合して組織を硬くするからである．漬け物には精製塩よりも粗塩がよいといわれるのは，Ca^{2+}やMg^{2+}を含んでいるからである．

（8）香味野菜

野菜には特有の香りをもつものがある．素材そのものの香りを賞味したり，少量の香味野菜を添えることで料理の風味を引き立てたり，好ましくないにおいを消すこともできる．香味野菜にはせり，みつば，セロリー，パセリ，しょうが，みょうが，たまねぎ，にんにく，しそなどがある．表3.9に香味野菜をその用途別に分類を示す．香味野菜の香り成分はアルコール類，エステル類，含硫化合物などがおもなものである．

たまねぎを加熱すると，生のときの辛味は加熱とともに消失して甘味が生成されてくる．加熱による水分蒸発による糖の濃縮，および甘い香りをもつフラン類の影響が考えられる．またにんにくの香味成分であるアリシンは，ビタミ

野菜の低温蒸

70℃前後の低温で野菜を蒸すと，鮮度の落ちた野菜でもみずみずしくなり，低温加熱のため栄養を逃がさず，長時間加熱のためあく成分が蒸発し，野菜本来の美味しさ残す（高温で蒸した野菜より，ビタミンCは約2倍，キノコのうま味は約3倍多い）．

低温蒸の目安　きゅうり，レタスなどの生食野菜→50～60℃，15～20分．ほうれん草，白菜などの葉物やキノコ→60～70℃，10～15分．人参，南瓜などの硬い野菜→70～80℃，15～20分．

表 3.9　香味野菜の用途別分類

用途の分類	おもな食品名
素材そのものの香りを賞味する	しゅんぎく，セロリー，せり，みつば，クレソン，セロリアック
芳香野菜：好ましくない香りを消したり，マスキングする	しょうが，セロリー，たまねぎ，にら，にんにく，ねぎ
薬味：めん類，なべ料理のつけ汁に加えたり，刺身のあしらいとして用いる	あさつき，うど，しそ，しょうが，せり，だいこん，たで，みょうが，ねぎ，穂じそ，わさび
吸い口：椀盛り，吸い物，汁物に芳香を添えるために用いる	さんしょう，ゆずの皮，みつば，ねぎ，ふきのとう，うど，しょうが，わさび

ンB_1と結合してアリチアミンとなり，吸収が速まる．これはビタミンB_1と同様の効果がある．

一般に香味野菜は香りだけでなく，食欲を増進させる，抗菌性がある，新陳代謝を亢進させるなどの作用がある．

3.6　果物類の調理
（1）種類

果物は水分が多く生食に適しているもので，堅果類を除く果実類と，果菜類の一部が含まれる（表3.10）．

果実類とは，りんご，みかん，もも，いちじくのように樹木に実る果物をいい，果菜類とは，野菜類のうち種をまいて1～2年で収穫する果実を食用とするもののことで，そのうち果物として食べるいちご，すいか，メロン，まくわうりなどが果菜類に含まれる．

（2）栄養成分

一般に果物は，約85～90％と水分が多く，またぶどう糖，果糖，しょ糖などの糖質を10％前後含んでいるため，みずみずしく甘い．たんぱく質および脂質はともに少ないが，森のバターの異名をもつアボカドは脂質が約19％と非常に多い．

Plus One Point

水菓子
果物のこと．古くは果物と菓子は混同して使われていたが，江戸時代に入って，菓子が「和菓子」として独自に発展したので，区別するために果物は「水菓子」とよばれるようになった．

果物のCA貯蔵
貯蔵庫内の空気組成を人工的に高二酸化炭素，低酸素に調節して呼吸とエチレンの生成を抑制し，長期保存を可能とする．追熟過程後半で呼吸の一過性上昇現象（クライマクテリック・ライズ）を起こしやすい果物の貯蔵に適している．

表 3.10　果物類の分類

果実類	仁果・準仁果類	りんご，なし，かき，かりん，びわ
	かんきつ類	みかん，オレンジ，グレープフルーツ，レモン，ゆず，すだち
	核果類	もも，あんず，さくらんぼ，プルーン
	漿果類	ぶどう，いちじく，きいちご，ブルーベリー，ラズベリー
	熱帯果類	バナナ，パインアップル，パパイヤ，アボカド，マンゴー，アセロラ
野菜類	果菜類	いちご，すいか，メロン，まくわうり

果物類の栄養成分の特徴は，ビタミンと無機質が豊富なことである．ビタミン類では，とくにビタミンCとプロビタミンA（カロテノイド）が多い．ビタミンCはレモン，みかんなどの柑橘類をはじめ，かき，いちご，キウイフルーツなどに多い．近年アセロラがビタミンCの宝庫として脚光を浴びている．プロビタミンAはマンゴー，パッションフルーツ，あんずなどに多い．また果物類はビタミンB_1，B_2も含む．無機質ではKが非常に多く，ついでCaが多い．そのほかMg，P，Feなども含む．

果物類は食物繊維も多く含む．食物繊維は便通を整えるなど多くの生理作用があるといわれているが，その主成分はペクチンで，そのほかセルロース，ヘミセルロース，リグニンなどである．ペクチンは多量の水分を保持して果物にみずみずしさを与えている．

パインアップルやパパイヤ，キウイフルーツ，いちじくなどにはたんぱく質分解酵素（プロテアーゼ）が含まれ，また，りんごやバナナなどには切り口を褐変させるポリフェノールオキシダーゼが含まれていることもよく知られている．

（3）嗜好特性

（a）色

果物類は色彩が豊かで料理に彩りを添える．未熟なうちはクロロフィルによる緑色のものが多いが，熟すにつれ，キウイフルーツなどを例外としてクロロフィルは減少し，代わってカロテノイド系，アントシアン系，フラボノイド系などの色素が生成し，それぞれ固有の色合いになる（表3.7参照）．

（b）香り

成熟した果物は甘い香りを放つものが多いが，その主成分はエステル類で，そのほかにアルコール，アルデヒド類，揮発性の有機酸，カルボニル化合物などが含まれる．柑橘類では苦味のあるテルペン類のリモネンが主成分で，実より果皮にとくに多い．

（c）味とテクスチャー

一般に未熟な果物は硬くて酸っぱいため食用には適さない．追熟による場合もあるが，成熟した果物は軟らかく，さっぱりとして，それでいて甘い．これは成熟するにつれて不溶性ペクチンが水溶性ペクチンに変わって軟らかくなるのと，有機酸が減少して酸味が弱まり，果糖，ぶどう糖などの糖が増加して甘味が強まるからである．果物は〝甘酸適和〟といわれるが，最近の傾向として酸味は控えめで，逆に糖度の高い甘いものが好まれる．遊離アミノ酸や無機質も味を個性的にする成分である．

甘味，酸味

果糖，ぶどう糖，しょ糖などの糖がおもな甘味成分で，これに糖アルコールのソルビトールが加わるものもあり，糖含量としては10％前後と多い．果物は果糖を多く含むものほど甘い．果糖にはα型とβ型があり，α型に比べβ型は3倍も甘く，しかも温度が低くなるとβ型が増えるため果物は冷やしたほう

食物繊維

水溶性食物繊維：水に溶ける食物繊維で，腸内細菌によって分解される．このため一部エネルギー源となる．

不溶性食物繊維：水に溶けない食物繊維で，糞便のかさを増し，排便を促進する．

追熟

バナナ，洋なし，キウイフルーツ，アボカドなどは未熟なうちに収穫し，その後適当な条件で放置すると呼吸作用の上昇，エチレン排出などとともに酵素の活性化により成熟が進み，甘くなる．このような果実の収穫後の成熟現象を追熟という．

糖および糖アルコールの甘味度

果糖	175
ぶどう糖	74
麦芽糖	32
乳糖	16
転化糖	123
ソルビトール	48

しょ糖を100とした場合．

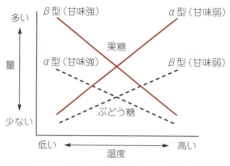

図3.24 温度による甘味度の違い

表3.11 果物類の有機酸と糖含量(%)

果物名	有機酸含量	糖分
いちご	0.7～1.2	3.1
温州みかん	1.0	8.8
もも	0.8	6.8
ぶどう	0.3～1.3	15.0
りんご	0.5	11.7
なし	0.1～0.2	7.9
バナナ	0.4	18.0
かき	0.1	13.1

が甘くなる(図3.24).さらに果物の甘さは酸の量や温度によっても異なる.一般には酸味が弱く,温度は低いほうが甘いが,あまり温度が低すぎると味覚が働かないので10℃前後がよい.表3.11に果物類の有機酸と糖含量について示す.

果物特有の爽快な酸味はクエン酸,リンゴ酸,酒石酸,コハク酸などの有機酸によるものである.

(4) 調理性と調理例
(a) 生食

果物は,何といっても生食が好まれる.適度に熟した果物のほどよい甘さと酸味,食欲をそそる色と香り,そして口にしたときの果物特有のテクスチャーなど,生食ならではのおいしさがある.パインアップルやパパイヤ,キウイフルーツ,いちじくなどはたんぱく質分解酵素(プロテアーゼ)を含むので,肉類を食べた後のデザートとして食べると消化を助ける.そのほかにフルーツサラダ,フルーツポンチ,フレッシュジュースなどにも用いる.皮をむいたりんごやバナナの褐変を防ぐには,1％くらいの食塩水に浸すか,あるいはレモンの絞り汁をかける.

レモン,ゆず,すだち,かぼす,ライムなど特有の芳香をもつ柑橘類は,風味づけ,酸味料,魚介類や肉類のにおい消し,薬味,吸い口などに用いられる.

(b) ジャム,マーマレード

果物のうちペクチンを多く含み,酸味もほどよいいちご,あんず,りんご,オレンジなどは砂糖を加え煮詰めてジャムにする.適度な酸と糖の存在下で加熱するとペクチンがゲル化する性質を利用したものである.ペクチンには可溶性のものと不溶性のものがあるが,ジャム製造には可溶性ペクチンのうちペクチニン酸が使われる.果物が未熟なうちは不溶性のプロトペクチンとして存在し,過熟するとペクチニン酸が分解されるので,どちらの場合もゲル形成能が低下する.したがってジャムには適熟状態のものがよい.

マーマレードは柑橘類の皮を薄く切り,水に漬けたりゆでたりして苦味成分

Plus One Point

果物のゼリーへの利用

熱帯,亜熱帯産の果物はフルーツゼリーなどによく用いられるが,生のまま果物を使うと,プロテアーゼの作用でゼラチンを分解し,固まりにくくする.これを防ぐには果物類をさっと加熱し,酵素を失活させてから用いる.

Plus One Point

高圧調理:ジャム製造

近年,高圧(4000～6000kg/cm²)を利用してジャムが製造されるようになった.非加熱のため,製品は生の果物の色と風味を保持し,しかもビタミンCの損失が少ない.

(ナリンギン)を除いたものに，ほぐした実を加えてジャムと同様に煮詰めたものである．

（c）乾燥果物（ドライフルーツ）

日本は諸外国に比べて市場に出回る果物の種類が多く，1年中生食が可能である．干しがきなど，乾燥果物はかつては果物の加工品を代表するものであったが，昨今は直接食べるためのものは少なく，レーズン，プラム，パインアップル，バナナ，りんご，いちじく，ブルーベリーなど製菓材料用のものが多い．

3.7　種実類の調理
（1）種類

種実類とは，穀類，豆類，香辛料を除く種子の総称で，ごま，けし，ひまわり，落花生などの植物の種や実と，果実類に属するくり，ぎんなん，くるみ，アーモンドなどの堅果類（ナッツ類）がある．近年，アーモンド，カシューナッツ，ピスタチオ，マカダミアナッツなどナッツ類が大量に消費されるようになり，輸入量も増加している．

（2）栄養成分と特性

種実類は乾燥させてから用いるものが多く，貯蔵性に富む．これらは糖質を多く含む**糖質型種実**と脂質を多く含む**脂質型種実**に分けられる．

糖質型種実にはくり，ぎんなん，とちの実などがあり，これらは糖質をそれぞれ36.9，38.5，34.2％含んでいる．脂質型種実には落花生，ごま，アーモンド，ひまわりの種，くるみ，ペカンなどがあり，それぞれ脂質を47.5，51.9，54.2，56.3，68.8，73.4％含んでいる．糖質型種実類の糖質含量にはかなりの開きがあるが，脂質，たんぱく質は量も少なく，またその差も小さい．一方，脂質型種実のほとんどは，脂質だけでなくたんぱく質も多く含み，とくにすいかの種子は30％ものたんぱく質を含む．脂質型種実のごま，ひまわりの種，落花生などは油の原料としても重要である．

種実類には無機質やビタミンB_1，B_2も豊富なものが多く，とくにけしの実とごまにはCaが，ひまわりの種とけしの実にはビタミンB_1が多く含まれている．また近年，脂質の抗酸化作用が注目されているビタミンEはアーモンド，ひまわりの種，ヘーゼルナッツに多い．

（3）調理例
（a）ごま

種皮の色によって白ごま，黒ごま，黄ごま，茶ごまなどに分けられる．煎るとごま特有の香りが生じる．ごまの香りの成分は皮よりも実に多く含まれる．そのままでは消化・吸収されにくいので，すりつぶしてごまあえ，ごまだれ，ごま豆腐などに用いる．黒ごまは種皮の色を生かして，つぶさずにごま塩として赤飯や白飯に用いる．

Plus One Point

種なしぶどうの栽培法
ジベレリンという植物ホルモン物質に満開後の花穂を浸すと種子が退化する．マスカットや巨峰をはじめ，高級ぶどうの種なし化にも利用されている．

干しがき
渋がきの皮をむいて乾燥したもので，日本特産の乾燥果実である．乾燥すると，タンニンが不溶化し，渋味が取れる．ぶどう糖と果糖の白い粉が表面に見られ，甘味が増す．

ピーナツのカビ毒，アフラトキシン
ピーナツ以外にも輸入のトウモロコシ，そば粉のカビ毒成分であり，とくにB_1は強い発がん物質のため，10ppbに規制されている．30℃，湿度95％以上で繁殖するため，熱帯地方からの輸入品に多い．

いりごまの香り
香りの主成分は糖とアミノ酸の反応により生成するピラジン類であるが，そのほかフラン類，フェノール類，アルコール類，カルボン酸やカルボニル化合物，あるいは含硫化合物も関与している．

ゴマセサミン
強い抗酸化作用による細胞の老化予防，悪玉コレステロールの低減，肝機能の向上，アルコールの分解などを円滑にするなどの効果がある．

（b）くり

くりは加熱するとでん粉が糊化して甘くなり，香りや歯ごたえにも特徴が出る．蒸しぐり，焼きぐりにして食べるほか，くり飯，くりきんとん，甘露煮などに利用される．また，まんじゅう，ようかんなどの和菓子やケーキ類，マロングラッセなどにも用いられる．

（c）ぎんなん

ぎんなんの実は煎る，揚げる，あるいはゆでることにより，特有の食感と風味をもつようになる．とくに新ぎんなんは加熱して薄皮をむくと，クロロフィルによる美しい半透明のひすい色となり，料理に彩りを添える．しかし，収穫後日がたつにつれて，しだいに黄色になる．おつまみ，茶碗蒸し，添え物，がんもどき，なべ物などのほか，中国料理では炒め物，ちまきなどに用いる．

（d）くるみ

独特の形をした種実で，生でも食べられる．おつまみ，サラダ，くるみもちに用いたり，すりつぶして，くるみあえやくるみ豆腐に用いる．またケーキ，クッキーなどの洋菓子類にも利用される．

（e）落花生

南京豆（なんきんまめ），ピーナッツともいわれ，もっとも親しまれている種実である．煎ると特有の香気が生じる．殻つき，皮つきを含めいり豆として食べたり，菓子，ピーナッツバターなどに利用する．また，ピーナッツあえ，ピーナッツ衣などにも用いる．

3.8　きのこ類の調理

きのことは，菌類（担子菌および子のう菌）がつくる子実体（胞子をつくる組織）のうち，とくに大型のものをいう．

（1）種類

食用だけでなく，薬用とされているものを含めるとその数は非常に多い．日本で実際に食用として広く流通しているのは人工栽培を主としたしいたけ，えのきたけ，まいたけ，ほんしめじ，なめこ，ひらたけ，きくらげ，マッシュルーム，エリンギなど限られた品種である．しかし，最近は栽培技術やバイオ技術によって多種類のきのこの栽培が可能となり，健康志向と相まって1年中出回るようになってきた．野生のきのこの代表としてまつたけがあるが，これは現在でも人工栽培は成功しておらず，年々収穫量も減少し，ますます貴重な存在となっている．近年は比較的値段も手頃な外国産のものが多く出回っているが，国産ものに比べてとくに香りが劣る．

（2）栄養成分

一般に生のきのこの成分は水分が90％前後，たんぱく質は2～3％，炭水化物が2～7％で，脂質のみ非常に少ない．炭水化物のうちの多くは非あるいは難消化性の食物繊維であることから，食物繊維の供給源といえる（表3.12）．ま

ぎんなん（銀杏）
英語では ginkgo nut，フランス語では noyer du Japon とよんでいる．外側の臭い肉質部は強いアルカリ性で，素手で触ると炎症を起こす．また，ぎんなんにはメチルピリドキシンが含まれている．幼児は解毒能力が発達していないため，中毒を起こす．おとなは肝臓に解毒酵素があるので大丈夫である．

くるみ
漢字で「胡桃」と書く．昔シルクロードの西方の国，胡国から伝わってきた桃という意味である．

Plus One Point
きのこの人工栽培
昔は原木に菌を植えつける自然栽培に近い方法であったが，現在はおがくず，米ぬか，水などを合わせた培養びんに殖菌して短期間で大量栽培している．

たビタミンB_1, B_2, ニコチン酸も多く, ビタミンB群の優れた供給源でもある. さらにプロビタミンDも多い. このプロビタミンDは紫外線照射によりビタミンDに変換されるので, 生のきのこを天日乾燥した乾燥きのこにはビタミンDが多い. ビタミンDはカルシウムの吸収を促進し, 骨形成に重要な役割を果たしている. そのほか, きのこ類のコレステロール低下作用, 抗腫瘍作用, 血圧降下作用など多くの生理活性作用が注目され, 消費量も増加している.

(3) 嗜好特性
(a) 香り

きのこは特有の香りをもつが, その代表がまつたけである.「香りまつたけ味しめじ」といわれるように, まつたけの香りは万葉の昔から人びとに愛でられてきた. 主成分はマツタケオール(1-オクテン-3-オール)とケイ皮酸メチルであるが, 前者はほとんどのきのこに検出されることから, きのこの香りを代表するものといわれている. また, 干ししいたけを水戻しすると生じてくる特有の香りは, レンチオニンによるものである.

(b) 味

きのこの味に関与する成分は, ヌクレオチドと遊離アミノ酸, ペプチドである. ヌクレオチドの5′-グアニル酸はしいたけのうま味成分として知られているが, これは加熱操作を経て生成されるので, 非加熱の場合はわずかである. 干ししいたけは, 傘が六分開き程度で採取する肉厚の冬茹(どんこ)と, 傘が全開してから採取する肉が薄い香信(こうしん)に大別される. それぞれ大きさにより上と並があるが, 肉厚なほど, また大きいほど味がよい. しかし5′-グアニル酸は必ずしも冬茹に多いというわけではないことから, 水に戻して調理して食べる場合のおいしさには, うま味などの味以外に香りや食感などの関与が大きいとされている.

遊離アミノ酸ではアラニンおよびグルタミン酸が主であるが, グルタミン酸はグアニル酸との相乗効果でいっそうおいしさを引き立てている. そのほか, とくに含有量の高いアミノ酸はきのこの風味発現に寄与していると考えられている.

そのほかトレハロース(マッシュルーム糖ともいう)を主体とする糖, グリセロール, マンニトールなどの糖アルコール, リンゴ酸, コハク酸などの有機酸もきのこの味に寄与しているといわれている.

(4) 調理性と調理例

まつたけ, しいたけ, ほんしめじなど, おいしいとされるきのこの多くは, 単に味がよいというだけでなく, 香りや口触り, 歯ごたえなどのテクスチャーもよい. 調理によってそれらの特性を生かし, 嗜好性の高いものにする.

(a) 生食

マッシュルームはスライスしてそのまま生でサラダに用いることがあるが, 白いものはレモン汁を切り口にかけて褐変を防ぐ.

表3.12 きのこ類の食物繊維含量(g/100g)

きのこ	水溶性	不溶性
まつたけ	0.3	4.4
しいたけ(菌床)	0.4	4.1
しいたけ(乾)	2.7	44.0
えのきたけ	0.4	3.5
ほんしめじ	0.3	1.6
ひらたけ	0.2	2.4
まいたけ	0.3	3.2
マッシュルーム	0.2	1.8
エリンギ	0.2	3.2
きくらげ(乾)	0	57.4

「日本食品標準成分表2020年版(八訂)」より.

Plus One Point

干ししいたけ戻し時の浸漬水温および加熱時間とレンチオニン生成量との関係

5℃で3〜5時間水につけた後, 10分間加熱(沸騰)するとレンチオニンは最も多量に生成する. しかし20分間加熱すると急激に減少し, 40分加熱ではほとんどなくなる. また浸漬水温が25℃, 40℃と高いほど加熱後のレンチオニンの生成量は少ない. 50℃以上の浸漬水温ではしいたけは膨潤しにくくなるので40℃以下に設定するのがよい. 5′-グアニル酸の生成に望ましい浸漬は, 冷蔵庫中で一夜水浸漬することである.

トレハロース

D-グルコースが2個結合した二糖類. 強力な保水力, たんぱく質の変性防止, 味, テクスチャーの保持効果があることから, 乾燥食品や冷凍食品に用いられる. 保湿効果をうたった化粧品へも応用されている.

Plus One Point
干ししいたけのビタミンDを増やす方法
天日乾燥を行っていた昔の干ししいたけはビタミンDを豊富に含んでいたが，現在は強制乾燥のためビタミンDをほとんど含まないか，含んでいても非常に少ない．そこで天気のよい日に太陽の下でしいたけを放置しておくと，紫外線によりエルゴステロールはビタミンDに変わる．3時間で0.03％，14時間で0.07％のエルゴステロールがビタミンDに変わる．

Plus One Point
低温ショック処理
しいたけを急冷して温度ストレスを与え，その後，常温に戻すこと．これによりひだの褐変を抑制し，鮮度を保持することができる．

Plus One Point
干し椎茸のうま味成分と加熱
干し椎茸は乾燥や保存による熟成過程でリボ核酸に酵素が作用し，うま味成分のグアニル酸を生じるため，生椎茸よりうま味が強い．さらに，冷水に5～6時間浸漬し，60～80℃で20分加熱すると，リボ核酸を分解する酵素が最も活性化され，グアニル酸が増化する．

（b）加熱調理
香りを楽しむ場合は直火で焼く方法がとられる．焼きまつたけがその代表である．味とテクスチャーを味わう場合は，煮物，なべ物，汁物，炊き込みご飯，揚げ物，炒め物など広く用いられている．

まつたけ：きのこの王様ともいわれ，香りが命とされているが，味，テクスチャーにも優れ，土びん蒸し，焼きまつたけ，まつたけご飯などに用いられる．

しいたけ：わが国で最も生産量の多いきのこで，生，乾燥品ともによく使われるが，最近は生鮮品が増加している．生しいたけは香りは弱いがテクスチャーが好まれ，椀種，蒸し物，なべ物に用いられるほか，焼いたり揚げたりする．干ししいたけは特有の香りに加えうま味も強いので，炊き合わせやすしの具に用いられる．また中華料理には欠かせない食材である．

えのきたけ：クリームがかった色と特有の歯ごたえが好まれ，あえ物，煮物，蒸し物のほか，汁の実，なべ物などに用いられる．

ほんしめじ：味のよさから好まれるきのこで，吸い物，煮浸し，あえ物，揚げ物などに用いられる．

ひらたけ：栽培ものが多く，味，香りは弱いが煮物などにするほか，バターで炒めたり，ホイル焼きにと用途が広い．「しめじ」の名で市場に出回っている．

まいたけ：天然の大きいものでは5kg以上のものもある．味，香りに優れ，歯ごたえがよい．煮物，揚げ物，汁の実，鍋，和え物に適している．

エリンギ：軸が大きく，まつたけに似た食感がある．歯ごたえを出すために，包丁を使わず手で裂いて用いる．バターソテー，フリッター，きのこ飯，汁物に適している．

なめこ：表面を覆った粘性物の風味と特有の舌触りがある．大根おろし和え，赤だしの実などに適している．

マッシュルーム：世界で最も多量に栽培されている．生のままスライスしてサラダに用いたり，スープで煮込んだり，バターで炒めたりする．

きくらげ：形が人間の耳に似ていることから「木耳」と書く．乾燥品を戻して用いるが，独特のコリコリした歯ごたえと料理の彩りとなる黒い色が好まれる．

3.9　海藻類の調理

わが国では古くから海藻類を食用にしてきたが，現在でも世界で最も多く利用しており，多種多様の海藻加工品が生産されている．とくに近年，沖縄のこんぶ食が長寿に関係があることが注目されて以来，健康食品としても海藻類の効用が見直されている．

（1）種類

色により緑藻類，褐藻類，紅藻類に分けられる．生産量が多く，加工品として広く市販されているのは緑藻類のあおのり，ひとえぐさ，褐藻類のわかめ，ひじき，こんぶ，もずく，紅藻類のあまのり，おごのりである．そのほかとこ

表 3.13　おもな海藻(乾物)の無機質含量 (mg/100 g)

海藻	Na	K	Ca	Mg	Fe	Zn
あおのり(素干し)	3200	2500	750	1400	77.0	1.6
ひとえぐさ(素干し)	4500	810	920	880	3.4	0.6
まこんぶ(素干し)	2600	6100	780	530	3.2	0.9
ひじき　ステンレス釜(乾)	1800	6400	1000	640	6.2	1.0
ひじき　鉄釜(乾)	1800	6400	1000	640	58.0	1.0
わかめ(素干し)	6600	5200	780	1100	2.6	0.9
カットわかめ(乾)	9300	430	870	460	6.5	2.8
あまのり(ほしのり)	610	3100	140	340	11.0	3.7
あらめ(蒸し干し)	2300	3200	790	530	3.5	1.1

「日本食品標準成分表 2020 年版(八訂)」より.

ろてん，寒天などの主材料になるてんぐさやおおぶさなどがある．

（2）栄養成分

　海藻類の多くは乾物とされる．主成分は糖質であるが，そのうちの大部分は粘質多糖類といわれる難消化性のアルギン酸やフコイダンで，食物繊維の供給源として重要な役割を果たしている．たんぱく質はこんぶ，ひじき，わかめでは 8～15 % ほどであるが，あまのりでは 40 % にもなっている(乾物あたり)．ビタミン類ではカロテンがあまのり，あおのり，こんぶに多く，ビタミン B_1, B_2, C, ナイアシンなども海藻一般に多い．また無機質は食品中最も多く，とくに K, Ca, Na, Mg などが多く，海藻食推奨の理由でもある．このほか Fe, I, Zn などの微量元素にも富む (表 3.13)．

（3）嗜好特性

（a）色

　海藻類の色はおもにクロロフィル系とカロテノイド系の色素からなっている．緑藻はクロロフィル a を，褐藻はカロテノイドのフコキサンチンを多く含むが，紅藻のみ 3 種類の色素たんぱく質(フィコエリスリン，フィコシアニン，アロフィコシアニン)を含む．市販わかめの黒味を帯びた良質のものはクロロフィル a が多いが，色調の悪いものはフェオフィチンが多い．

（b）香り

　浅草のりに代表されるように，海藻類には特有の香りがある．香気成分として硫化水素，ジメチルスルフィドなどの含硫化合物，ギ酸，酢酸などの酸のほかアルデヒド，アルコール，テルペン類があり，これらが組み合わさって特有の香りとなっている．

（c）味

　海藻のなかでも，とくにこんぶはだし用として使われるほどでうま味が強い．その主成分はグルタミン酸 (4100～4200 mg/乾物 100 g)であるが，アスパラギン酸も非常に多い (1383～1775 mg/乾物 100 g)．ついでアラニン，プロリンなどの甘味をもったアミノ酸も相当量含まれている．海藻中のヌクレオチド類は少量であるが，Na, K などの無機質が多く，マンニトール，ソルビトールなど

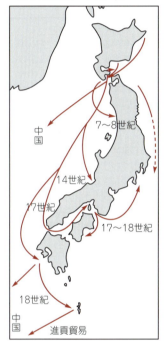

Plus One Point

こんぶロード

かつて良質のこんぶは北海道しか生育しなかったので，本州はもとより沖縄まで船で運ばれ，たどり着いた先々で特色のあるこんぶ食文化を生んだ．その航路をこんぶロードという．

Plus One Point

のりの火取り

変色を防止し，よい香りを出すために，干しのりを軽くあぶる程度に焼く操作をいう．浅草のりの色は，おもにフィコエリスリン(紅紫色)，フィコシアン(青色)であり，クロロフィル a (緑色)やカテロイド(黄色)も含まれている．160 ℃ で加熱すると，フィコエリスリンが脱水され退色するため，明るい緑色を呈する．この熱処理により色は安定する．

海藻のフコイダン
海藻のぬめり成分（水溶性食物繊維）で，もずくに多い．腸内のコレステロールを吸着して排泄，血糖値の急激な上昇を抑制，細菌に感染した細胞を死滅させるリンパ球やナチュラルキラー細胞を活性化させ，免疫力を高める効果がある．

灰干しわかめ
徳島県の鳴門産が有名．生わかめに草木灰を加えることで灰のアルカリ性がクロロフィルの分解を抑え，鮮やかな色調と歯切れのよい製品に仕上げる．

生ひじき
ひじきは3～4月の旬を過ぎると固くなり食用には適さない．旬のひじきでもアクが強く，そのまま生食できないので，ゆでた後に干してから食用とする．市販の生ひじきは乾燥品を蒸したもの．干しひじきは，たっぷりの水に15分浸け，一度ゆでこぼしてアクを除いてから調理するとよい．鉄釜でゆでると鉄と結合して濃黒色を呈するが，最近ではほとんどがステンレス釜を使用している．調理で鉄なべや鉄卵を使用すると，鉄分補足になる．

の糖アルコールも含まれる．

（4）調理特性と調理例

海藻を食品として利用しているのは，アジア，ミクロネシアなどの限られた地域である．最近欧米でも sea vegetable として注目されているが，積極的に食べるまでには至っていない．

（a）緑藻類

あおのりは，特有の磯の香りと鮮やかな緑色を生かして，ふりかけや薬味に用いたり，佃煮にする．ひとえぐさは，わが国古来の伝統的保存食であるのりの佃煮の主原料である．

（b）褐藻類

こんぶはだし用，煮物用，加工用に分けられる．加工品は刻みこんぶ，とろろこんぶ，塩こんぶなどに多用される．だしをとる場合，こんぶは洗わず表面の汚れやほこりのみ，ふきんで取る．表面の白い粉（マンニトール）は甘味があるので，ふき取らない．わかめには素干しわかめ，灰干しわかめ，糸わかめ，カットわかめなどの乾燥品と，塩蔵わかめなどの塩蔵品がある．最近はカットわかめが大部分を占めている．しかし生タイプの湯通し塩蔵わかめは色，風味ともによいので，酢の物，汁物，煮物，サラダの材料に好んで使われる．ひじきは，Ca，Fe，Kをとくに多く含む．健康食品として油揚げや大豆との煮物をはじめ，あえ物，ひじきご飯など用途が増えている．

（c）紅藻類

あまのりを原料につくられる乾のりは光沢のある漆黒色で，特有の香りに富む．製品は浅草のりが代表的で，巻きずしや刻んで料理のふりかけなどに用いる．最近は，手軽に食べられる焼きのりや味つけのりの消費が90％以上にまで増加してきたため，乾のりの大部分がこれらののりに二次加工される．お茶

湯通しわかめ製品

健康志向の高まりから海藻類の需要が増加したが，その背景には手軽に利用でき，しかも良品質のわかめの加工品が製造されるようになったことがある．代表的なものが湯通しわかめ製品である．湯通し塩蔵わかめは，生わかめを短時間熱水処理して色調が褐色から緑色に変化したら急冷する．これに食塩をもみ入れ，脱水，冷却後，整形したものである．一般に「生わかめ」として市販されている．また，湯通ししたものを細断，脱塩，脱水，乾燥したものが「カットわかめ」である．水戻しするだけで食べられる便利さから急速に普及している．保存性もよく，衛生的であることからインスタント食品などに使われ，家庭でもよく用いられている．

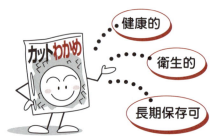

漬けのりの原料にも使われる．

　おごのりは，石灰をまぶして湯通しし，鮮やかな緑色にしたものを刺身のつま，酢の物，サラダにする．

　てんぐさは，ところてんや寒天の材料となる．ところてんはてんぐさなどを熱水で抽出し固めたものに，酢じょうゆ，黒みつなどをかけて食べる．寒天は熱水で抽出した後，凍結乾燥してつくる．ゼリー，水ようかん，寒天よせなどに利用される．

3.10　山菜類

　山菜も野菜も食用植物という意味では区別できないが，山野に自生するものを山菜，ヒトが改良して栽培するようになったものを野菜としている．しかしながら現在では，自生しているものだけでなく栽培されているものも多い．最近は農薬や食品添加物への不安感，さらには山菜のもつ自然食というイメージからか山菜の価値が見直されてきている．一般に山菜は野菜に比べて強いあくを含むものが多いので，木灰や重曹を加えた熱湯でゆでるなどあく抜きする必要がある．

　わらびは代表的な春の山菜である．発がん物質のブタキロサイドを含むが，これはアルカリ性で分解されるため，木灰，重曹であく抜き処理をすると除くことができる．保存する場合は，あく抜きしてから塩漬け，みそ漬けなどにする．吸い物，あえ物，浸し物，煮物，酢の物などに利用される．

　ぜんまいは，一般には干したものを利用するが，生の場合は灰や重曹を入れてゆでてあく抜きする．あえ物，煮物，炒め物にする．

　ふきとは葉柄をいい，花茎をふきのとうとよぶ．ふきはゆでてから冷水にさらし，皮をむいて煮物，佃煮，きゃらぶき，あえ物などに用いる．ふきのとうは独特の強い香りと苦味があるが，生のまま刻んで汁の実にしたり，ゆでて浸し物，あえ物にする．そのほか，ふきのとうみそ，佃煮，天ぷらなどにも用いる．

　たらの芽とは，たらの木の若芽をいう．ゆでてごまあえにするほか，汁の実，天ぷらなどに用いる．

　よもぎは，春の若葉を摘み，ゆでてあくを抜いてからもちに入れる．よもぎ入りのもちは香りがよく，草もちとして古くから食べられている．そのまま天ぷらにしたり，ゆでて浸し物，汁の実，よもぎ飯などにする．最近は，粉末にした乾燥よもぎが市販されていて，手軽によもぎだんごなどに利用されている．

ぜんまい
食用となる若芽が丸い銭のように巻くことから，銭巻，すなわちぜんまいとよばれるようである．

きゃらぶき（伽羅蕗）
ふきをしょうゆと酒などで伽羅色（濃い茶色）に煮詰めたもので，江戸時代から保存食としてつくられていた．

練習問題

次の文を読み，正しいものには○，誤っているものには×をつけなさい．

(1) 日本の伝統的な炊飯は煮る，蒸すのほかに焼く操作が加わった複合加熱による調理法であり，炊き干し法といわれる．

(2) うるち米の米重量の1.2倍の水を加えて炊飯すると，水分約60％を含む飯となる．

(3) 味つけ飯の塩分添加量は米重量の1.5％（食塩換算）を基準とする．これは炊き上がり飯の食塩濃度0.7％に相当する．

(4) すし飯の食酢の量は米の容量の約10％である．食酢の量を減じた加水量で炊き，蒸らし時間は通常の炊飯の約1/2とする．

(5) もち米を水に2時間浸漬し，蒸し上げたこわ飯の重量は，米重量の約3倍となる．

(6) パン生地は混ねつ回数とねかし時間が長いほどドウの粘弾性，伸展性が増す．

(7) ホワイトソースはルウの加熱温度が100℃以上になると粘度が低下する．

(8) バターが少なく，卵の多いケーキは，粘弾性が少なく弾性変形と流動変形を起こしやすい．

(9) 天ぷらの衣は冷水でつくり，あまり攪拌せず早めに使う．

(10) クッキーのショートネス（もろさ）は油脂量が少ないほど大きい．その理由はグルテンの網目を形成されにくくするためである．

(11) やまのいもを生ですりおろすと強い粘性を示すが，これは糖たんぱく質によるもので，加熱するとさらに粘性を増す．

(12) さつまいもの中のβ-アミラーゼは活性が強く失活温度も高いので，温度上昇の速い電子レンジで加熱したいもは，石焼きいもよりも甘味が強い．

(13) さつまいもの天ぷらをするとき，衣に重曹を入れて揚げるとクロロゲン酸がアルカリと反応して，いもの周囲が緑色を呈することがある．

(14) やまいもはアミラーゼを含み，繊維が軟らかく，消化のよい食品である．粘性が強く起泡性があり，すりおろしてとろろ汁として生食される．

(15) 小豆は浸漬後，5〜6時間までの初期吸水が著しく大きく，それ以後の吸水量は，ゆっくりと増加していく．

(16) 野菜は，水浸漬によりペクチン質に変化が起こり，組織の軟化，細胞膜の透過性に変化が起こる．

(17) 緑色野菜をなべぶたをしてゆでると，ゆで水中に不揮発酸が溶出し，これを冷水中に流出させると美しい緑色が得られる．

(18) アスコルビン酸酸化酵素の作用の強い野菜は，食塩を添加するとビタミンCの損失が多くなる．

(19) 生の果物をゼリーに使用すると，たんぱく質分解酵素のリパーゼがゼラチンを分解し，固まりにくくするのでさっと加熱してから用いる．

(20) ジャムは，ペクチンが適度な酸と糖の存在下で加熱するとゲル化する性質を利用したものである．

(21) ごまをいると特有の香りが発生する．香りの主成分はピラジン類で，これは皮より実の部分に多く含まれる．

(22) しいたけに含まれるプロビタミンDは紫外線照射によりビタミンDになるので，生のしいたけを天日乾燥したものはビタミンDが多い．

(23) こんぶに含まれる5′-イノシン酸はこんぶのうま味成分である．

■出題傾向と対策■
食品のおいしさを構成する要素を最大限に生かすための策を問う傾向が見られる．

4 動物性食品の調理性

　動物性食品はたんぱく質や脂質に富み，ビタミン，無機質のよい供給源となっているだけでなく，食品の物性上重要な役割をもっている．通常の調理操作で，たんぱく質のさまざまな機能特性を引き出し，食品物性を改善したり，栄養価や嗜好性を向上させることができる．

4.1 たんぱく質の調理上の性質

　動物性食品中のたんぱく質は多くの水に囲まれて存在している．したがって，たんぱく質分子の親水基は分子表面に露出し水和して存在し，疎水基は水分子からはじき出されて分子内部に埋もれ，疎水基どうしが結合して安定な立体構造を形成している．たんぱく質の高次構造の安定性には表4.1に示すような結合や相互作用がかかわっている．

表4.1　たんぱく質立体構造に寄与している結合と調理上の影響因子

結合の種類	水中での結合の強さ(kcal/mol)	結合に影響する調理上の因子
共有結合	90	プロテアーゼの活性化
イオン結合	3	塩，酸，アルカリ
水素結合	1	熱
疎水結合	0.8～2	空気，凍結，乾燥，アルコール，乳化剤

動物性食品のたんぱく質と水分含有量(%)

食品	たんぱく質	水分
卵白	9.5	88.3
魚肉(まだい，天然)	17.8	72.2
牛肉(赤肉，もも)	(17.8)	67.0
鶏肉(ささ身)	(20.3)	73.2
牛乳(普通)	3.0	87.4

「日本食品標準成分表2020年版（八訂）」より．

　食品中のたんぱく質は加熱，酸・食塩の添加や攪拌などの調理操作により，分子内の結合が切れると分子の形状が変化し，もとのたんぱく質の性質とは異なった性質を示すことがある(たんぱく質の変性)．調理操作に伴う変性は個々のたんぱく質により固有で，しかも不可逆的であるため，下記①～⑤に示すような方法で物性を改善することができる．

　① 加熱によりたんぱく質分子内の水素結合が切れて分子が広がると，粘性が増大する．低分子化されると溶解性が高くなり，消化性が向上する．しかし分子内部の疎水基やSH基が露出し，分子間で疎水結合やS-S結合が生じると凝

表4.2 動物性たんぱく質の等電点

たんぱく質（所在）	等電点
オボアルブミン（卵白）	4.8
ラクトアルブミン（牛乳）	5.1
カゼイン（牛乳）	4.6
ラクトグロブリン（牛乳）	5.1
ミオゲン（筋肉）	6.3
ミオシン（筋肉）	5.4
ミオグロビン（筋肉）	8.1
ゼラチン（皮，腱）	4.9

固して消化性は悪くなる．② たんぱく質はpH4〜6に等電点をもつものが多い（表4.2）．pHを調整すると食品の物性を改善することができる．各たんぱく質の等電点では，電気的中和によりたんぱく質は凝集しやすくなるため溶解性や水和性が低下する．③ 塩の添加やpHの変化により，分子内結合が切れて分子が広がると網目構造を形成し，保水性や粘度が増大したり，ゲル化を起こす．④ 攪拌により空気または油脂が分子に接触すると，分子内疎水基が露出し気泡や油脂のまわりにたんぱく質が凝集するため泡沫性や乳化性が得られる．⑤ 乾燥や凍結により水が奪われるとたんぱく質は濃縮され，不溶化したり，繊維化したりする．これらのたんぱく質機能性は動物性食品を調理することにより利用することができる．

4.2 食肉類の調理

食肉としての家畜には牛，豚，羊，鶏が広く用いられているが，馬，いのしし，七面鳥，あひる，かもなどもそれぞれの食肉の特徴を生かした利用法がある．食肉の品質は品種，年齢，飼育方法などの影響を受けるが，体の部位によっても肉の硬さ，色，味などが異なる．たんぱく質と脂肪の含有量に大きな相違があるため，嗜好上だけでなく調理法や栄養上からも肉の種類や部位を選定した利用法を考えなければならない．

とくに食肉の脂肪摂取量は大腸がんや乳がんなどの発病頻度や生活習慣病の発症との関係があるので，食べすぎに注意しなければならない．筋肉の構造は，生体での機能性から，骨格に付着して運動を司る骨格筋，消化管や血管を構成する平滑筋，心臓を構成する心筋に分類される．また，筋原繊維のたんぱく質分子の配列のしかたから，横紋構造をもつ横紋筋，無紋の平滑筋，筋節が繊維方向に対して斜めに走っている斜紋筋に分類される．骨格筋と心筋は横紋筋に属する．食肉として利用している部分の筋肉は骨格筋である．

（1）食肉のたんぱく質

食肉たんぱく質は表4.3に示すように，筋原繊維たんぱく質，筋形質（筋漿）たんぱく質，肉基質たんぱく質から構成されており，結合組織を形成している肉基質たんぱく質の含有量が多いほど肉質が硬く，逆に水溶性の筋形質たんぱく質が多くなると軟らかくなる．鶏肉は相対的に肉基質たんぱく質が少ないため肉は軟らかい．

いずれの食肉も部位によって硬さなどの肉質の相違が大きい．牛の肩，もも，とくにすねは肉基質たんぱく質が多いため硬く，ヒレ，ロースなどは筋原繊維たんぱく質が多く，肉基質たんぱく質が少ないので軟らかい．ばら肉は脂肪含有量が多いので硬く感じないが，肉質の部分だけでは硬い．この部位には肉基質たんぱく質のコラーゲンが多く，エラスチンなども含まれているためである（図4.1）．また肉基質の主成分であるコラーゲンは，加齢に伴い分子間に強固な架橋を形成するため，加熱，酸，たんぱく質分解酵素に対して抵抗性をもち，

Plus One Point

食塩による食肉の保水性向上

pH6.5〜7で食塩を用いると，筋繊維を結びつけているCa^{2+}がNa^+と置換し，pH5.5ではイオン結合している筋繊維の正の電荷にCl^-が結合するため，筋組織がゆるみ，水が入り込むため，食肉の保水性が高くなる．

Plus One Point

コラーゲンとエラスチン

コラーゲンは熱によって加水分解を受けやすいが，エラスチンは熱に強い．しかし，調理で生の果物を使用すると，両者ともたんぱく質分解酵素の作用を受けて加水分解されるので，硬い肉でも軟らかくなる．

表 4.3 筋肉たんぱく質の種類と性質

筋肉たんぱく質の分類 （たんぱく質の分類）	たんぱく質名	性質	構成組成（%）	
			食肉	魚肉
筋原繊維たんぱく質 （グロブリン）	ミオシン，アクチン(G, F)，アクトミオシン	繊維状たんぱく質（アクチンは球状）．水に難溶，食塩に可溶．45〜52℃で凝固開始．	50〜60	60〜70
筋形質たんぱく質 （アルブミン）	ミオゲン，ミオアルブミン，ミオグロビン	球状たんぱく質．水溶性．56〜62℃で凝固開始．収縮する．	15〜35	20〜50
肉基質たんぱく質 （硬たんぱく質）	コラーゲン，エラスチン	繊維・網状．水に難溶．硬い肉．腱，皮に多い．コラーゲンは37〜58℃で収縮を開始し，高温になるほど激しく収縮．水を加えて長時間加熱すると可溶化するが，ゴム状たんぱく質のエラスチンは加熱しても不溶．	15〜35 (牛すね肉 56)	2〜5 (鶏 5)

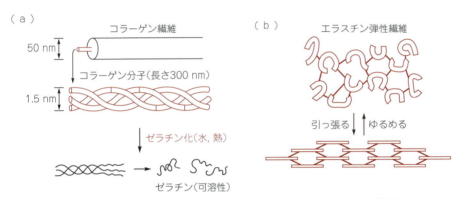

図 4.1 コラーゲンとエラスチンの構造と両者の対照的な性質
（a）コラーゲン分子は3本のポリペプチド鎖が緩やかにねじれ合い，規則性のある三重のらせん構造をとっている．これが強い架橋によって集合し，コラーゲン繊維がつくられているため，引っ張る力に対して強い構造をもっている．
（b）一方，エラスチン分子も強い架橋によって集合した繊維構造をもっているが，コラーゲンとは反対に，不規則に曲がったポリペプチド鎖は，ゴムのような弾力性をもつ網目構造から形成されている．そのため，加えられた力に対応して伸びたり，縮んだり，形を自由に変えることができる．エラスチンは腱，皮膚や肺，血管などの伸展性に富んだ組織に多く含まれている．

肉質は硬くなる．

（2）食肉の脂質

　食肉の脂肪酸組成と脂質の沈着状態は，肉の食感や風味に大きく影響する．たとえば筋肉全体に脂肪が分散した霜降り肉は，加熱すると軟らかく美味である．表4.4に示すように，食肉により脂肪酸の融点に相違がある．飽和脂肪酸が多いと融点は高く，不飽和脂肪酸が多いと融点は低い．一般に，獣鳥肉類に

Plus One Point

赤ワインで煮込んだ牛肉が軟らかいのは？

ワインのpH(3.2〜3.5)が肉の等電点より低いので、pHが下がると肉は膨潤して軟化する。また、赤ワインに含まれるポリフェノールやタンニンの効果が加わるため、赤ワインは白ワインよりさらに軟化効果をもつ。

表4.4　食肉の脂肪酸組成と融点

	牛	豚	馬	鶏
飽和脂肪酸(%)				
ラウリル酸, $C_{12:0}$	0〜0.2	—	0.6	—
ミリスチン酸, $C_{14:0}$	2〜2.5	1	3〜6	0.1
パルミチン酸, $C_{16:0}$	27〜29	25〜30	20〜30	24〜29
ステアリン酸, $C_{18:0}$	24〜29	12〜16	5〜7	4〜7
不飽和脂肪酸(%)				
オレイン酸, $C_{18:1}$	43〜44	41〜51	38〜55	37〜43
リノール酸, $C_{18:2}$	2〜3	6〜8	11〜25	18〜23
リノレン酸, $C_{18:3}$	0.5	1	2.5〜8	—
アラキドン酸, $C_{20:4}$	0.1	2	—	—
脂肪の融点(℃)	40〜50	33〜46	30〜43	30〜32

脂肪酸組成と融点の相関関係は大きく、羊の融点は牛に近く、七面鳥は鶏に近く、鴨の融点は鶏よりも低い。

は飽和脂肪酸が多く、常温では固体脂のため、加熱して溶融しているあいだに食べるほうがおいしい。したがって、融点の高い牛肉の冷製料理には脂肪の少ない部位を利用し、脂肪の多い部位は加熱調理に用いる。馬刺(ばさし)が好んで食べられたり、ソーセージに豚脂を添加するのは、それらの脂肪の融点が低いことと関連している。鶏の脂肪は筋肉には少なく、皮下に集中している。鶏肉の脂肪は特有のにおいをもつので、下処理で熱湯をかけて除去したり、皮つき肉はローストして香ばしさを賞味できるようにする。

(3) 食肉のたんぱく質と調理性

(a) 食肉の熟成と軟化

動物は呼吸が停止し酸素が供給されなくなると、筋肉中のグリコーゲンが乳酸に変化するため、pHが5付近まで下がり、保水性が低下したり、アクトミオシンの形成により筋肉が収縮して肉が硬くなる(死後硬直)。この頃はうま味も少なく食用には適さないため、熟成期間(2〜4℃で、牛8〜10日、豚3〜4日、鶏5〜7時間)をおくと、たんぱく質分解酵素などが作用し(自己消化)、肉質は軟らかくなり、アミノ酸や核酸物質などのうま味成分が生成され、pHが上昇して保水性が増し、食感や食味が向上する。

一般に、軟らかい食質が好まれるため、次のような下処理を行う。①筋肉繊維に対し直角にスライスする。硬い肉はひき肉にする。厚切りの肉は肉たたきを使用し機械的に筋肉繊維をほぐす。②ふり塩を行う。③食酢・果汁などでマリネしたり、みそ、しょうゆ、酒、ワインなどに漬ける。④たんぱく質分解酵素を含む果物やしょうがとともに漬け込む。

(b) 食肉の色

肉の色は主としてミオグロビン(肉色素)とヘモグロビン(血色素)とよばれる鉄を含む色素たんぱく質による。鉄の酸化状態により、肉の色は変化する。生肉内部の肉色は赤紫色であるが、酸素に触れると鮮赤色を呈し、さらに酸化が

Plus One Point

たんぱく質分解酵素による食肉の軟化

① 食材中のたんぱく質分解酵素の利用：パパイア(パパイン)、パインアップル(ブロメライン)、キウイフルーツ(アクチニジン)、いちじく(フィシン)、しょうがに多い。

② 食肉中の酸性たんぱく質分解酵素の利用：マリネなどにしてpH3〜4にすると、食肉中の酵素が活性化される。

③ 市販のミートテンダライザー(微生物生産と①の果物のたんぱく質分解酵素の粉末混合物)を使用する。

進むと暗褐色に変化するので，生肉の色は鮮度の目安となる．加熱により肉が灰褐色に変化するのは，肉色素たんぱく質の**グロビンの熱変性**によるものである．加熱による肉の色は 60 〜 65 ℃ で最も変化し，食感や食味に影響する．

色素たんぱく質に含まれる鉄はヘム鉄（ヘム構造をもつ 2 価の鉄）であるため，野菜，豆類，穀類に含まれている非ヘム鉄（3 価の鉄）に比べて吸収がよい．これらの食品は，ビタミン C を含む野菜と一緒に食べると，ビタミン C の還元力で 2 価の鉄になり，吸収効率を高めることができる．

（c）食肉の保水性

肉のおいしさや食感を左右する要因の一つに，保水性がある．生肉には 70％前後の水が閉じ込められているが，加熱のしかたによってはかなり失われる．表 4.3 に示すように 70 〜 80％を占める筋原繊維たんぱく質と筋形質たんぱく質は 45 〜 60 ℃ 付近で凝固し始め，65 〜 80 ℃ で不溶化が最も進行する．肉基質たんぱく質の**コラーゲン**は 37 ℃ 付近から収縮し始め，水を用いずに高温加熱すると 1/3 くらいの長さにまで収縮し，肉汁は 30％前後まで減少する．これはコラーゲン分子間の架橋結合が熱に安定で，分子マトリックスが収縮することにより筋肉を収縮させ，同時に肉から水および肉エキスが失われるからである．しかし，コラーゲンは水の存在下，80 〜 90 ℃ で 2 〜 3 時間加熱すると加水分解され，低分子のゼラチンに変化（**ゼラチン化**，図 4.1 参照）して溶け出すため，シチューなどの煮込み料理には硬いばら肉などを用い，水を使用しない高温調理のステーキなどにはコラーゲンが少ないヒレやロース肉などを用いる．

（d）食肉の粘着性

ひき肉を使用した肉だんごやソーセージを食べるとき，適当な歯ごたえのあるほうがおいしく感じられる．この歯ごたえを出すには，食塩を加えてよくかき混ぜ，機械的な摩擦を加える．ミオシンが溶出して三次元的網目構造が形成され，**粘着性**を与え，肉塊のつなぎの役割を果たす（図 4.2）．次に，これを加熱

> **Plus One Point**
>
> 貯蔵・調理で変化する肉色素
>
> | 肉の状態 | 肉色 | 肉色素名 |
> |---|---|---|
> | 生肉・内部 | 赤紫色 | ミオグロビン |
> | 生肉・外部 | 鮮赤色 | オキシミオグロビン |
> | 古い肉 | 暗褐色 | メトミオグロビン |
> | 加熱肉 | 灰褐色 | メトミオクロモーゲン |

> **Plus One Point**
>
> ステーキの焼き上がり温度
>
> | 焼き方 | 内部温度 | 内部肉色 |
> |---|---|---|
> | レア | 55 〜 65 ℃ | 赤色 |
> | ミディアム | 65 〜 70 ℃ | 桃色 |
> | ウェルダン | 70 〜 80 ℃ | 灰褐色 |

コラーゲン分子マトリックスと熱による収縮

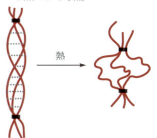

破線で示した弱い水素結合だけが加熱により切断され，ほどけた 3 本のペプチド鎖に収縮が起こる．

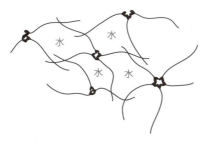

図 4.2 ミオシンが形成する網目構造の模式図
ひき肉をそのまま丸めて熱水中に投入しても，ばらばらになってしまう．しかし食塩を加えてよく練り合わせると，ミオシンが変性して網目構造を形成し，水を保持することができ，肉だんごが適度な弾性をもつ．肉だんごでは魚肉だんごのようなアクトミオシンの形成は，ほとんどみられない．

> **Plus One Point**
>
> 食肉にふり塩をしたら，すぐ加熱調理する理由
>
> 魚肉たんぱく質と性質が異なり，ふり塩をしてもアクトミオシンの形成は少なく，ミオシンの溶出が大きく，放置すると肉エキスが失われるため，焼く直前に塩をして放置しない．

するとミオシンの粘着性により，凝固して特有の歯ごたえを与える．このミオシンの粘着性は 65〜80℃で最大となる．ミオシンのゲル形成能は食肉として一般に利用される骨格筋で強く，心筋では弱く，平滑筋（消化管）ではほとんど得られない．

（e）加熱による食味と風味

肉のうま味は，遊離のアミノ酸や核酸関連物質によるものである．生肉より加熱したほうがうま味が強く感じられるのは，たんぱく質の凝固・収縮により肉汁とともにうま味成分が溶出するためである．調理中の食肉たんぱく質分解酵素の作用によるうま味には，熟成中のような著しい増加はみられない．

また加熱による結合組織の破壊で，脂肪が組織外に溶出するとまろやかな食感を与える．とくに焼き肉などのような高温調理を行うと，肉から溶融した脂肪の分解物やたんぱく質の分解によるアミノ酸などのアミノ化合物と調味料や脂肪の酸化物などのカルボニル化合物とが反応してメイラード（アミノカルボニル）反応を起こし，よい香りや好ましい色を伴う．さらに熱分解により揮発性のアルデヒド，アルコール，ケトン，有機酸などを生じるため，焼き肉特有の焙焼フレーバーが得られる．

（4）食肉の種類別の調理
（a）牛肉

牛肉の場合，品種や部位により軟らかさ，脂肪の入り方，風味など肉質に大きな相違があるので，料理に合わせて部位を選択することが大切である．牛肉のおもな部位と代表的な調理例を表4.5に示した．副生物の内臓なども，栄養価が高い，特有の食感がある，エネルギーが低いなどの理由から，最近，比較的用いられるようになった（表4.6）．血液が多い部位は，冷水によくさらしたり，くせの強い部位は香味野菜とゆでてから用いるとよい．

和牛と国産牛

和牛とは黒毛和種，褐毛和種，日本短角種，無角和種の4品種とこれらの交配による牛をさす．国産牛であってもこれら4品種でなければ和牛の表示はできない．また，交雑種とは和牛と乳牛の交配牛をいう．

Plus One Point
メイラード反応促進因子

① pH は，中性，アルカリ性で速い．
② 温度は，高温ほど速い．
③ 水分活性 0.65〜0.85 の中間水分食品で速い．
④ 鉄や銅イオン存在下で速い．
⑤ ペントースはヘキソースより速い．

牛肉の部位名

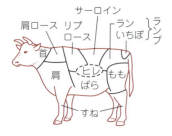

Plus One Point
すき焼きと砂糖

明治時代に日本で生まれた料理．田畑を耕す鋤の上に肉を置き，まわりをみそで囲んで焼いたのが，すき焼きの起こり．砂糖は多くの OH 基をもつ親水性の高い物質である．すき焼きの加熱初期に砂糖を加えると，肉に水和している水を奪い，たんぱく質と砂糖は水素結合する．その結果，分子内の疎水基や SH 基の露出を抑制するため熱凝固が抑制されて軟らかい肉になる．

表4.5 牛肉の部位別特徴と調理例

部位	特徴	調理例
サーロイン	薄い脂肪層が上部にあり，赤身で軟らかい．	ステーキ／ロースト
ヒレ	棒状で脂肪が少なく，最も軟らかい．	網焼き
肩ロース／リブロース／ラン	肉が厚く，上部に脂肪があり軟らかい．上質の肉は霜ふり肉になっている．	ロースト／カツ／ステーキ
いちぼ	赤身で軟らかく，味が最もよい．	すき焼き
もも肉	赤身で味がよい，外ももは少し硬い．	しゃぶしゃぶ
胸肉（ブリスケ）	ばら肉に続いた肋骨のついている肉．やや硬い脂肪も多い．	ベーコン巻き
ばら肉	脂肪と肉が層になっているので三枚肉ともいう．濃厚なうま味がある．	煮込み料理／焼き肉
すね肉	筋が多くて硬いので，こま切れ，ひき肉にする．	スープストック／煮込み料理
首肉	硬いので，こま切れ，ひき肉にする．	ひき肉料理

4.2 食肉類の調理

表 4.6 牛内臓の部位別特徴と調理例

部位	特徴	調理例
レバー（肝臓）	Fe，ビタミンA，B_1，B_2が豊富である．くせがあるので血抜きしてから調理する．	しぐれ煮 レバーペースト
タン（舌）	脂肪を適度に含み，美味である．表面の皮をそぎ落としてから調理する．肉質は硬く，くせがない．	シチュー 塩焼き（ソテー）
ハツ（心臓）	コリコリした心筋で，比較的くせがない．	もつ焼き 煮込み料理
マメ（腎臓）	レバーに似た性質であるが，くせが少ない．	
ミノ（第1胃）	白色の肉厚の筋肉で，ゆでて市販されている．	
センマイ（第3胃）	葉状のひだが多いので千枚とよぶ．ゆでて市販されている．	
ヒモ（小腸）	細長くて硬い．ゆでて市販されている．	
シマチョウ（大腸）	太長くて硬い．ゆでて市販されている．	
テール（尾）	中心部の髄はコラーゲン質で，長時間煮込むとゼラチン化する．	スープ

牛肉の低温調理

加水しないで肉を加熱すると硬いパサついた肉になるが，密閉できる袋に入れ，脱気して60〜68℃の湯で長時間加熱をすると，ピンク色のジューシーで柔らかく，肉のうま味や香りのあるものになる．しかし，O157やカンピロバクターなどの食中毒を避けるため，63℃では30分以上，65℃では15分以上，68℃では5分以上の加熱に留意しなければならない．

Plus One Point

レバーのにおいと調理法

レバーに多く含まれているアラキドン酸（$C_{20:4}$）は，加熱すると赤血球中の鉄が活性化され，アラキドン酸を酸化・分解してレバー臭を発生する．レバー料理は加熱時間を短くして（75℃，1分以内），レバー臭を出さないことがコツ．また，レバーは鉄の供給源として優れているが，ビタミンA（レチノール）含有量が高く，妊娠3か月の過剰摂取は奇形児を発生するという疫学調査があるため，食べ過ぎに注意．

（b）豚肉

豚肉は牛肉ほど部位による硬さの違いはないが，部位による肉質の特徴と調理については，基本的に表4.5と共通する（図4.3）．豚肉には寄生虫（トリヒナ）が生息している可能性があるので，肉の内部温度が65℃以上になるように加熱することが望ましい．豚脂の融点は低いので（表4.4参照），東坡肉（トンパオロウ）のように，脂肪の多いばら肉はゆでて肉臭と余分な脂を除去してから揚げてうま味を閉じ込め，さらに蒸すという長時間の加熱を行うと，脂肪層が溶けるので滑らかな舌触りになり，硬い肉質はゼラチン化し軟らかくなってうま味が増し，肉の濃厚な味が賞味できる．

Plus One Point

SPF 豚
(specific pathogen free)

特定病原体（マイコプラズマ性肺炎，赤痢，萎縮性鼻炎，オーエスキー病，トキソプラズマ病）に感染していない豚．帝王切開で無菌状態の子豚を取り出し，指定農場で育てた豚の肉に，下記のシールが貼られている．

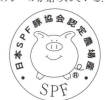

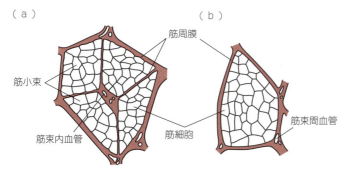

図 4.3　肉組織の模式図

（a）牛肉は筋細胞が集合した筋小束数個が集まった筋束から形成されており，筋束の中央には筋束内血管が走っている．（b）豚肉は筋細胞が数十本集まった筋束のみから形成されている．筋小束や筋束を含む筋周膜の部分に肉基質たんぱく質のコラーゲンを多く含む．牛肉は，豚肉に比べて，肉質に筋周膜が発達しているため硬い．

鶏肉の部位名

手羽は，手羽元と手羽先（さらに手羽中と手指）に分けられる．手羽中の骨から肉を裏返してはずしたものをチューリップまたはチェリーボールという．

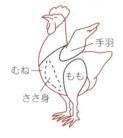

鶏胸肉の疲労回復成分

疲労は過度の身体活動による活性酸素の多量発生から，細胞が正常に機能できなくなる状態．肉体疲労では筋肉細胞が，精神疲労では脳神経細胞が，酸化ストレス状態を引き起こしている．渡り鳥などが長時間連続した運動を継続できるのは，羽を動かす胸肉に活性酸素を消去するイミダゾールジペプチドが存在するため．まぐろやかつおにも存在している．

Plus One Point

かにやえびをゆでると赤くなるのは？

生の状態では色素アスタキサンチンはたんぱく質と結合し青色を呈するが，たんぱく質が熱変性すると遊離して赤色を呈し，酸化されると鮮赤色（アスタシン）に変化する．かにやえびを摂食する魚（さけ，ます，たいなど）には，この色素が出ている．

さけとますの違い

以前は，海に下るものをさけ，川に残るものをますと呼んだが，明確な区別はできない．いずれもサケ科に属する．

（c）鶏肉

鶏肉は脂肪が少なく，淡白な肉質である．新鮮なささ身などは刺身として生食したり，脂肪の少ない部位は酢の物，あえ物，蒸し物などに適している．もも肉はミオグロビンを多く含むため肉色が濃く，うま味も強いので，野菜との炊き合わせに利用される．鶏の皮の部分には脂肪が多いので，高温加熱により香ばしさが得られる焼きとりなどの調理が好まれる．鶏肉のおもな部位と代表的な調理例を表4.7に示した．

表 4.7　鶏肉の部位別特徴と調理例

部位	特徴	調理例
むね肉	肉質は軟らかく淡白で脂肪が少ない．	ソテー，カツ，蒸し物
もも肉	肉質は赤く，やや硬い．骨つきで形を残して調理したりすることもある．	ソテー，シチュー，から揚げ，なべ物
手羽	皮にゼラチン質，脂肪が多い．肉の多い手羽元，手羽中は煮物，手羽先はスープなどに用いる．	から揚げ，煮込み，スープ
ささ身	むね肉より脂肪が少なく，淡白で白身の上質肉である．中央の筋を抜きとってから調理する．加熱すると手でさくことができる．	刺身，酢の物，あえ物
皮	コラーゲンを多く含む．加熱により軟化し，ゼラチン質となり濃厚な味を与える．	から揚げ
骨	コラーゲンを含む．加熱によりスープ中に溶出してうま味を与える．	スープ
レバー（肝臓）	牛や豚よりもくせがなく，Fe，ビタミンAが豊富である．血抜きをしてから料理に用いる．	串焼き，しぐれ煮
砂ぎも（筋胃）	歯触りがよく，くせが少ない．新鮮なものは生食として利用できる．	刺身，ソテー，串焼き，蒸し物

4.3　魚介類の調理

（1）種類と特徴

食用とする魚介類は脊椎動物をはじめ，軟体動物のいか，たこ，貝など，節足動物のえび，かになど，棘皮動物のうに，なまこ，腔腸動物のくらげなど，多種類に及ぶ．

魚の筋肉は図4.4のように筋繊維の集合体で，魚の側線の下に存在する血合肉は魚によって含有量が異なる．一般に，魚を筋肉の色から赤身魚と白身魚に分類する．赤身魚は遠洋回遊魚のまぐろ，かつお，かじき類などと近海回遊魚のぶり，あじ，いわし，さんまなどの青背の魚（青魚）で，ミオグロビンを多量に含む赤筋組織や血合肉が多く，味が濃厚である．白身魚は底棲性のたい，ひらめ，たら，かれい，はも，たちうおなどで，ミオグロビンが少ない白筋組織をもち，脂肪が少ないので消化性がよい．白身魚は淡白であるため，椀種や蒸し物に好んで利用される．さけ，ます肉の紅色はアスタキサンチンで，この色素はたい，めぬけなどの皮や，かに，えびの甲殻にも含まれている．

4.3 魚介類の調理

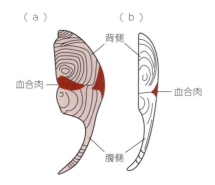

図 4.4　魚の筋肉の構造
（a）血合肉が多く，肉全体が暗赤色（赤身魚）．
（b）血合肉が少なく，肉全体が淡色（白身魚）．

さけの種類

天然ものは魚肉の色や魚体から白鮭，紅鮭，銀鮭，キングサーモン（マスノスケ）に分類され，天然のオキアミを食べているため寄生虫のアニサキスがいるので加熱調理する必要がある．養殖物は北欧産のアトランティックサーモン（大西洋鮭），淡水紅鮭を海水養殖したトラウトサーモンに分類され，人工餌で育てられるため，生食できる．

さけの栄養特性

さけに含まれるビタミン B_6 やアスタキサンチン，ビタミンC，ビタミンEによる抗酸化力が免疫力の向上に寄与していることが知られていたが，最近の研究から，鮭に豊富に含まれるビタミンDは，腸の免疫細胞を活性し，腸内環境を整え，風邪などの疾患を予防することが報告され，その効果はビタミンCよりも大きいというエビデンスが示された．

　魚肉には特有のうま味があり，遊離のアミノ酸，オリゴペプチド，核酸関連物質，有機酸，糖などが関与している．とくにグルタミン酸は甘味とうま味に強く寄与しており，**グルタミン酸とイノシン酸**との相乗効果が大きい．そのほか，グリシンやアラニンのうま味も関与しており，いかやたこなどの軟体動物には**ベタイン**，貝類には**コハク酸**が多い．一般に，1年で最もおいしい時期を**旬**とよぶ（表 4.8）．多くの魚介類は産卵の 1 ～ 2 か月前から活発に餌をとり，

表 4.8　魚介類の旬

季節	魚介類
春	さわら，まだい，めばち，あいなめ，よこわ，さより，しろうお，いかなご，さくらます，あさり，しじみ，など
夏	あゆ，かつお，きはだ，まきす，まあじ，すずき，はも，とびうお，するめいか，はも，うなぎ，やまめ，など
秋	まいわし，さんま，まさば，かます，まながつお，たちうお，からふとます，もどりかつお，このしろ，くろだい，ほしかれい，など
冬	うるめいわし，さけ，くろまぐろ，ぶり，しらうお，ひらめ，まがれい，あんこう，まあなご，きんめだい，あまだい，いとより，おこぜ，ふぐ，あら，きちじ，むつ，ほんもろこ，くえ，わかさぎ，こい，ふな，たこ，かき，など

産卵に必要なエネルギー源を脂質や**グリコーゲン**として蓄え，遊離のアミノ酸や核酸関連物質も増加する．魚によっては脂質含有量が数 % から 20 % 近くまで増加するものもあり，いわし，さんま，さば，くろまぐろなどのように赤身の魚では脂肪の含有量の増大する季節においしくなる傾向が見られ，かきなどの貝類ではグリコーゲンやアミノ酸が多くなる冬から春に甘味やうま味が強くなる．近年，養殖技術の進歩に伴い，一部の魚では漁獲量の安定した安価な**養殖魚**が出回り，季節や地域の特徴が薄れつつある．養殖魚は餌や運動などが常に一定であるため，天然魚に比較して脂肪の含有量が多く，水分の含有量が少ないものが多い（表 4.9）．

Plus One Point

すり身の DIAAS (digestible indispensable amino acid score，消化性必須アミノ酸スコア)

2013 年に FAO が提唱した食品中の必須アミノ酸の消化・吸収率を評価した値．魚，牛乳，卵などの動物性たんぱく質（とくに魚のすり身）が高い．すり身を用いたかまぼこやちくわには豊富な肉類ペプチドが多く，食後に胃で速やかに分解される．そのためスポーツ後や疲労時の栄養補給に適している．

Plus One Point

血合肉の成分特性
① 水分が少なく脂肪が多い．
② アミノ酸のヒスチジンが多く，リシンが少ない．
③ K，Fe，ビタミンB_1，B_2が多い．
④ コレステロール降下作用，視力回復，新生児の脳の発育，肝臓での解毒力促進など，さまざまな生理機能をもつタウリンが多い．

Plus One Point

でんぶ（田麩，そぼろともいう）に適する魚
① 身がほぐれやすい．
② 肉繊維が太い．
③ 筋形質たんぱく質が少ない．
（かつおの田麩は，筋形質が多いためかつお節からつくる）

Plus One Point

いか肉の特徴
① 肉基質たんぱく質（肉に2～3％，皮に7～10％）と筋原繊維たんぱく質（70～80％）が多く，いかの筋原繊維は水溶性たんぱく質を多く含むので，加熱による収縮が激しく，たんぱく質の溶出が多い．また，切り身を水に浸すだけで身やせを起こす．
② 加熱収縮が大きいので飾り切りをすると，1）外観美，2）収縮・硬化の抑制，3）歯切れのよさ，4）調味のしやすさ，などの効果が得られる．

外側に比べると軟らかく包丁で切れ目を入れやすい
内（内臓）側
外側
表面にコラーゲンが多いため硬く，加熱による収縮が大きい

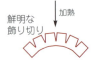
加熱
鮮明な飾り切り

表4.9 天然および養殖魚の水分と脂質含有量

	水分(%)		脂質(%)	
	天然魚	養殖魚	天然魚	養殖魚
かさご	79.1*	78.3	0.9*	1.2
めじな	74.7*	72.9	3.4*	4.8
めばる	77.2*	71.9	2.8*	7.3
ひらめ	76.8	73.7*	1.6*	3.7
くろだい	71.4*	71.4	5.4*	4.9
あゆ	77.7*	72.0*	1.9*	6.6*
ぶり(背肉)	72.8～74.0	65.8～74.0	0.8～2.9	7.5～9.8
まだい	72.2*	68.5*	4.6*	7.8*
くろまぐろ(赤身)	70.4*	68.8*	0.8*	6.7*

「調理科学講座5 動物性食品」，下村，橋本 編，朝倉書店(1993)，p.48．
＊「日本食品標準成分表2020年版（八訂）」より．

（2）魚肉のたんぱく質特性

　魚肉は獣鳥肉に比べて軟らかな肉質をもつ．構成たんぱく質は食肉と同様に筋原繊維，筋形質，肉基質の3区分のたんぱく質から構成されているが，肉基質たんぱく質含有量は著しく少なく（表4.3参照），しかも皮や腱に局在し，筋肉には含まれていないため魚肉は軟らかい．筋形質たんぱく質が少ないため，たいやかれいなどの魚肉は加熱してほぐすと繊維状になるのででんぶとして調理されるが，筋形質たんぱく質の多いまぐろ，かつおなどは加熱すると熱凝固が促進され，硬くなるので角煮に用いる．貝やたこには肉基質たんぱく質が多く含まれているので，加熱しすぎると収縮して硬くなる．はまぐりの足筋やさざえの蓋筋にはコラーゲンが極端に多く，これが生の筋肉が硬い原因になっている（表4.10）．いかの真皮にはコラーゲンが多いが，肉には意外と少ない．いかやほたて貝には，骨格筋のミオシンとはまったく異なる収縮機構をもつミオシンが存在している．また，いかとたこの筋肉組織には斜紋筋が存在するなど

表4.10 魚介類のたんぱく質組成(%)

種類	筋原繊維たんぱく質	筋形質たんぱく質	肉基質たんぱく質
かつお	55	42	4
まぐろ		36.7*1	
たら	76	21	3
たい		21.5*1	3.8*2
いか	77～85	12～20	2～3
たこ	59	31	5～7
はまぐり(足筋)	33	56	11
さざえ(蓋筋)			34*2
さざえ(足筋)			45*2

「水産食品学」，須山，鴻巣 編，恒星社厚生閣(1987)，p.18を改変．
＊1 高橋，ニューフードインダストリー，2，38 (1960)．
＊2 コラーゲン含量，Fujimoto, K. et al., *Nippon Suisan Gakkaisi*, 48, 1327 (1982)．

の類似性が見られるが，いかの筋肉繊維は一定した方向性をもつのに対して，たこの筋肉繊維には方向性がない．

（3） 魚肉の脂質特性

同じ魚でも脂肪含有量は部位によって大きく異なり，皮下，腹身，血合肉に多い．魚は多価不飽和脂肪酸を多く含み，とくにいわし，さばなどの青魚に多いイコサペンタエン酸（EPA または IPA，$C_{20:5}$）やドコサヘキサエン酸（DHA，$C_{22:6}$）は血液を固まりにくくするため，血管系疾患，認知症の予防や治療に効果がある．しかし多価不飽和脂肪酸は酸化されやすいので，干物や冷凍魚を長期保存すると油焼けといわれる褐変現象を起こす．不快臭や渋味を伴い，体にも悪い影響を与えるので，注意しなければならない．

（4） 魚の死後硬直と鮮度

魚は肉質が軟らかいので，死後硬直の身がしまっている時期の食感が好まれる．また自己消化は食肉より早く進み，肉が軟らかくなりすぎて腐敗が起こりやすいので，パーシャルフリージングやチルド保存にする．これは，冷凍保存よりもアクトミオシンの変性が抑制されるため，活魚の輸送または貯蔵に利用される．外観上から魚の鮮度を見分けるには，下記の①～⑥から判定する．

① 眼が澄んでいる．② 魚体表皮の色彩に光沢がある．③ 腹部がしまっており，魚体全体が硬く，尾が垂れ下がっていない．④ えらが鮮紅色である．⑤ 筋肉に弾力性と透明感がある．⑥ 不快臭がない，など．

化学的な鮮度測定法としては K 値が用いられる（図 4.5）．生きている魚の筋肉中ではアデノシン三リン酸（ATP）はエネルギー源として必要であるが，死後の筋肉中の ATP は時間の経過に伴って分解される．活けじめの魚は 1～5 %，刺身やすしだねは 20 % 以下，一般の市販の鮮魚は 40～60 % の K 値を示す．このように K 値は生鮮魚の初期の鮮度を判定する方法として有用である．

EPA（$C_{20:5}$），DHA（$C_{22:6}$）を含む魚の調理上の注意

① 酸化されやすいため，新鮮魚を利用する．また，次に示すような抗酸化成分を含む食材と一緒に摂取する．緑黄色野菜（β-カロテン），果物（ビタミン C），ナッツ類（ビタミン E），ごま（セサミン），納豆（ポリフェノール），生姜（ジンゲロール）など．

② 調理法の選択．生食やホイル焼き，汁ごと食べる鍋物や汁物がお勧め．から揚げなど，高温で多量の油を使用した調理では残存率は低く，焼き魚などは高い．

Plus One Point

DHA，EPA の免疫機能

DHA，EPA は体内で異物を認知し，素早く攻撃する一連の働きに寄与し，感染リスクを低下させ，また過剰免疫応答を抑制し，生体組織がダメージをうけないようにコントロールしている．

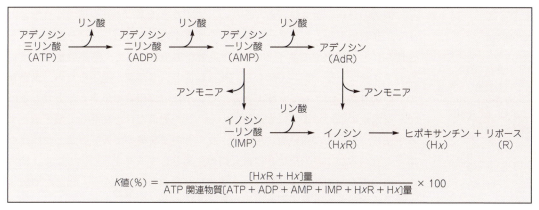

図 4.5 魚肉の ATP 分解経路と鮮度判定 K 値

ATP → ADP → AMP → IMP までの分解は速いが，それ以後の反応は遅く，K 値は時間の経過に従って徐々に上昇していく．

鮮度が低下した魚では著しい不快臭を伴う．魚臭は トリメチルアミン（TMA）が主体で，メチルメルカプタン，硫化水素，アンモニアや不飽和脂肪酸の分解物なども不快臭の原因になっている．魚肉の鮮度低下は著しく速いので，魚臭の除去は大切な要点となる．一般には次のような方法が用いられる．

① 皮の魚臭は水洗いによる除去．② 1～6％塩の脱水作用を利用して脱臭．③ 食酢や果実酢を用い，アミン類を中和して魚臭をマスク．④ 酒や果実酒による魚臭のマスク．⑤ みそ，牛乳，しょうゆなどに含まれるコロイドたんぱく質による魚臭の吸着．⑥ 芳香野菜，香辛料，茶葉による魚臭のマスク，など．

（5）魚の調理

（a）下処理

魚体の表面には細菌類が付着しているので，丸のまま流水で洗浄する．身が軟らかく，水溶性の筋形質たんぱく質を多く含む魚肉は，切り身にしてからは原則として洗わない．食中毒の原因となる好塩菌や腸炎ビブリオは2～3％食塩水で繁殖するため，真水で洗浄することが大切である．身の軟らかなかきは食塩水や大根おろしを用いて傷つけないように洗い，生食の場合は酢洗いすると腸チフス菌などの繁殖を抑制できる．貝類のぬめりや生臭さは食塩を用いると除去できる．

魚の下処理形態から ① ラウンド（丸ごと），② セミドレス（エラと内臓のみ除去したもの），③ ドレス（エラ，内臓，頭を除去したもの），④ フィレー（3枚おろし），⑤ チャンク（ドレスを輪切り，またはフィレーを横切りにしたもの）に分類される．

（b）生食調理

刺身：刺身のおいしさは，特有の舌触りや歯触りなどのテクスチャーによるものである．魚介類により肉質の硬さが異なるのは，筋肉中のコラーゲン量の相違によるものといわれている．魚介類の肉質の特徴を生かした切り方や下処理を行う．肉質が軟らかいまぐろ，かつおなどは厚めの平づくりや角づくりにし，肉質の硬いいか，ひらめ，かれい，ふぐなどは糸づくりや薄づくりなどにする．筋収縮を起こしやすい白身魚のすずきやたいなどは，活け魚をしめてそぎ切りにし，氷水中で洗うとATPの急激な溶出によって，筋原繊維たんぱく質のアクチンとミオシンが結合し，死後硬直と同じ現象が起こるため，歯触りのよい刺身あらいとして賞味できる．この手法では脂質や魚臭も除去できるので，淡水魚のこいやますにも適している．また表面だけを加熱して焼き霜とする手法は，生臭さの強い魚に用いる．皮つきのまま焼いて香味野菜とつけ汁を添えて食べるかつおのたたきは血合肉の生臭さをマスクするだけでなく，軟らかい肉の表面が加熱により硬化して調味料が浸透しやすくなり，脂肪が溶融してまろやかな食感を与え，皮の歯切れもよくなる．

酢じめ：塩で身をしめ，酢に浸して生臭さを除き，歯触りをよくし，保存性を高める手法である．代表的なものがしめさばである．さばの肉質は軟らかく

トリメチルアミン

うま味成分のトリメチルアミンオキシド，TMAO〔O＝N≡(CH$_3$)$_3$〕は死後の魚肉において細菌の作用により還元され，TMA〔N≡(CH$_3$)$_3$〕に変化するため，魚臭を放つ（3mg％で発臭し，この値を腐敗の閾値とする．30mg％で強臭，100mg％で腐敗臭）．

Plus One Point

魚の鮮度とT-VBN

TMA，アンモニア，ジエチルアミンを揮発性塩基窒素（T-VBN）とよび，下に示す含有量により鮮度を判定し，30mg/100gを腐敗の閾値とする．

T-VBN（mg/100g）	鮮度
10 未満	極新鮮
10～20	新鮮
20～25	鮮度低下
25～30	腐敗初期
30 以上	腐敗

Plus One Point

さばのチフス菌に対する食酢効果

浸漬時間（分）		5	10	15	40
食酢原液	皮	生	死	死	死
	肉	生	生	死	死
食酢2倍液	皮	生	生	死	死
	肉	生	生	生	死

魚肉の寄生虫

魚肉にはアニサキスという寄生虫が生息している場合があり，生で食べると胃壁に寄生して腫瘤ができることがある．−20℃では数時間，70℃以上では瞬間的に死滅する．

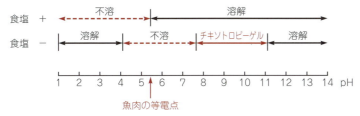

図 4.6　食塩と pH の変化によるミオシンの溶解性

魚肉を食塩でしめてから食酢に漬けると硬くしまり，白くなり歯切れがよくなる．食酢だけに漬けた場合，魚肉の等電点付近では不溶化するが，pH が下がると肉は膨潤してもろくなる．弱アルカリ浸漬肉の特有なゲル化をチキソトロピーゲルとよぶ．チキソトロピーゲルとは，たとえばケチャップのように粘性の高い液体は撹拌すると容易に流動体（ゾル）となり，静置すると硬さ（ゲル）を回復するような可逆的な変換をいう．

身割れを起こしやすく保存性が悪いので，10～15％ の塩をして表面を脱水凝固させ，身をしめる．内部に浸透した塩はミオシンを溶出させ，**アクトミオシン**を形成させて，魚肉に弾力性をもたせる．塩を使用せずに，食酢のみに漬けるとミオシンが溶出し，凝固するので身が崩れてしまう（図 4.6）．また，食酢で酸性にすると酸性の条件で活性をもつたんぱく質分解酵素（**酸性プロテイナーゼ，カテプシンD**）の作用でたんぱく質は分解され，肉は軟化し歯切れがよくなるとともにうま味が増す．酢じめにした魚は魚臭が減少し，生のままでは味わうことができない特有のテクスチャーが得られる．

（c）加熱調理

加熱によりたんぱく質は変性して凝固するために，生肉とは異なる食感が得られる．加熱しすぎると肉は硬くなり，うま味が減少する．

煮魚：煮汁を用いるため，水溶性たんぱく質が溶出し煮崩れが起こりやすい．**煮魚の要点**は次のようになる．① 煮汁を少なくして短時間加熱を行う．② 皮に切れ目を入れて収縮を防止し，加熱と調味をしやすくする．③ 煮汁が沸騰してから身が重ならないように入れる．④ 落としぶたを用い，煮崩れと調味・加熱むらを防ぐ（揮発性の魚臭を除去するため，上ぶたはしない）．さらに，積極的に魚臭を除去したいときは，しょうがやねぎを加えたり，酒やみそを用いると効果的である．

魚の腱や皮には肉基質たんぱく質のコラーゲンが多く，食肉に存在するエラスチンはほとんど含まれていない．牛皮コラーゲンに比べ，魚皮コラーゲンは加熱によってゼラチン化しやすい．そのため，煮汁中に容易に**ゼラチン**が溶出し，冷却すると凝固する．これを**煮こごり**とよび，あんこう，たい，ひらめなどの煮魚を利用してつくる．

焼き魚：焼き魚は 150～250℃ の高温調理により，魚臭が除去でき，焙焼フレーバーが得られ，魚の凝縮された素材味を賞味できる．**直火焼き**は放射熱による加熱であるため，焼きむらが起こりやすく，熱伝導が悪いので身崩れを起

ノロウイルス食中毒

最近，かきなどの二枚貝の生食により，ノロウイルスによる食中毒が多発しており，サルモネラ菌を上回る勢いである．このウイルスはこれまで SRSV (small round shape virus) と呼ばれていたが，性質が解明されてノロウイルスと呼ばれるようになった．熱には弱いが，それ以外の耐性に強く，とくに乾燥に強い．一般の食中毒菌は一度に 100 万個以上で感染するが，ノロウイルスは 100 個程度で感染し，重症の呼吸器症候群を伴う．

Plus One Point

さばの生きぐされ

さばにはアミノ酸の一種であるヒスチジンがひらめの 100 倍も多く含まれている．死後にはヒスチジン脱炭酸酵素を有する微生物により有毒物質のヒスタミンに変化するため，アレルギーを起こしやすい．さばは身が軟らかく，内臓にはその酵素が多く存在するために，ほかの魚に比べ生きているように見えるくらい新しいうちからアレルギーを起こすことがある．

Plus One Point

魚肉を塩でしめる方法

① ふり塩：魚肉に 3％ 食塩を直接ふる（一般的な方法）．
② たて塩：3～15％ 食塩水に魚肉を浸す（均一に塩を浸透させる）．
③ 紙塩：魚肉に水分を含ませた和紙をあて，その上から食塩をふる（上等の魚に用い，うま味の溶出を防ぐ）．

化粧塩

魚体のなかで，焦げやすいひれ，背びれなどを残し，美しく，姿よく焼くために，焼く直前に魚に少量のふり塩をし，ひれには塩をたっぷりつける操作．

Plus One Point

水産練り製品に関する調理用語

① 座り：魚肉（ゾル）に食塩を加えてよくすりつぶすと肉糊（ゲル）が得られる．これを放置すると，粘り気が低下し，弾力性のあるゲルになる．

② 足：かまぼこに象徴される，しなやかな弾力性．

③ 戻り：加熱時，熱の通りが悪いと魚肉ゲルから水が分離して，組織が崩れること．

Plus One Point

「こいこく」はうろこつきのこいからつくる

生きたこいの頭を二つ割りにし，うろこをつけたままの胴を筒切りにし，水，酒，少量の酢を添加した煮汁の中で煮込み，さらにみそを加えて合計2～3時間煮込んだみそ汁である．頭だけでなく，うろこにもコラーゲンが多く，加えた調味料による弱酸性中で加熱すると，ゼラチン（コラーゲンの加水分解物）の溶出量が多く，うま味の強い濃厚な味のみそ汁になる．

こしやすい．直火焼きの要点は，次のようになる．①ふり塩をして身をしめておく．②化粧塩で外観美と防焦効果を得る．③強火の遠火で焼きむらを防ぎ，一気に表面のたんぱく質を凝固させる．④皮に切れ目を入れて皮の収縮を防止し，加熱しやすくする．

金網を使用する場合は，金網を充分加熱しておき，網に酢を塗ってたんぱく質を熱凝固しやすくするか，網に油を塗って網への付着を防止する．フライパンやオーブンなどを使用した間接焼きは器具の予備加熱や温度管理が重要となり，油脂や小麦粉などを使用すると風味が加わる．

汁物 潮汁(うしお)は，新鮮な魚の素材のおいしさを味わうために，塩だけで調理される．代表的な素材としてたいの頭を使用する．魚は塩でしめてから熱湯をかけて表面のたんぱく質を凝固しておく．この下処理は生臭さを除くと同時に，加熱中に水溶性たんぱく質が溶出して肉のうま味が失われたり，汁を濁したりすることを防止する．下処理した魚を水から投入し，弱火で約20分間加熱を行うと肉エキスのうま味と皮や骨の髄(ずい)に含まれているコラーゲンがゼラチン化されて溶出する．つみれ汁は，すり身にした魚肉をだんご状にして汁の中で加熱してつくる．たいやきすなどの白身魚のほかに，いわし，あじ，えびなども使用する．魚肉だんごは，1～3％の食塩を加えてよくすりつぶすとアクトミオシンが形成され，粘りのあるペースト状の魚肉が得られるのでだんごにまとめやすくなる．これを加熱すると，弾力性のある特有の歯触りが賞味できる．

4.4 鶏卵の調理

食用として利用されている卵のほとんどが，鶏卵である．最近では健康志向上，鶏を特定のえさや環境で飼育した特殊卵が市販されている．ここでは，一般の鶏卵について述べる．

卵の食品価値の高さは，次の理由によるものである．

①栄養価が優れている．②安価で入手しやすい．③貯蔵性が高く常備できる．④食品・調理機能性が高い．⑤彩りがよく，淡白な味である．

（1）卵の構造と成分

卵は構造上から卵殻部，卵白部，卵黄部に大別される（図4.7）．三者の構成

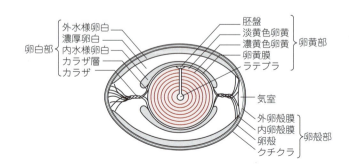

図4.7 卵の構造

比は 11：59：30 前後である．卵殻の表面のざらざらした付着物やクチクラは貯蔵中に失われてゆく．しかし最近の卵では，これらは洗浄過程で失われるのであまり鮮度の目安とならない．内外の 2 枚の卵殻膜は気室で分かれている．卵黄は卵白に包み込まれ，カラザによって中心に固定され，細菌などから守られている．カラザや卵黄膜表面に付着のカラザ層は基本的には卵白と同じたんぱく質から構成されている．

卵のプロテインスコアやケミカルスコアは食品中でも最高値を示している．良質のたんぱく質を含むだけでなく，脂質，ビタミンA・E・D・B群やFe，Pの供給源としての利用価値も高い．

卵白は 88％ の水分と 10％ 前後のたんぱく質を含む．たんぱく質の 54％ が**オボアルブミン**で，加熱調理によってさまざまに変化する卵の状態と大きくかかわっている．卵白の粘度に関与しているのは**オボムシン**で，濃厚卵白には水様卵白の 2 倍含まれている．各たんぱく質の調理上の機能性との関連を表 4.11 に示す．

市販パッケージ卵の規格

種類	1個の重量(g)	色分け	備考(％)
LL	70〜76	赤	15.2
L	64〜70	橙	32.0
M	58〜64	緑	30.9
MS	52〜58	青	12.3
S	46〜52	紫	2.2
SS	40〜46	茶	0.4
規格外			7.0

1965年制定．農林水産省，「鶏卵取引規格」．市販の卵はLとMで63％を占める．

表 4.11 卵白たんぱく質と調理上の性質

たんぱく質	構成比(％)	性質
オボアルブミン	54	84℃ で変性．熱凝固性に大きく関与．
オボトランスフェリン	12	熱安定性が低く，61℃ で変性．起泡力に関与．
オボムコイド	11	熱安定性が高く，凝固しない．トリプシン阻害活性をもつ．
オボグロブリン	8	起泡力に最も関与．
オボムシン	3.5	濃厚卵白のゲル性に関与．泡立ち性の安定化に関与．
リゾチーム	3.4	殺菌作用をもつ．

リゾチーム以外は糖たんぱく質である．

卵黄中の脂質（30％）とたんぱく質（18％）の多くは乳化型のリポたんぱく質（**LDL**）の形で存在しているため，卵黄を使用すると滑らかな食感が得られ，消化酵素の作用も受けやすくなる．卵黄は乳化剤としての機能ももっている．

（2）卵の鮮度

卵は強固な卵殻に包まれ，卵白には溶菌作用をもつ**リゾチーム**が含まれているため貯蔵性が高いものの，貯蔵に伴い品質は低下する．貯蔵中の，おもな外観上の変化と調理性への影響は次のとおりである．

① 卵白水分の蒸散による気室の増大はゆで卵の形に影響する．② 濃厚卵白の減少は熱凝固性や泡立ち性に影響し，目玉焼きやポーチドエッグなどの形にも影響する．③ 卵黄膜がもろくなると卵白と卵黄の分離を困難にする．卵白に 1％ の卵黄が混入しても卵白の泡立ち性は低下し，目玉焼きなどでは卵黄がこわれてしまう．また卵黄膜の劣化により卵白の水が卵黄中に移行し，卵黄の乳化性が低下する．④ カラザがもろくなると，卵の中心に固定されていた卵黄の位置が偏る．

卵の賞味期限（10℃以下保存の場合）

春	4〜6月	採卵日より27日以内
夏	7〜9月	採卵日より17日以内
秋	10〜11月	採卵日より27日以内
冬	12〜3月	採卵日より50日以内

1999年11月1日より，厚生省（当時）はサルモネラ菌による食中毒増加対策として，採卵日と賞味期限の表示を義務づけた．市場の温度は10℃より高いので，たとえば春秋では10日前後の表示となっている．

表4.12　家庭における卵のサルモネラ対策：卵の衛生的な取扱い

① 購入：きれいな，割れていない，新鮮卵を購入する（産卵日，賞味期限表示を確認）．
② 保存：すぐに8℃以下に冷蔵庫保存し，できるだけ早く使用する．期限表示内に使用する．
③ 下準備：卵液を使用したボールなどは1回毎洗浄し，熱湯をかけてから次の調理に使用する．卵液は直前に割卵して放置しない．
④ 調理：70℃以上の弱火加熱で内部まで充分加熱し，すぐに食べない場合は冷蔵保存する（スクランブルエッグ，オムレツは液状の卵がなくなるまで，カスタードは金属製スプーンに薄い膜が付くまで，ゆで卵は沸騰持続5分加熱，マヨネーズは1回で使い切る）．
⑤ 食事：温かい料理は60℃以上，冷たい料理は8℃以下で保つ．料理開始から2時間以内に食べる．老人，乳幼児（2歳以下），妊婦，免疫機能が低下している人はできるだけ，加熱した料理を食べる．
⑥ 残った食品：時間が立ち過ぎたら，思い切って捨てる．

1997年9月3日厚生省（当時）公表の資料を要約して示した．

卵は貯蔵温度によって劣化しやすいので，気温の高いときには産卵後から販売までの品質管理が重要であり，購入後はただちに冷蔵保存する（表4.12）．卵の品質判定法は次に示す方法で行う．

① **ハウユニット**（haugh unit, HU）：平板上に割卵した濃厚卵白の高さ（H mm）と，殻つき卵の重量（W g）を測定して次式より求める．

$$HU = 100 \cdot \log(H - 1.7W^{0.37} + 7.6)$$

この計算は面倒なので，HとW値からHU値が求められる換算表がある．濃厚卵白の劣化度に殻つき卵の重量を組み合わせ，卵の大きさによる濃厚卵白の高さを是正したHU値は信頼性が高く，国際的にも広く食品業界などで用いられている．新鮮卵では80〜90を示す．アメリカでは72以上をAA級，60以上をA級，32以上をB級，31以下をC級としている．

② **卵黄係数**（yolk index, YI）：平板上に割卵し，卵黄の高さ（mm）を卵黄の長径と短径の平均（mm）で除して求める．貯蔵の卵黄膜が劣化して弱くなるとYIは低下する．新鮮卵では0.41〜0.45，古くなると0.15〜0.10となり，0.25以下になると卵黄膜は破れやすくなる（図4.8）．

③ **濃厚卵白率**：割卵後，卵白をふるいを通して濃厚卵白と水様卵白に分け，全卵白に対する濃厚卵白を百分率（%，w/w）で表す．新鮮卵は60%を示し，古い卵では濃厚卵白は消失する．

④ **塩水比重法**：殻つき新鮮卵の比重は1.08〜1.09を示す．古くなると気室が大きくなり，比重は小さくなる．一定の比重をもつ食塩水に卵を入れ，その沈降程度から卵の鮮度を判定する．卵の新古を見分けるには10%の塩水を，鮮度のよさを判定するには12%の塩水を使用する．割卵せずに測定できる利点はあるが，殻の厚さや卵黄と卵白比などによって差がある．

⑤ そのほかに卵白係数，卵白評価点，卵黄偏心度，卵白pHなどがある．

新鮮卵と食塩水の比重

卵の部位	比重
殻つき卵	1.088〜1.095
殻	2.14〜2.47
濃厚卵白	1.054
外水様卵白	1.038
内水様卵白	1.054
卵黄	1.038

食塩水	比重
3%	1.0227
5%	1.0362
7%	1.0511
9%	1.0659
10%	1.0734
11%	1.0810
12%	1.0886
13%	1.0962

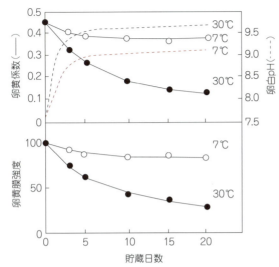

図 4.8 貯蔵卵の卵黄係数，卵黄膜強度および卵白 pH の変化
貯蔵温度と経過に伴い，卵黄中の CO_2 が逸散して卵白の pH が上昇する．その結果，卵白や卵黄膜を構成しているたんぱく質・オボムシンが崩解し，濃厚卵白の水泡化や卵黄膜の劣化（卵黄係数の低下）が起こる．
Kido, S., *Poultry Sci.*, **67**, 476 (1988).

以上の判定値は鶏の品種や月齢，飼育条件，季節などにより影響されるので，必ずしも一定していないことを留意して用いる必要がある．

（3）卵の調理性

卵には下記に示すような優れた調理性がある．

（a）希釈性

卵液はだしや牛乳などで，好みの濃度に希釈することができる．この性質を利用して熱凝固させると食感の異なる食品が得られ，卵豆腐，茶碗蒸し，カスタードプリンなどに利用される．さらに，水溶性たんぱく質を多く含む卵白はスープによく溶け，加熱凝固する際にコロイド吸着性が強いため，コンソメスープのあく取りに用いると清澄効果が得られる．

（b）付着性，粘着性

卵液の付着性や粘着性は材料のつなぎとしての利用価値が高く，ソースや揚げ物の衣やピカタなどにこの付着性が利用される．

（c）泡立ち性

卵白を激しく撹拌するとたんぱく質は表面変性（界面変性）し，空気のまわりにたんぱく質が凝集して安定した固体膜を形成する（図 4.9）．泡立て操作に伴って泡の性状は変化し，用途も異なる．卵白の泡立ち性には，泡立ちやすさ（起泡性）と泡の戻りにくさ（安定性）の二面性がある．起泡性は比容積（容積，ml/重量，g）で表し，大きいほどよく，安定性は放置時間に伴う放水量（ml）で表し，

Plus One Point

卵による食中毒

鶏糞中のサルモネラ菌の繁殖による事故が多い．この菌は 10 ～ 46℃，pH5 ～ 9 で繁殖し，68℃，3.5 分で死滅する．したがって，生卵を使用したムース，ティラミスなどで食中毒を発生することが多い．1981 年以降，食中毒で第 1 位を占めてきたが（年間約 28,000 人），近年これまでに多かったサルモネラ菌，腸炎ビブリオは減少し，カンピロバクターやノロウイルスが増加している．

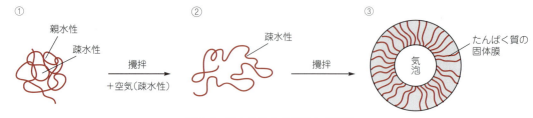

図 4.9 卵白の泡立て操作と保形性

① 卵白たんぱく質のほとんどが水溶性たんぱく質であり，疎水性領域を内側に，親水性領域を外側にして，分子はコンパクトに折りたたまれている．
② 攪拌によって気泡が入ると分子内の弱い結合は切れて，分子は広がる．たんぱく質の疎水性領域が表面に露出し，不安定な状態になる．
③ たんぱく質の疎水性領域は気泡と結合し，多くのたんぱく質分子で取り囲まれる．攪拌を続けると気泡は小さくなり，たんぱく質の固体膜でしっかり囲まれ安定化した保形性の高い卵白泡を形成する．泡の安定性へのたんぱく質の寄与はオボムシン＞オボグロブリン＞オボトランスフェリンの順である．

卵白泡の性質と調理例

泡立てに伴う変化		調理例
粗い泡 ↓ ↓	流れる 大きい 透明	あく取り
ぬれ泡 ↓ ↓	山型になる 細かい つやがある 弾力性	メレンゲ エンゼル ケーキ
かた泡 ↓ ↓	角が立つ きめ細かい 白い 安定性	スポンジ ケーキ ムース
枯れ泡	つやがない もろい 離水液	料理には 不適当

小さいほどよい．卵白の起泡性と安定性は下記に示すように，互いに相反する性質をもつ場合が多い．

　卵白の比重が小さいと泡立て操作が容易であるため，水様卵白の割合が多い古い卵のほうが泡立てやすいが，泡のきめが粗く安定性が悪い．しかし，ハンドミキサーで濃厚卵白の多い新鮮卵を使用して泡立てると弾力性のある，安定性の高い泡が得られる．卵白が熱変性しない程度に加温（湯せんで30～40℃）して泡立てると，表面張力が下がるため泡立てやすい．空気を抱き込み始めたら，安定性の高い泡を得るために室温で泡立てるほうがよい．卵白の泡立ち性に及ぼす添加物の影響について表4.13に示した．卵白と卵黄を分離し，卵白だけで泡立てる別立て法は起泡性が高く，全卵を泡立てる共立て法は安定性が高い．スポンジケーキなどのように泡立て後に小麦粉などを添加する場合には，共立て法が適している．全卵に砂糖を添加してから泡立てると，粘性が高くなり，卵黄の乳化性も加わり，きめ細かな安定性の高い泡が得られる．

表 4.13 卵白の泡立ち性に及ぼす添加物の影響

添加物	泡立ち性		備考
	起泡性	安定性	
砂糖	△	○	砂糖は粘性を増大させる．泡立ちにくいがきめ細かな安定性の高い泡を形成する．
レモン汁	○	○	卵白の弱アルカリ性を弱酸性にすると等電点に近づき，表面変性しやすくなる．多く入れると酸味がつき，泡が粗くなる（△）．
油脂	×	×	疎水性の油脂は卵白の表面変性を阻止する．
牛乳，卵黄	△	△	牛乳，卵黄中の油脂は乳化状態なので，油脂ほど阻止されない．
水	○	△	卵白の粘性を下げるため，泡立てやすくなるが，泡は大きく不安定になる．

○はよいほうへ働く，△はどちらでもない，×は悪いほうへ働く．

（d）熱凝固性

卵白と卵黄は異なるたんぱく質から構成されているので，熱変性を受ける温度や凝固性に相違がある（表4.14はゆで卵での観察結果を示す）．卵白は58℃，卵黄は68℃，混合卵では66℃が凝固開始温度となる．分離した卵白と卵黄の完全凝固温度は卵白のほうが高く，卵黄は85℃，卵白は90℃である．茶碗蒸しのような90℃以下の加熱調理では，緩慢加熱を行うと口あたりの滑らかなゲルが形成されるが，急速加熱を行うと硬いゲルを形成して最終凝固温度も高くなり，す立ちが起こりやすい．一方，卵焼きのような120℃以上の加熱調理では，急激な水分蒸発を起こさないと膨張したよい食感は得られない．135〜

表4.14　ゆで卵の加熱温度と凝固状態

温度	卵白	卵黄
58℃	わずかに濁るが液状のまま．	変化なし．
63℃	乳白色，半透明の流動性のあるゼリー状．	わずかに粘稠を帯びる．
65℃	白濁が進み軟らかなゼリー状．一部液状．	粘稠性が高く，流れにくい．
70℃	半流動のゼリー状．	粘稠性のある軟らかなゲル状を形成する．
75℃	かろうじて凝固を保つ．白濁ゲル．	ゴム状のゲル．少し白っぽい．
80℃	完全凝固，保形性が高く弾力性のあるゲル．	黄白色のゲル．粘稠性を失いほぐれやすくなる．
85℃		完全凝固して，粉質状になる．

殻つき卵を各温度で20分加熱したときの状態を示す．65〜70℃で20分保つと卵白は半流動性の半熟，卵黄には粘稠性の高いゲルを形成した温泉卵が得られる．

不思議なゆで卵

　殻をむいたゆで卵を冷蔵庫に放置しておくと，白く凝固した弾力性のある白身が，硬くガラス化した透明な白身に変化する現象を知っているだろうか？　1990年に日本人が発見し，世界的に有名なイギリスの科学雑誌「ネイチャー」に掲載されたものである．ゆで卵の卵白には90％近い水が含まれている．低温で徐々に水が失われ，もとの水の17％になると，たんぱく質の構造が変化して完全なガラス化現象が起こる．X線で調べると，ガラス特有の現象が現れるそうである．文字どおりガラス化されたゆで卵は，衝撃にもろくこわれやすくなるが，半年放置したものでも水に戻すともとのゆで卵に戻る．簡単にできるので一度試してみては？

　なぜ，腐りやすいたんぱく質が腐らないで乾燥していくのだろう？　ちなみに，この発見は夜食のインスタントラーメンに入れるゆで卵を殻をむいたまま冷蔵庫に入れて，そのまま忘れたという偶然の発見だったそうである．冷蔵庫中で，ゆっくり乾燥させることがポイントである．途中でひび割れが起こるとバラバラになる．ある程度乾燥して，透明になったらラップで包んでおくと長もちする．

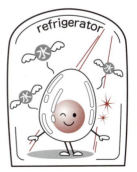
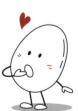

150℃で加熱すると，メイラード反応による芳香性と好ましい焼き色が得られる．温度のかけ方により卵の熱凝固性は大きく変化する．食塩や牛乳中のNa, Caは加熱凝固力を高め，Ca^{2+}はNa^+の4倍の凝固力をもつ(表4.15)．卵白の54％を占めるオボアルブミンの等電点であるpH4.8付近では凝固が促進される．また，貯蔵卵では，オボアルブミンが熱安定性の高いS-オボアルブミンに一部誘導化されるので，熱凝固性が悪くなることがある．

卵黄の乳化性
〔黄身酢〕
卵黄に酢，砂糖，塩などを加えて湯せんにかけ，粘度の高い半熟状の口あたりのよい状態に仕上げる．濃度づけにでん粉を使用するときは，卵黄中にα-アミラーゼが存在するので，先にでん粉溶液を加熱し酵素が作用しない80℃になってから卵黄を加える．

〔マヨネーズの安定性と保存性〕
① 卵黄のLDLが乳化剤として作用し，O/W型エマルションをつくる．油脂の容積割合が74％を超えると不安定になる．初めから辛子，塩を添加するのは卵黄の乳化性を安定化し，少量の食酢添加は粘度を減少させて攪拌を容易にするためである．
② マヨネーズは食塩2.3％，酢酸0.6％を含む．これらはエマルションの外側の約20％の水相に溶解しているため，細菌は繁殖できない．油脂は水相に囲まれているために酸化されにくい．

コロイド粒子
光学顕微鏡では確認できない10^{-7}～10^{-9}mの大きさの粒子をコロイド粒子という．コロイド粒子が溶液に分散している状態をコロイド溶液という．

Plus One Point
乳糖不耐症
ラクターゼ(β-ガラクトシダーゼ)欠損症は人種，遺伝性，二次性に分けられ，日本人の20～30％に相当する．症状は，分解されないラクトースおよび分解産物の浸透作用による下痢，腸内細菌による発酵と乳酸産生による水様便を伴う．ヨーグルトは乳酸菌の作用で乳糖が一部分解されているので，下痢を起こしにくい．

表4.15 卵の熱凝固に及ぼす添加物の影響

添加物	添加物の影響
塩類	ゲルを硬くする．原子価が大きいほど影響大で，$Na^+ < Ca^{2+} < Fe^{3+}$の順に硬くなる．食塩は1％くらいまでは凝固温度を高め，ゲルを硬くする．牛乳やだし汁で希釈したものは水希釈より硬いゲルを形成する．
酸	卵白の等電点に合わせると，著しく熱凝固が促進され，60℃で凝固する．ポーチドエッグは3％食酢を使用する．
砂糖	熱凝固を阻害する．凝固温度を高め，軟らかな口あたりのよいゲルを形成する．

(e) 乳化性
卵黄の乳化性はレシチンやリポたんぱく質(低密度リポたんぱく質，LDL)によるもので，これらは分子中に親水基と疎水基をもち，水中油滴(O/W)型エマルションとして存在し，界面活性剤として働くため，生の卵黄を料理に用いると食感がよくなる．マヨネーズソースの乳化剤として用いられる．卵白の乳化性は卵黄に比べるときわめて低い．

4.5　牛乳，乳製品の調理
(1) 牛乳

牛乳中では乳脂肪が水中油滴型のエマルションとして，たんぱく質のカゼインがミセルの形で分散しており(図4.10)，これらコロイド粒子による光散乱のため，白濁した溶液を呈している．牛乳がわずかに黄色を帯びているのはカロテノイドやリボフラビンを含むことによる．牛乳中の成分と性質を表4.16に示した．カゼインは熱に対しては比較的安定であるが，酸を加えるとミセルからCa^{2+}が遊離し，カゼインの等電点(pH4.6)で沈殿する．乳清たんぱく質のラクトグロブリンやラクトアルブミンは熱に対して不安定で，60℃以上の加熱で凝固を起こしやすい．

牛乳の甘さは乳糖による．乳糖は150～160℃の高温加熱によりカラメル化を起こしたり，アミノ酸とメイラード反応を起こしやすい．乳脂肪の組成はC_4～C_{12}の低級脂肪酸を含むため特有の芳香性をもっている．またCa, K, Na, Mg, P, Sなどの無機質を多く含む．牛乳のカルシウム吸収率は約55％と，魚(約30％)や野菜(約20％)に比べて高いのは，カゼインが消化酵素トリプシンの作用を受け，カゼインホスホペプチド(CPP)を生じ，Ca^{2+}と特異的に結合して小腸粘膜を通過しやすくなるためである．穀類や豆類に含まれてい

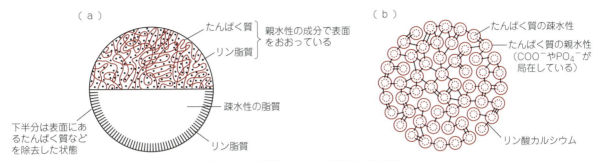

図 4.10　牛乳中のコロイド粒子の模式図
（a）低密度リポたんぱく質（LDL），（b）カゼインミセル．

表 4.16　牛乳の成分と性質

成分	含有量(%)	構成成分と組成(%)		性質
水分	87.4			
脂質	3.8	トリグリセリド	97〜98	・脂質は直径 0.1〜10μm の乳化型の脂肪球を形成しているため，クリーミーな呈味性を与える．振とう（チャーニング）により脂肪球は破壊されバターとなる．
		モノ・ジグリセリド	0.72〜0.54	
		コレステロール	0.2〜0.4	
たんぱく質	3.3	カゼイン	78	・数種のサブユニットと Ca^{2+}・リン酸が結合し複合体のカゼインミセル（直径 0.03〜0.05μm）を形成しており，pH4.6 で沈殿するが熱には比較的安定． ・乳清たんぱく質のグロブリンは 55℃，アルブミンは 81℃で変性し，65℃で両者は複合体を形成する．
		乳清たんぱく質	18	
		ラクトグロブリン	10.3	
		ラクトアルブミン	3.5	
糖質	4.8	乳糖	99.6	・乳糖はしょ糖の 1/5 の甘味をもつ．乳糖不耐症の人は腹痛などを起こしやすい．褐変反応に関与する．
		グルコース	0.1	
無機質	0.4	Ca, P, K, Cl など		・リン酸塩やクエン酸塩の形で含まれている．Ca はたんぱく質と結合できるので，消化吸収がよい．

るフィチン酸や葉菜類のシュウ酸と Ca^{2+} が結合すると，不溶性の塩を形成して吸収を阻害する．

　牛乳を調理に用いると，次のような効果が得られる．① 料理を白くする色彩的効果，② 下処理での脱臭効果，③ 滑らかさと風味づけ，④ 高温加熱による焼き色と焙焼フレーバー，⑤ たんぱく質ゲルの強度を高める．しかし，次のような好ましくない現象も生じやすいので，調理上の工夫が必要である．

i）加熱による皮膜形成

　60℃の加熱で乳清たんぱく質が熱変性を受け凝固を起こす．ケーキなどの焼き菓子には好ましいが，ホワイトソース・シチューなどには好ましくないので，比重の軽い脂肪を巻き込み浮上して空気との接触面で皮膜をつくる．これをラムゼン現象とよぶ．これを防止するためには過加熱を避け，軽く混ぜて皮膜形成を阻止したり，料理にバターを添加して空気との接触面をおおったりする．

Plus One Point

A2 牛乳

牛乳のたんぱく質のカゼインは，αS1，αS2，β，κ（約 4:1:3:1）から構成され，β カゼインの遺伝子に A1 と A2 がある．ジャージー種や原種に近い牛には，A2 のみを持つものが多く，その牛から搾乳されたのが A2 牛乳．β カゼインのアミノ酸配列の 67 番目の A1 はヒスチジン，A2 はプロリンで，この違いが A2 牛乳の乳糖不耐症緩和に寄与する．また，A2 牛乳は有機循環酪農（牛排泄物を使った土壌でそだった牧草を飼料とする）で生産され，牛乳本来の甘さがあり，たんぱく質，カルシウム，ビタミン，ミネラルを豊富に含む．

加熱牛乳皮膜の成分
固形成分の約70％が脂肪で，たんぱく質は20〜25％と少ない．大豆の加熱皮膜はたんぱく質が多く，脂肪が少なく両者の比は2：1である．

ⅱ）褐変

長時間の加熱や75℃以上の高温加熱でアミノカルボニル反応による褐色化を起こすため，必要以上の加熱は避ける．とくに熱変性しやすい乳清たんぱく質がなべ底に沈殿して高温で加熱されると，なべ底が焦げやすく，キャラメル臭を伴うので絶えずかき混ぜる必要がある．

ⅲ）酸による凝固

果物や野菜中のクエン酸，リンゴ酸やはまぐりのコハク酸などの有機酸により凝固物を形成することがある．スープに濃度をつけることにより凝固を抑制したり，あらかじめ充分加熱して揮発性の有機酸を除去してから牛乳を加えたり，酸濃度が濃くならないように，かき混ぜながら牛乳中に加える．また有機酸の少ない熟した果物を用いたり，野菜中の有機酸やタンニンはあらかじめゆでて除去しておく．

（2）クリーム

市販のクリームは乳脂肪，植物性脂肪および混合の3タイプに分類される．また，脂肪を45〜50％含むヘビークリーム（ホイップクリーム用）と約20％のライト（またはハーフ）クリーム（コーヒー用）に分けられる．

ヘビークリームを泡立てると気泡を抱き込み，そのまわりにたんぱく質が集まり（たんぱく質の表面変性），その周囲に脂肪球が凝集する．この脂肪の凝集は5〜10℃で最も起こりやすい（図4.11）．激しく攪拌すると温度が上昇するので，冷却しながら静かに攪拌する．脂肪の凝集に伴い濃度がつき，付着性が得られるのでソースなどに利用できる．さらに攪拌すると，脂肪の凝集物で三次元的な網目構造が形成され，可塑性のあるホイップクリームができる．品質はオーバーランが大きく，保形性が高く，つやのあるものがよい．砂糖は比重

オーバーラン
ホイップクリームやアイスクリームなどの泡沫に抱き込まれている空気の割合をいう．次式から求める．
オーバーラン（％）
$$= \frac{a - b}{b} \times 100$$
a ＝ 一定容積のクリーム重量
b ＝ 同容積の起泡クリーム重量

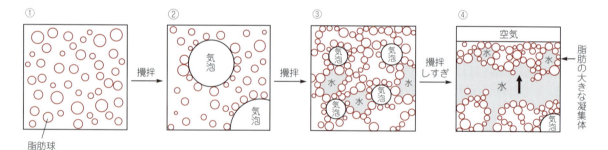

図4.11 生クリームの泡立て操作と保形性
① 生クリーム（水中油滴，O/W型エマルション）を脂肪が凝集しやすい5〜10℃に冷やしておく．
② 泡立てにより，たんぱく質が表面変性したり，一部の脂肪球がこわれ，遊離の脂肪が気泡のまわりに結合して被膜を形成したりする．
③ 固形の脂肪球と遊離の脂肪が凝集して気泡のあいだを三次元的な網目構造で満たし，気泡を固定させる．O/W型とW/O型の混合エマルション．
④ 泡立てをさらに続けると脂肪の凝集体は大きくなって液相から分離して浮上し，バター粒が形成され，W/O型エマルションに転相する．これをチャーニングとよぶ．

を高くし，安定性を低下させたり，たんぱく質の表面変性を抑制したりするため，ある程度泡が形成されてから比重の軽い粉糖を添加するとよい．クリームを使用すると滑らかな油脂味と，牛乳特有の高い芳香性と乳化性が加わるので，食感がよくなる．

（3）バター

市販品のバターには加塩バターと無塩バターがあるので，目的により区別して用いる．バターの風味は揮発性低級脂肪酸や発酵中に生成されるアルコールや酢酸によるもので，少量添加することにより食品の風味が向上する．バターは油中水滴型（W/O型）のエマルションであるため，水となじみにくい．サンドイッチなどに利用すると具の水分がパンへ浸透するのを防ぎ，同時に具の付着性を高め，風味も増す．デコレーション用のバタークリームをつくるとき，バターに親水性の砂糖を加えてもなじまないので，加温してつくったシロップを25～30℃にして，バターを加えていく．

そのほかに，バターの代表的な調理性とその利用例は次の通りである．① パイ生地に代表されるように，バターは生地中に薄くのび，特有な層を形成し，製品に**可塑性**を与える．② バターを生地全体に練り込んで焼いた製品はもろく砕けやすくなり，**ショートニング性**が得られる．③ バターを攪拌すると細かな空気を抱き込み，**クリーミング性**が得られる．この性質はパウンドケーキの生地製作に利用され，スポンジケーキとは異なる特有の焙焼生地が得られる（表4.17）．

バターの可塑性

バターは温度による形状の変化が大きい．28～30℃で融解し，10℃以下では硬くなり，力を加えると砕けてしまうが，13～18℃では可塑性が高く，自由な形に整えることができる．テーブルバターは展延性がよい16～17℃で利用するとよい．

固体脂肪指数
(solid fat index, SFI)

加工脂は外観は固体であるが，実際は固体脂と液体脂の混合物である．固体脂の割合が高くなるほど硬くなるので，この性質を次式で表す．
SFI(%) =
　固体脂量／総油脂量 × 100

表4.17　バターの形状と調理例

形状	調理例
固形バター	テーブルバター，パイ生地など
ペーストバター	バタークリーム，サンドイッチ，パウンドケーキ，クッキーなど
溶かしバター	澄ましバター，焦がしバター，ソテー，ムニエル，スポンジケーキ，シュー皮

（4）チーズ

チーズは牛乳に乳酸菌や酵素を加えて発酵または熟成させた**ナチュラルチーズ**と，熟成度の異なるナチュラルチーズに乳化剤を添加して一定の品質に調製した**プロセスチーズ**に大別される．したがって，プロセスチーズは保存性が高く，味も一定であるが，ナチュラルチーズは菌の活性が保持されているため，風味のよい食べ頃がある．

チーズはその形態により食感が異なるので，すりおろす，削る，切るなどしてチーズの特徴を生かす．ナチュラルチーズは加熱すると簡単に溶け，食感や食味が変化する．とくに，**チーズフォンデュ**はナチュラルチーズにワインを加えて加熱すると，折りたたまれたたんぱく質が変性して糸状に変化するため，

ナチュラルチーズの種類と料理例

超硬質	パルメザン，グリュイエール（パスタ）
硬質	エメンタール（チーズフォンデュ），チェダー，エダム，ゴーダ（加熱料理）
半硬質	ロックフォール，ブルー（オードブル）
軟質	カマンベール，ブリー（オードブル），モッツァレラ（ピザ）
フレッシュ	カッテージ（サラダ），クリーム（オードブル）

チーズ特有の糸引き状態が得られる．

4.6 その他
（1）たんぱく質の調理に伴う栄養価の低下

調理中の穏やかな加熱では，たんぱく質が分解されアミノ酸が失われる割合は少ない．遊離のアミノ酸は酵素やカルボニル反応を受けて変化するが，栄養上問題になるような量ではない．多くのたんぱく質では加熱により分子がほぐれ，分子内に埋もれていたアミノ酸残基が露出し，消化酵素のプロテアーゼの作用を受けやすくなる場合が多い．しかし卵白のように，高温で長時間の加熱を行うと，ほとんど消化されない状態になることもあるので，注意する必要がある．

加熱によるたんぱく質の不溶化は，分子間の共有結合により架橋が生じるためである．たとえば，リシンとシスチン間に生じるリシルアラニンなどの架橋形成である．また，アミノ酸と還元糖のあいだで起こるアミノカルボニル反応は温度が高いと反応が進行しやすい．さらに，加工食品中の添加物，たとえば，亜硫酸塩はアミノ酸と相互作用して発がん物質ニトロソアミンを生成する．プロリン，トリプトファン，チロシン，シスチン，アルギニン，ヒスチジンなどで起こりやすく，消化性の低下を招くが，通常では問題になるほどの量ではない．高温加熱によるアミノカルボニル反応は好ましい焙焼フレーバーを伴うので，消化液の分泌を促し，消化性を向上させる一方，必須アミノ酸であるリシ

加熱卵白の消化率（%）

対象	加熱条件	消化率
ヒト*1	未加熱	96.9
〃	ゆで卵	97.6
ラット*2	未加熱	96.5
〃	100℃, 10分	55.6
〃	100℃, 30分	31.2
〃	120℃, 30分	-1.2

*1 Grossfeld, J., Handbuch der Eierkunde, Springer (1938).
*2 吉田 昭ほか，栄養と食糧，23, 398 (1970).

コラム　レジスタントプロテイン

　たんぱく質の栄養価は，アミノ酸スコアや消化率などから評価される．しかし最近，消化性の低いたんぱく質が人体にとって有利に作用する場合のあることが明らかになってきた．そこで，下に示すような生理機能のある難消化性たんぱく質をレジスタントプロテインとよぶようになった．

　そばには，コレステロールなどの中性ステロールと親和性の高いたんぱく質（BWP）が存在する．BWPは消化抵抗性が高いために腸内で長く滞留する．そのためBWPの疎水性領域部分とコレステロールが強く結合し，その結果，消化されないBWPとともにコレステロールが排泄される．BWPをプロテアーゼで処理して分解すると，血中コレステロール低下作用は低減化されるため，BWPの難消化性が血中コレステロール低下作用に寄与すると考えられている．

　蚕の繭糸はコア部分が繊維たんぱく質のフィブロインからなり，そのまわりを親水性たんぱく質のセリシンで取り囲まれている．このセリシンも難消化性のたんぱく質である．マウスにセリシン添加の餌を与えると，大腸腫瘍の発現が抑制されたことから，セリシンに抗酸化機能が認められており，ヒトの大腸がんの予防効果に期待が寄せられている．また，セリシンは保水性の高い難消化性たんぱく質であることから，食物繊維と同様に便秘改善効果にも貢献することが示唆されている．

　このようにレジスタントプロテインは，食物繊維やレジスタントスターチの難消化性の性質にはない，優れたたんぱく質特有の生理機能性を併せもつ可能性が高いことから，今後の研究の発展に期待が寄せられている．

ンの減少や重合物の形成は消化性の低下を招くため，調理中に起こるたんぱく質の変化をよく把握し，適切な調理法を選択することが必要である．

また焼き魚や焼き肉など，焦げを生じるようなたんぱく質の高温調理は発がん物質の**ヘテロサイクリックアミン**を生成することもあるので，偏った調理法にならないよう心がけなければならない．また，野菜の中から発がん物質の生成を抑制する成分が見つかっているので，食事内容のバランスを保つことが大切である．

さらにじゃがいもなどを2℃の低温で長期保存したとき，酵素の作用でたんぱく質の分解物であるグルタミン酸やデンプンの分解物である還元糖が多量に生成され，両者からアミノカルボニル反応生成物が生産される．これを用いて揚げ物などの高温調理を行うと，神経麻痺物質である**アクリルアミド**が生産される．

（2）食物アレルゲン

近年，アレルギーの発症率が著しく増加し，深刻な社会問題になっている．食物アレルギーはさまざまな要因を含んでいるが，おもにたんぱく質の一部が未分解のまま吸収されるために起こる．高たんぱく質の食事や離乳食の時期が早まったことなども，おもな原因とされている．

これまで動物性たんぱく質の卵と牛乳，植物性たんぱく質の大豆を三大アレルゲンといい，これに植物たんぱく質の小麦，米を加えて五大アレルゲンといわれてきたが，日本人の食生活の変化から大豆が後退するなど変化している．

食物アレルギーの献立，調理上の留意点

アレルゲンを完全除去することができれば最も効果的であるが，アレルギー疾患に共通の治療法はないので，誤った情報に走らず，個人個人に適した正しい食材の選定や調理法や食べ方の工夫ができる知識をもつことが必要である．また精神的負担も大きいため，家族の協力が必要である．最近，アレルギーを心配して，母親が妊娠・授乳期にたんぱく質食品を必要以上に制限したり，偏ったたんぱく質食品を摂取したり，成長期の子どもに必要以上にたんぱく質食品を排除したりして，症状が改善されないケースが多く見られる．アレルギー専門医のもと，入院または外来受診でアレルギー食品を個人に合わせて積極的に食べられる量を判定することで，早期のアレルギー耐性の獲得が可能になってきている．

食事の基本方針は，次のようである．① 同じたんぱく質食品を続けて利用したり，たんぱく質食品をとりすぎない．たんぱく質は熱変性させ，抗原性を低下させる．② アレルゲン代替食品を使用して栄養のバランスをとる．③ 新鮮な素材を選ぶ．とくに，魚は鮮度が低下すると，アレルギー症状を誘起するヒスタミンを形成する．このように，免疫反応によらないでアレルギー様の症状を起こす物質を**仮性アレルゲン**とよび，ヒスタミンのほかにアセチルコリン，セロトニンなどがある．仮性アレルゲンを含む食品には，ほうれんそう，なす，

Plus One Point

アレルギー食品の表示義務

2008年厚生労働省調査より，卵，牛乳，小麦粉によるアレルギーが60％を占め，次いでえび，かに，果物，そばによる発症が多いことが示された．卵，乳・乳製品，小麦，そば，落花生，えび，かにの7品目を原材料とする食品に表示義務化，アーモンド，あわび，いか，いくら，オレンジ，カシューナッツ，キウイフルーツ，牛肉，くるみ，ごま，さけ，さば，大豆，鶏肉，バナナ，豚肉，松茸，桃，山芋，りんご，ゼラチンの21品目に表示の推奨がなされた（店頭で惣菜，パン，注文の弁当，容器包装 $30cm^2$ 以下のものには表示義務はない）．

アレルギー治療のための代替食品

卵，牛乳，大豆アレルギー
・たんぱく源は脂肪が3％以下の白身魚（きす，かわはぎ，あんこう，あまだいなど）
・カルシウム源は煮干し，ひじき，こんぶ，わかめ

米，小麦アレルギー
・主食は大麦，ひえ，あわ，きび，いも，でん粉米
・調味料は大豆みそ，雑穀みそ，大豆しょうゆ，魚醬油

加工食品を食べたり，外食をするとアレルギーになりやすい理由

加工食品中には，アレルギーを起こしやすい食品添加物が含まれている．また，材料に表示がなくても，卵などは加工食品の素材として広く使用されている．たとえば，スープなどであく取りに卵白が使用されると，大半の卵白たんぱく質は凝固するが，卵白には100℃で加熱しても凝固しないたんぱく質（オボムコイド）が存在し，スープ中に溶出してしまう．したがって，市販品のスープを使用したり外食をすると，アレルギー症状が悪化することがある．

Plus One Point

アレルギー患者にとって良い油脂と悪い油脂

不安定なパーム油ややし油は，とくに菓子類やパンなどに使用されていることが多いので，おやつは手づくりがよい．大豆アレルギーの場合は大豆油だけでなく，サラダ油のような混合油の使用は避け，ごま油やしそ油を使用する．最近，n-3系のα-リノレン酸（しそ油，オリーブ油，なたね油）やその代謝産物のEPA，DHA（青背の魚にも含まれている）をバランスよくとると，アトピー性皮膚炎の治療に効果があるといわれている．酸化されやすいので，とり過ぎに注意する．

トマト，たけのこ，さといも，やまいも，くわいなどがある．④食事を規則正しくとり，体調を整える．⑤あく，香り，刺激の強い食品を避け，たっぷりの水でゆでたり水にさらして除去してから使用する．⑥食品添加物，農薬は長期間反復して摂取されることにより，さまざまな過敏症状を引き起こすため，できるだけ避ける．化学調味料や加工食品に注意する（市販品の表示のしかたや安全性に関する知識をもつ）．⑦油脂は質と量に注意する（酸化された油脂がたんぱく質と結合し，アレルギーを起こしやすくなる）．⑧調理器具類はよく洗浄する．⑨食事内容と症状の記録をとる．⑩症状が改善されれば，アレルゲン食品を少量ずつ，4〜7日間の間隔をあけてとり入れてゆく．

食物アレルギーは環境汚染やストレスなどとも相関関係があるため，室内の衛生や大気汚染に気をつけ，適切な睡眠，休養と適度な運動をとり入れるなど，食事だけでなく生活全般への気配りが大切である．アレルギー患者の子どもは，食べられる食品が少なくなるため，栄養のバランスに注意し，子どもの嗜好に合った料理の創意工夫をすることも大切である．

家庭でできる「卵白フリーの卵黄分離の方法」

成長期のお子さんが栄養価の高い卵黄を安心して食べられるよう，免疫法で卵白成分が1/500〜1/1000レベルに軽減できる卵黄の分離方法を紹介する．割卵して分けただけの卵黄には約5％の卵白が混入しており，また，卵黄膜には卵白と共通する成分が存在するため，卵黄膜も除去する必要がある（参考：抗原が1/100になれば，かなりのアレルギー患者が食べられるが，重篤な場合には1/500レベルへの軽減が求められる．木戸，日本調理科学会発表）．

用意
* なるべく新鮮な卵
* 1％食塩水100mlの入った汁椀2つ，ミート皿，リードペーパー

方法
① 卵の殻を割り，卵白と卵黄を分離する．卵黄のみを手のひらの上に置き，軽く転がして付着卵白を取り，食塩水の入っている汁椀に移す．
② 5本の指を使って，卵黄膜を破らないようにして，食塩水中で卵黄表面に付着した卵白やカラザを軽くこすり取る．汁椀の中の洗浄水を捨て，手のひらに卵黄だけを受け，食塩水の入ったもう一つの汁椀に移す．
③ ②と同様の操作を繰り返し，手のひらに受けた卵黄を，リードペーパーを敷いたミート皿に移す．

図の矢印のように転がし，卵黄が動かなくなったら卵黄膜が自然に破れるので，卵黄膜をリードペーパー上に残し流れ出る卵黄を容器に集める．仮に，星印の位置で卵黄膜が破れて卵黄が流れ出たら，右端を容器の上にもってきて，卵黄を効率よく容器中に集める．

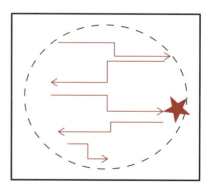

練 習 問 題

次の文を読み，正しいものには○，誤っているものには×をつけなさい．

(1) 食肉を冷製料理として用いるとき，鶏やかも肉の脂肪は口中で溶けにくいが，牛脂は溶けやすいのでコールドミートには牛肉が好んで用いられる．

(2) 食肉をみそやしょうゆに漬け込んでから加熱しても，pHは変化しないので保水性や軟化の効果は得られない．

(3) 魚臭成分であるトリメチルアミンは食酢で洗うと除去できるが，水で洗っても除去できない．

(4) 牛肉は8～10日，豚肉は3～4日，鶏肉は5～7時間熟成させ，軟化して用いる．

(5) しょうがじょうゆに肉を漬けると，しょうがのアミラーゼにより肉は軟化する．

(6) 長時間煮込んだ肉が軟らかいのは，肉基質たんぱく質のコラーゲンやエラスチンが加水分解されて溶出するためである．

(7) あらいに適している魚は肉質にコラーゲンを多く含むものである．

(8) 卵焼きは急速な温度をかけずに，ゆっくりと加熱するほうが水蒸気が逃げずに，口あたりのよい製品ができる．

(9) 殻つき卵を水から投入し沸騰持続で8分加熱すると，卵黄より卵白が固くなるが，70℃で約30分加熱すると卵白よりも卵黄が固くなる．

(10) 牛乳を用いた煮込み料理で，はまぐりやトマトを用いると，これらから有機酸が溶出して牛乳が凝固しやすい．

(11) 魚を牛乳に浸すとカゼインミセルや脂肪のコロイド粒子が魚臭を吸着する．

(12) 牛乳を使用したスポンジケーキの焼き色は，おもにカラメル反応による．

(13) ヘビークリームを激しく攪拌するとき，乳脂肪の融解温度より高いと脂肪は凝集しないが，10℃以下でも脂肪の凝集は阻止される．

(14) いかは筋原繊維たんぱく質に水溶性たんぱく質が多いため，切ったいかを水に浸しておくと身がやせてくる．

(15) クリーミング性とは，バターなどの固形油脂を攪拌すると空気を抱き込む性質で，パウンドケーキの膨化力に利用される．

(16) 卵などのたんぱく質食品に砂糖を加えると凝固温度が下がり，軟らかくなるが，食塩を加えると凝固温度が上がり固くなる．

(17) 黄味酢の粘度をでん粉で補うときは，でん粉溶液を80℃で加熱後に卵黄を加えて，でん粉粘度を保つ．

(18) 牛乳を加熱すると，熱変性を受けたたんぱく質が凝集してなべに沈殿し，焦げつきやすい．これをラムゼン現象という．

(19) 魚肉のK値が50％以上であれば刺身に利用できるが，20％以下のものは腐敗している．

(20) 塩でしめない魚肉を酢に漬けると，魚肉たんぱく質が溶出し，身がほろほろに崩れやすくなる．この魚肉の状態をチキソトロピーゲルという．

(21) 魚肉のうま味にはさまざまな成分が関連しているが，とくにグルタミン酸とイノシン酸とのかかわりが強く，いかやたこではベタイン，貝類ではコハク酸とのかかわりが強い．

(22) 食品として一般に利用されている部位の筋肉は骨格筋である．肉団子のゲル形成能は骨格筋で強く，消化管などを構成している平滑筋ではほとんど得られない．

■出題傾向と対策■
各食品中に含まれる固有のたんぱく質の調理中に起こる化学的，物理的変化に関する問題が多い．

5 成分抽出素材の調理性

調理の食品素材のなかには，食品そのものではなく，食品から抽出された成分もある．でん粉，油脂，ゼラチン，寒天，カラギーナンなどがその例である．これらは組織構造をもっていないので，もとの食品とは異なる調理性を示す．

5.1 でん粉

（1）種類と特徴

でん粉には，米，小麦，とうもろこしなどの種実を原料とするものと，じゃがいも，さつまいも，くず，タピオカなど根茎，根塊などを原料とするものがある．それぞれでん粉粒の形状，粒度や物性を異にしている．おもなでん粉の種類と特徴を表5.1に示す．

でん粉のアミロース含量は，18～28％程度のものが多く，残りはアミロペクチンである．しかし，もち種の米やとうもろこしのでん粉はアミロースを含

タピオカ
キャッサバの根から製造したでん粉．タピオカパールはキャッサバを精製して得られるタピオカを原料とし，5～6mmの粒形をしている．でん粉を攪拌しながら球状とし，半糊化状にローストしたもので，半透明の真珠状である．加熱により歯切れのよい独特の食感が得られ，スープの浮き実やプディング，ココナッツミルクなどの調理に用いられている．

表5.1 でん粉の種類と特徴

	種類	粒形	平均粒径 (μm)	アミロース (％)	でん粉6％ 糊化開始温度 (℃)	でん粉6％ 最高粘度 (BU)	ゲルの状態 (でん粉7％)	透明度
種実でん粉	米	多面形	5	17	67.0	112	もろく，硬い	やや不透明
	小麦	比較的球形	21	25	76.7	104	もろく，軟らかい	やや不透明
	とうもろこし	多面形	15	28	73.5	260	もろく，硬い	不透明
	緑豆	卵形	15	34	73.5	900	もろく，非常に硬い	やや不透明
根茎でん粉	じゃがいも	卵形	33	22	63.5	2200	強い粘着性	透明
	さつまいも	球形，だ円形	15	19	68.0	510	強い粘着性	透明
	くず	卵形	10	23	66.2	450	弾力性，硬い	透明
	タピオカ*	球形	20	18	62.8	750	強い粘着性	透明
	かたくり	卵形	25	18	54.2	980	強い粘着性	透明
その他	さごやし	だ円形	31	26	71.0	135	さくっと割れやすい	透明～不透明

＊ キャッサバともいう．
BU：粘度（ブラベンダーユニット）．

表5.2 各種でん粉の糊化温度（℃）

種類	糊化温度範囲
じゃがいも	56.0～66.0
タピオカ	58.5～70.0
とうもろこし	62.0～72.0
米	61.0～77.5
小麦	52.0～63.0

Leach (1965).

Plus One Point

生でん粉の構造

生でん粉は緻密な結晶部分と比較的粗い非結晶部分から構成されている．このため偏光顕微鏡下で複屈折性による偏光性を示し，X線回折によりでん粉特有の回析図が観察される．

Plus One Point

タピオカパールの調理

煮くずれしやすく，芯が残りやすいなどの問題がある．加熱方法には，水にふりこんで，1.5～2時間湯せん加熱する湯せん法と，温めた魔法びんに熱湯を入れ，タピオカパールをふりこみ攪拌した後，3～4時間放置するポット法がある．ポット法は湯せん法に比べて煮くずれせず，弾力もあり芯のない煮上がりとなる．

ミニタピオカパール（2mm）の場合，タピオカパールが隠れる程度に熱湯を注ぎ15分くらい放置する．次にたっぷりの熱湯を入れ，中火で20分ほど，透明になるまでゆでる．冷水にさらし，水気を切る．芯が少し白く残るが，水にさらしていると透明になる．

んでいない．

（2）でん粉の糊化

でん粉粒を水とともに加熱すると，グルコース鎖の規則正しい配列が崩れ，水の分子と水和し，でん粉粒は膨潤し，結晶性と複屈折性が失われてでん粉液の粘度と透明度が急激に上昇する．このような状態を糊化という（表5.2）．糊化したでん粉液をさらに加熱し続けると，でん粉粒は崩壊し，低分子化して糊液の粘度が下がる．これをブレークダウンという．じゃがいもでん粉はブレークダウンが著しいが，米やとうもろこしなどの種実でん粉は，最高粘度は低いがブレークダウンはあまり見られず，粘度が比較的安定している（図5.1）．糊化でん粉の透明度（糊化温度）はフォトペーストグラムにより測定する．

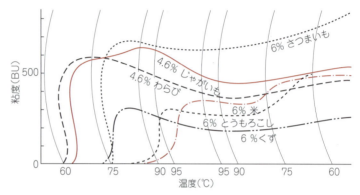

図5.1 さまざまなでん粉のアミログラム
青木，谷，家政誌，26, 4(1975).

（3）調味料の糊化への影響

砂糖：砂糖はでん粉粒の膨潤糊化および崩壊を抑制する．砂糖の30％までの添加ではやや粘度を増すが，50％添加すると粘度は低下する．これは砂糖の親水性が大きいために脱水作用が起こり，でん粉粒の吸水が阻害されるためである．求肥のように砂糖量の多い調理では先にでん粉を糊化させてから砂糖を加えるとよい．

食塩：食塩はでん粉粒の膨潤糊化および崩壊を抑制し，粘度をやや低下させる．一般に食塩の添加量は少ないため，ほとんど粘度に及ぼす影響はない．

酸：pH3.5以下で加熱すると，粘度は急激に低下する．これは，酸による加水分解のためである．食酢やレモン汁などはでん粉を糊化した後に加えるほうがよい．

油脂：油脂はでん粉粒の膨潤糊化を抑制するが，加熱中の粘度低下を阻止し，安定した粘性を与える．過度の粘りや曳糸性を抑える働きがある．

アルコール：アルコールは糊化開始を早めるが，粘度を低下させる．

（4）でん粉の老化

糊化したでん粉を放置すると，β-でん粉に近い状態に戻る．この現象をでん粉の老化という．これは，乱れたグルコース鎖が再配列し，部分的にミセルを形成するためであると考えられている．老化すると白濁し，離水する．老化は水分30〜60％では起こりやすく，10〜15％付近では起こりにくい．温度0〜5℃付近で最も老化しやすく，60℃以上では老化は起こりにくい．凍結すると老化は抑制される．80℃以上か0℃以下の温度で急速に脱水すると老化を防ぐことができる．アミロースはアミロペクチンよりも老化速度が速い．砂糖の存在下では老化は起こりにくい．これは，砂糖の親水性が大きいためである．求肥やようかんが老化しないのも，そのためである．老化は糊化の状態によっても影響を受ける．糊化が不充分なほど老化しやすく，老化は保存の初期に速やかに進行する．

（5）でん粉のデキストリン化

水を加えずにでん粉を高温で加熱すると，でん粉分子が切断されてデキストリンになる．ブラウンソースを調製するとき，小麦粉を150℃で炒めるとでん粉の一部がデキストリン化し，ソースの粘性は低下する．

（6）でん粉のゲル化

でん粉は濃度が高くなるほど，冷却したときに凝固しやすい．ゲル強度はで

Plus One Point

でん粉の種類と老化

タピオカ，じゃがいものでん粉は老化しにくいが，緑豆，とうもろこし，小麦でん粉は老化しやすい．老化の難・易はでん粉分子の構造と関係があるといわれる．

求肥

白玉粉または羽二重粉に水を加え，弱火にかけて練り，砂糖や水あめを加えて練り上げた和菓子の一種．

はるさめ：でん粉の老化を利用した食品

はるさめは，でん粉の老化を利用した食品の一例である．酢の物，サラダなどの冷製調理，吸い物や煮物，各種のなべ物，そして揚げ物調理など幅広く利用されている．

はるさめは，外観が透き通った美しい光沢をもち，べたつかず歯切れのよいものが要求され，さらに膨潤倍率が高く，煮溶けの少ないものがよいといわれている．

中国産はるさめの原料となる緑豆やそら豆の粗製でん粉は，アミロース含量が高いので老化しやすく，また膨潤，溶解しにくい．しかしゲル化形成能が優れているので，煮くずれしにくく，コシの強い食感が得られる．

日本産はるさめの原料であるさつまいもやじゃがいものでん粉は，緑豆に比べアミロース含量が低く，離漿量も少なく，老化しにくいため，煮くずれしやすい．両者の違いは，原料でん粉の性質またはでん粉中に含まれるたんぱく質や脂質の性質の違いによる．

はるさめは肉や野菜，脂肪などとよく調和することから，中華風のソースなどとともに食する食べ方が多い．

ピロシキや肉まんじゅうをつくる際には，最後に刻んだはるさめをふりこむと，はるさめが余分の水分を吸収して膨潤し糊化するため，中身は透明感や食感のよさが与えられ食味を向上させる．

はるさめを揚げると，ボリューム感が出て，白くて軽い食品ができあがる．中国料理では，これを盛り合わせのデコレーションとしてよく用いている．

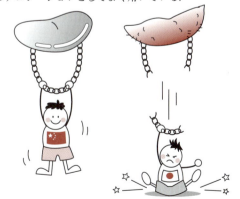

ん粉粒子が最大に膨潤した状態，すなわち最高粘度に達したときに冷却したものが，いちばん大きい．長時間加熱したり攪拌しすぎると，分子の分散度が大きくなり粒子の崩壊が起こり，ゲル強度も小さくなる．ゲル強度はでん粉の種類によっても異なり，同じ種実でん粉でも，とうもろこしでん粉はゲル強度が大きく，小麦でん粉は小さい．砂糖を添加すると，一般にゲル強度は増す．それは，砂糖の親水性によってでん粉の水分が砂糖に奪われるためでん粉濃度が高くなるからである．

（7）でん粉の調理

ブランマンジェ：でん粉を用いて調製するブランマンジェにはとうもろこしでん粉（コーンスターチ）が用いられる．これは，とうもろこしでん粉が糊化しても透明にならず白く仕上がるのと，ゲル強度が大きく，ゲル形成能が高いからである．コーンスターチ濃度は7〜12％くらいがよい．糊化が不充分だと固まりにくく，固まっても老化が速い．糊化温度が高いため攪拌しながら沸騰させ6〜8分加熱して充分糊化させると，口あたりのよいブランマンジェができる．

ごま豆腐：ごま豆腐は，くずでん粉にごまを磨砕したものを加えて，よく練りながらでん粉を加熱糊化させ，冷却してゲル化させたものである．糊化後30分から1時間くらい弱火で練ると，固まるのに時間はかかるが，離漿（p.110参照）や老化が起こりにくく，光沢があり，滑らかで口触りがよく，コシの強い製品ができる．くるみや落花生などを用いて同様に調理することができる．

くずざくら：くずでん粉は，ほかのでん粉に比べて糊化したとき透明度が高く，弾力性があって独特の歯ごたえがある．しかし，くずでん粉は付着度が大きく，あんを包みにくい．くずでん粉の濃度は15〜20％がよい．

じゃがいもでん粉は糊化すると破断伸張度が大きくなり成型しにくいが，付着度は小さいので，くずでん粉3の割合に対してじゃがいもでん粉1を混合すると調製しやすい．半糊化したくずでん粉であんを包み，再び加熱するとあんが透けて見えて美しいくずざくらができるので，くずざくらにはくずでん粉が適している．

カスタードクリーム：カスタードとは，牛乳，卵，砂糖を混合し，加熱したものをいう．これにでん粉を加えて加熱糊化させたものがカスタードクリームである．いろいろな調製法があるが，手早く，充分に火を通すことが大切である．卵黄は強いα-アミラーゼ活性をもっており，初期の加熱で酵素を失活させないと糊化でん粉が作用を受け，軟化さらには液化してくる．

（8）化(加)工でん粉

でん粉を酵素処理，酸・アルカリなどの化学的処理および湿式・乾式加熱などの物理的処理によって破壊または強化するなどして改質し，原料でん粉の特性を助長させたものを化(加)工でん粉という．分解されたでん粉を使用すると，でん粉特有のてりやつやが出る．でん粉に限定した水を加えて加熱すると，本

Plus One Point

ブランマンジェの語源

ブランマンジェとはフランス語のblanc（白い）とmanger（食べる）が組み合わされたもので，白い食べ物の意味である．本来は，牛乳，砂糖とコーンスターチからつくられるものであるが，どのような材料が用いられても，ゲル化された白いゼリーにこの名がつけられているようである．ブラマンジェともいう．

トレハロース

天然にはキノコや海藻に含まれているが，でん粉から製造される加工糖．以下に示すように食品での機能性が高いため，加工品の多くに使用されている．甘味は砂糖の38％．
低甘味料，でん粉の老化抑制，たんぱく質変性抑制，非着色性，味質調整（矯味矯臭），冷凍耐性，果物・野菜の色・食感保持，保水性，食感調整能，結晶性，ガラス化能（株式会社林原のパンフレットより）．

来のでん粉の性質とは異なり，耐熱性・耐酸性および粘性上昇の少ない安定性の高い湿熱処理でん粉が得られる．この湿熱処理でん粉はでん粉ではあるが，食物繊維含有量が約60％もあり消化性が低いことから，**レジスタントでん粉**または**レジスタントスターチ**ともよばれている．難消化性なので糖尿病食などにも用いられ，今日では利用価値が高い．

5.2 ゲル化材料

成分抽出素材のうちでゲル化材料として用いられるものに，ゼラチン，寒天，

表5.3 おもなゲル化材料の種類と特性

		動物系	植物系			
		ゼラチン	寒天	カラギーナン	ペクチン	
					HM[*1]	LM[*2]
成分		誘導たんぱく質	多糖類	多糖類	多糖類	
		コラーゲンの加水分解物	ガラクトースとその誘導体が細長い鎖状に並んだもの	ガラクトースとその誘導体が細長い鎖状に並んだもの	ガラクツロン酸の誘導体が細長い鎖状に並んだもの	
					メトキシル基が多い	メトキシル基が少ない
原料		動物の骨や皮（主として，牛，豚）	海藻（てんぐさなど）	海藻（すぎのりなど）	果実，野菜（柑橘類，りんごなど）	
所在		細胞間質	細胞壁	細胞壁	細胞壁，細胞間質	
機能		組織の保持	細胞の保持	細胞の保持	細胞の保持	
抽出方法		熱水	熱水	熱水	熱水	
製品の形状		板状，粒状，粉状	棒状，糸状，粉状	粉状	粉状	
溶解への下準備		水に浸して膨潤させる．20℃以下	水に浸して吸水させる	砂糖とよく混合しておく	砂糖とよく混合しておく	
溶解温度		40～50℃	90～100℃	60～100℃	90～100℃	
ゲル化条件	濃度 温度 pH その他	2～4％ 要冷蔵（10℃以下） 酸にやや弱い（pH3.5～） たんぱく質分解酵素を含まないこと	0.5～2％ 室温で固まる 酸にかなり弱い（pH4.5～）	1～2％ 室温で固まる 酸にやや強い（pH3.2～） 種類によっては，K，Caなどによりゲル化	0.5～1.5％ 室温で固まる 酸にかなり強い（pH2.7～3.5） 多量の砂糖（55～65％）	酸にやや強い（pH3.2～6.8） Caなど（ペクチンの1.5～3.0％）
ゲルの特性	口あたり	軟らかく独特の粘りをもつ．口の中で溶ける	粘りがなく，もろいゲル．ツルンとしたのどごしをもつ	やや粘弾性をもつゲル	かなり弾力のあるゲル	粘りと弾力性のあるゲル
	保水性 熱安定性 冷凍耐性 消化吸収	保水性が高い 夏期に崩れやすい 冷凍できない 消化・吸収される	離漿しやすい 室温で安定 冷凍できない 消化されない	やや離漿する 室温で安定 冷凍保存できる 消化されない	最適条件から外れると離漿する 室温で安定 冷凍保存できる 消化されない	室温で安定 冷凍保存できる 消化されない

[*1] 高メトキシルペクチン．[*2] 低メトキシルペクチン．

カラギーナン，ペクチンなどがある．動物や植物の細胞膜や細胞間質を形成している物質を抽出したもので，水には溶けないが熱水に溶け，冷却すると分子が網状構造をつくり，間隙に多量の液体を包み込んでゼリー状に固まる．ゼラチンや寒天のゼリーは，キセロゲル（乾燥品）に水を加えて膨潤させた後，熱を加えて溶かしてゾルにし，それを冷却してゲルにしたものである．再び熱を加えるとゾルに戻る熱可逆性ゲルである．表5.3におもなゲル化材料の種類と特性を示す．

> **キセロゲル（xerogel）**
> ゲル化製品から水がぬけてできた乾燥ゲルをいう．高野豆腐や棒寒天などはキセロゲルの一種である．

（1）ゼラチン

ゼラチンは，動物の骨，皮，腱，結合組織などを構成する硬質たんぱく質であるコラーゲンを熱湯で処理して得られる誘導たんぱく質である．必須アミノ酸のトリプトファンや含硫アミノ酸に欠けている．

ゼラチンには板状，粒状，粉状のものがある．その寄せ物には特有の感触と粘弾性があり，口の中に入れると体温で溶け，冷たいデザートや料理として好まれている．流動食の病人や幼児の固形食として，また最近は，えん下困難な場合の治療食にも用いられている．

（a）調理性

吸水，膨潤：板状ゼラチンは充分な水（20℃以下）に20～30分浸けて膨潤させると6～10倍になる．粒状や粉状のゼラチンは充分吸水できる程度の水の中にふり入れ，5分くらい浸けて膨潤させる．

加熱，溶解：吸水膨潤したゼラチンは，40～50℃で溶解する．実際には，湯せんまたは直火で加熱溶解させる．直火では過熱になりやすく，分解臭が出るので，調味した使用液の熱いところに吸水膨潤したゼラチンを加えて溶かすとよい．ゼラチンの使用濃度は2～4％である．

冷却，凝固：図5.2に示すように，ゼラチンゾルの凝固温度は濃度によって異なるが，3～10℃である．ゼラチンゾルを静置，冷却するとゲルになる．これは分子の熱運動に比べて分子間の相互作用が相対的に大きくなり，分子間

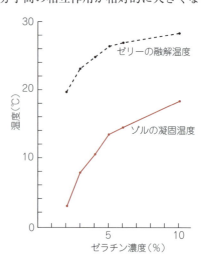

図5.2　ゼラチンの凝固温度と融解温度
山崎清子，「調理科学講座4」，朝倉書店(1962)，p.153.

に弱い架橋が形成され溶液全体の流動性が失われるためである．凝固温度はゼラチン濃度が高いほど高い．しかし，寒天に比べると低く，冷却のために氷か冷蔵庫が必要である．表5.4に示すように，冷却温度が低く，冷却時間が長いほどゼリー強度は増す．融解温度は低く，25℃の室温に放置すると溶ける．調製後，食べるまでの時間を考えて，ゼラチン濃度を調整する必要がある．ゼラチンゼリーは寒天ゼリーよりも付着性が強く融解温度も低いので，2層ゼリーなど層に重ねたゼリーをつくるのに適している．下層ゲルの凝固温度に近い温度で上層液を流し入れると，上・下層が接着する．ゼリー強度は濃度によって異なるが，同じ濃度でも冷却期間が長いほど，冷却温度が低いほど，ゼリー強度は増大する．

表5.4 冷却時間および温度とゼリー強度との関係
(5％ゼラチンゲル)

冷却時間	冷却温度	
	0〜1℃	10℃
1時間	108g/cm²	69g/cm²
3時間	120	80
5時間	135	98
20時間	150	—

図5.2と同掲書，p.153.

（b）副材料の影響

砂糖：砂糖は，砂糖濃度が高くなるほど凝固温度が高くなり，透過率，硬さ，粘稠度を増す．また，ゲルの融解温度を高め，崩壊を遅らせる．

酸：ゼラチン溶液に酸味の強い果汁を加えて加熱すると，たんぱく質の加水分解により低分子化するためゲル化が妨げられる．果汁を加える場合，調理中のゼラチン溶液の粗熱を取って60℃前後になったところで加えるとよい．

牛乳：ゼラチン溶液に牛乳を添加すると，ゲル強度が大きくなる．これは牛乳中の塩類による．

たんぱく質分解酵素を含む果物：ゼラチン溶液にたんぱく質分解酵素を含む果物（パインアップル，パパイア，キウイフルーツ，いちじく，メロン類など）を，生のまま使用すると酵素が作用してゲル化を妨げる．あらかじめ加熱して酵素を失活させてから用いるとよい．

寒天：ゼラチンゼリーは溶けやすく，扱いにくいが，軟らかい口あたりがあり，離漿しにくい．寒天と混合して用いると，互いの短所を補ったゼリーができる．寒天0.1〜0.5％とゼラチン2〜3％を混合して調製するとよい．

Plus One Point

牛乳ゼリーのゲル強度

ゼラチンゼリーの場合は，牛乳を用いるとゲル強度が増大する．寒天ゼリーの場合は，牛乳を用いるとゲル強度は減少する．しかし，牛乳との結合が強いので安定したゼリーとなり，牛乳量が多いものは離漿が少ない．

（2）寒天

寒天は，紅藻類のてんぐさ，おごのり，おおぶさなどを主原料とし，細胞壁成分を熱水抽出したものである．ガラクトースとその誘導体が主成分であり，アガロースとアガロペクチンから構成されている．角(棒)寒天，糸(細)寒天，粉寒天などがある．

（a）調理性

吸水，膨潤：寒天は水に浸漬し吸水膨潤させる．角寒天では1時間以上，糸寒天ではそれ以上，粉寒天では5分以上浸漬させる．浸漬時間が長いほど，早く，よく溶ける．角寒天や糸寒天は約20倍，粉寒天は約10倍の水を吸水する．

加熱，溶解：寒天は吸水膨潤させた後，副材料は一切加えずに，水だけで加熱溶解する．90℃以上で充分に加熱しないと完全に溶解しない．寒天濃度が低いほど溶けやすいので，多めの水で煮溶かした後，必要な濃度に煮つめる．寒天の使用濃度は0.5〜2％である．

表 5.5　寒天濃度と凝固・融解温度，ゼリー強度

寒天濃度 (g/100ml)	凝固開始 温度(℃)	凝固温 度(℃)	融解温 度(℃)	ゼリー強度 (dyn/cm²)
0.5	31〜35	28	68	1.8×10^5
1.0	37〜40	33	80	2.2×10^5
1.5	39〜42	34	82	4.4×10^5
2.0	40〜43	35	84	6.7×10^5

中浜信子，家政誌，17(4)，197(1966)．

冷却，凝固：寒天濃度，凝固温度，融解温度，ゼリー強度を表5.5に示す．凝固開始温度は 35〜43℃，凝固温度は 0.5〜2.0％ の寒天濃度で 28〜35℃ である．高温では寒天ゾルはランダムコイルをなしているが，冷却していくと寒天分子鎖間に水素結合によって架橋が生じ二重らせんのミセルを形成する．さらに冷却すると二重らせんが凝集し，完全な三次元構造のゲルが形成される．寒天は付着性が弱く，凝固開始温度付近で型に流し入れるなどの物理的な刺激が加わると，ゼリー強度は弱くなり，寒天ゼリー特有の食感は得られない．融解温度はゼラチンと比べて高く 70〜80℃ 以上である．夏期，室温に置いても融解しないので，取り扱いやすい．

　寒天ゲルを容器に入れて放置しておくと，自然に水が放出されてくる．この現象を<u>離漿</u>または<u>離水</u>という．ゼリーは糸状分子がからみ合って網状構造をつくっているが，糸状分子間の結合がだんだん強くなると，そのあいだに包み込まれていた自由水が押し出され，ゲルの表面に浮いてくる．網目状の組織が強ければ離漿は起こりにくい．寒天の濃度が高く，加熱時間が長く，放置温度が低いほど離漿量は少ない．

(b) 副材料の影響

砂糖：寒天の調理では副材料として砂糖を用いる場合が多い．砂糖が添加された寒天ゲルは凝固温度が高くなり，砂糖濃度が増加するほど，透明度が高く，硬くて強いゲルが得られる．砂糖を加えると，砂糖分子に親水基が多く含まれているので，砂糖と水が水和するため離漿は少なくなる．

果汁：果汁が添加された寒天ゲルはゼリー強度が弱くなる．果汁を加えて加熱すると，果汁に含まれる有機酸によって寒天は分解を受け，ゼリー強度は著しく低下し，ときには凝固しないこともある．また果汁中に懸濁した果肉はゼリー強度を低下させる．果汁は，60〜70℃ に冷めた寒天溶液に加えるとよい．

牛乳：牛乳が添加された寒天ゲルは，添加量が多いと硬さは減少するが，離漿は少なくなる．牛乳中の脂肪やたんぱく質がゲル形成を阻害するためである．

卵白泡，あん：比重の異なる材料を添加するものに，淡雪かんと水ようかんがある．これら比重の異なる材料(卵白泡やあん)は，全体に均一に混合され，分離しないでゲル化することが大切である．比重の異なる材料を加えた寒天溶液を冷却する際には，凝固開始温度より少し高い温度までは攪拌を続け，ただ

ちに型に流し入れることで分離を防ぐことができる．高温の寒天溶液を型に流し入れると分離する．淡雪かんをつくる際には，卵白の生ぐさみを取るため比較的高温の砂糖入り寒天ゾルに卵白泡を加えて攪拌し，凝固直前の温度くらいになってから型に流し入れると分離しない．

（3）カラギーナン

　カラギーナンは紅藻類のきりんさい，すぎのり，つのまたなどの細胞壁成分で，ガラクトースとその誘導体が主成分である．親水性コロイドで，増粘剤やゲル化剤として利用されている．市販ゼリー類の材料としては，海藻抽出物または増粘多糖類と記されている．カラギーナンは硫酸基のついている位置と量によってカッパ(κ)，イオタ(ι)，ラムダ(λ)の三つに分類される．この三つのカラギーナンは構造の違いから異なった性質を示す．カラギーナンの硫酸基を含む割合が高くなると溶解性はよくなる．κ-カラギーナンは約70℃で溶解し，ゲル化能をもっている．含まれる塩類の量が多くなるほど溶解温度は高くなる．ι-カラギーナンはκとλの中間的な性質で，冷水に部分的に溶け，完全に溶解するには加熱（40〜50℃）が必要である．ゲル化能は弱い．λ-カラギーナンは冷水に溶ける．ゲル化能はなく増粘性を示す．

　κやι-カラギーナン溶液は室温で冷却するとゲルを形成する．カラギーナンゲルは寒天ゲルに比べて透明度が高く，軟らかく口触りが滑らかである．市販調理用のカラギーナンは3者が混合されているうえ，ローカストビンガム，リン酸一カリウム，グルコースなどが加えられており，○○**アガー**という名前でさまざまな商品が売られている．実際の調理では，砂糖とカラギーナンをよく混ぜ，その後，水を加えて攪拌しながら加熱し沸騰させると透明になってくる．濃度によるが，35℃くらいから凝固し始める．その後，しばらく静置しておくことが必要である．市販品を使って調理する場合，できあがりの形態にもよるが，濃度は4〜5％が適当である．

　副材料の影響：砂糖の添加量が増すと，粘弾性，およびゲルの回復率が高まる．また，離漿も減少する．酸によりカラギーナンは加水分解しゲル強度は低下するが，たんぱく質分解酵素の作用を受けないので，この酵素を含む南方系の果物を入れてゼリーをつくることができる．カラギーナンはKのような無機質やたんぱく質，とくにミルクカゼインと反応してゲルを形成する．ミルクプリン，ヨーグルト，デザート類，冷凍用デザートに用いられている．

（4）ローカストビンガム

　ローカストビンガムは中近東に分布するマメ科植物の種子から得られる多糖類で，マンノース主鎖にガラクトース側鎖のついたガラクトマンナンで，両者の比はおよそ4：1である．カラギーナンとともに用いられるとマンノース部分がκ-カラギーナンの二重らせんの部分に結合し，ι-カラギーナンに似た網目構造をつくり，ゼリー強度と弾力性が増し，離漿は抑制される（図5.3）．市販のカラギーナンと称するものに混合されている．

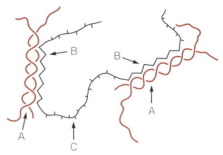

図 5.3　κ-カラギーナンに対するローカストビンガムの作用
A：カラギーナン，B：ローカストビンガム直鎖部分，C：ローカストビンガム側鎖部分．
ローカストビンガムの「滑らかな」ゾーン（Bの直鎖部分—ガラクトースのついていない部分）はκ-カラギーナンの二重らせん部分に結合しι-カラギーナンに似た網目構造をつくる．
「食成分素材・調味料」，橋本慶子，島田淳子　編，〈調理科学講座6〉，朝倉書店(1993)，p.91.

（5）ペクチン

ペクチンは，果物や野菜類をはじめ植物組織の細胞壁の細胞間構成物質である．ガラクトースのウロン酸であるガラクツロン酸の重合体を主体とする複合多糖類である．ペクチンとよばれているものを分類すると表5.6に示すようになる．

図5.4に示すように，ペクチンを構成しているカルボキシル基は一部がメチ

表 5.6　ペクチン質の分類

ペクチン質 (広い意味で のペクチン)	プロトペクチン	………………………………	不溶性ペクチン
	ペクチニン酸 （狭い意味でのペクチン）	……………	高メトキシルペクチン
		…可溶性 ペクチン	低メトキシルペクチン
	ペクチン酸		

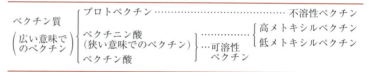

図 5.4　ペクチンの基本構造
ペクチン(a)は(b)に示すD-ガラクツロン酸のα-1,4結合からなるポリマーで，部分的にガラクツロン酸の6位がそれぞれの割合でメチルエステル化した(c)を含む．メチルエステル化度は平均9.5〜11％であるが，低いものは3.5〜6％，高いものは50％がエステル化しており，エステル化度50％以上のものを高メトキシルペクチン，50％未満のものを低メトキシルペクチンとよぶ．5％以下のものはペクチン酸とよぶ．

5.2 ゲル化材料

表5.7 ペクチンの種類とゲル化機構

ペクチンの種類	結合様式	接合領域	例
高メトキシルペクチン	非共有結合（水素結合）	ペクチン分子鎖間の多重らせん架橋	ジャム，マーマレード，酸味の強いゼリー
低メトキシルペクチン	イオン結合 配位結合	ペクチン分子鎖中のアニオン基間の多価カチオンによるイオン架橋 非共有電子をもつ官能基と多価カチオンの配位結合	ミルクゼリー，インスタントプリン，ヨーグルト，ムース，アイスクリーム，シャーベット

完全にメチル化されたペクチンのメトキシル基含量は理論的には16.32%であるが，一般に7%以上のものを高メトキシルペクチン，7%以下のものを低メトキシルペクチンとよんでいる．

ル化されているが，その度合いによって高メトキシル（HM）ペクチンと低メトキシル（LM）ペクチンに分けられる．表5.7にペクチンゲルの分類とゲル化機構を示す．HMペクチンは酸と糖が共存しているとき，冷えるとゲルを形成し，ジャムや果物のペクチンゼリーとなる．水分30〜35%，ペクチン0.5〜1.5%，有機酸0.5〜1.0%，pH3.0〜3.5，砂糖60〜65%がよいといわれている．表5.8に果物のペクチンと酸の含有率を示す．LMペクチンは2価の金属イオン，たとえばCa^{2+}が存在するとゲルを形成する．野菜や果汁にはCa^{2+}が含まれないため，塩化カルシウム（$CaCl_2$）を添加する．牛乳を加えるとただちにゲル化する市販品が売られている．

> **野菜の低温調理**
> 野菜を70℃で加熱するとペクチンメチルエステラーゼが活性化され，ペクチンをより強固な構造にして，煮くずれを起こさず，歯ざわりがあり，うま味が溶出せず残る．ただし，いもなどの加熱には向かない（p.51参照）．

表5.8 果物のペクチンと酸の含有率（%）

ペクチン質		酸		果物
多	1内外	多	0.8〜1.2	りんご，レモン，オレンジ，すもも
多		少	0.1	いちじく，もも，バナナ
少	0.5以下	多	1.0	いちご，あんず
中	0.7内外	中	0.4	ぶどう，びわ，熟したりんご
少	0.5以下	少	0.1	なし，かき，熟したもも

小原哲二郎，「食品加工」，建帛社（1961）．

（6）その他のゲル化剤

（a）カードラン

土壌中の微生物が産生する加熱凝固性の多糖類である．水に不溶であるが，その分散液を80℃以上に加熱すると，熱不可逆性の硬い弾力のあるゲル（**ハイセットゲル**）を形成する．ゲル強度は加熱温度の上昇とともに，加熱時間が長くなるほど高い．分散液を60℃に加熱すると，いったんゾル状に溶解するが，40℃以下に冷やすと熱可逆性のゲル（**ローセットゲル**）を形成する．再び60℃に加熱するとゲルは溶けるが，さらに加熱し，80℃以上になると熱不可逆性のゲルを形成する．カードランがゲルを形成するpH範囲は2〜10と広い．また，凍結，解凍による物性の変化は少ない．これらの性質を利用して，ゲル化剤としてだけでなく，めん類，水産練り製品，もちなどの**品質改良剤**として用

表5.9 カードランの食品への使用例

カードラン使用食品	機能
中華めん，そば	食感改良，湯のび抑制
うどん	食感改良，湯のび抑制
水産練り製品	弾力増強，すり身代替
食肉加工品(ロースハムなど)，鶏肉加工品	保水性向上，食感改良
調理加工食品(ハンバーグ，しゅうまいなど)	食感改良，歩留まり向上
調理ソース(カレー，グラタンなど)	粘性改良，ボディ感付与
もち粉使用もち	煮崩れ抑制
小麦粉加工品(スポンジケーキ，食パンなど)	冷蔵，冷凍時の水分の保持
ゼリー類(ホットゼリー，冷凍ゼリー)	ゲル化剤，耐熱性，耐冷凍性
こんにゃくゼリー	食感改良
成型加工食品(ゼリー寄せ，ゲル状食品など)	ゲル化剤，耐熱性，耐冷凍性
ローカロリー，ダイエット食品	非消化性，食物繊維

いられる．表5.9にカードランの食品への使用例を示す．

（b）ジュランガム

水草から採取された微生物が産生する粘質物(多糖類)のゲル化剤で，0.4%でもゲル化するという非常に強いゲル化力をもつ．また，耐酸性であることから果汁入りゼリーを製造することができ，しかも Ca^{2+} 存在下では熱不可逆性のゲルをつくるので，できた果汁入りゲルを加熱殺菌しても溶けず，透明度が高い．そのほか，えん下をスムーズに行うためスープや惣菜に添加し，ゼリー状にして食べやすくするホットゼリーなど，高齢化時代に対応した食品に利用されている．

5.3 油脂類
（1）種類と特徴

油脂はおもに植物の種子や動物の乳，脂肪組織などから抽出・精製したものであるが，これらにマーガリンやショートニングなどの加工油脂が加わる．常温で液体のものを油(oil)，固体のものを脂(fat)という．油脂は表5.10のように分類される．

植物性油脂には大豆油，なたね油，とうもろこし油，ごま油，オリーブ油，落花生油などがあり，食用油脂の70%以上を占めている．これらは不飽和脂

硬化油
魚油や融点の低い植物性油脂に水素添加し，脂肪酸の二重結合を減らすと融点の高い固体あるいは半固体の油脂が得られる．これを硬化油という．天然の油脂はシス型であるが，硬化油はトランス型となる．マーガリンやショートニングの原料となる．

ごま油
褐色のごま油はごまを煎ってから搾ったもので，精製していないのが特徴である．にもかかわらず貯蔵中の変化が少ないのは，ビタミンEや天然の抗酸化剤セサミノールを含むためである．

表5.10 食用油脂の分類

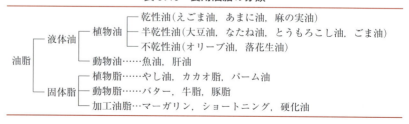

5.3 油脂類

表 5.11 油脂の主要脂肪酸組成, 融点, 発煙点および引火点

	飽和脂肪酸（％）						不飽和脂肪酸（％）					融点（℃）	発煙点（℃）	引火点（℃）
	C_{12}以下	C_{14}ミリスチン酸	C_{16}パルミチン酸	C_{18}ステアリン酸	C_{20}アラキジン酸	C_{22}以上	C_{16}以下	$C_{18:1}$オレイン酸	$C_{18:2}$リノール酸／シス-ヘキサデセン酸	$C_{18:3}$α-リノレン酸	C_{20}以上			
植物性油脂														
大豆油		0.071	9.9	4.0	0.35	0.5	0.084	22.0	50.0	6.1	0.19	−8～−10	195～236	326
なたね油	0.064	0.078	4.0	1.9	0.58	0.44	0.2	58.0	19.0	7.5	1.39	−20～−24	186～227	
とうもろこし油			10.0	1.9	0.41	0.3	0.12	28.0	51.0	0.76	0.24	−7～−10	222～232	326
ごま油			8.8	5.4	0.61	0.214	0.12	37.0	41.0	0.31	0.16	−3～−6	172～184	262
オリーブ油			9.8	2.9	0.42	0.12	0.66	73.0	6.6	0.6	0.28	6～0	150～175	321
落花生油		0.044	11.0	3.0	1.4	4.7	0.13	42.0	29.0	0.21	1.32			
サフラワー油（ハイリノール）		0.11	6.3	2.2	0.3	0.31	0.074	13.0	70.0	0.22	0.36	−20		
調合油	0.032	0.075	6.9	3.0	0.47	0.47	0.14	40.0	34.0	6.8	0.805			
動物性油脂														
牛脂		0.075	2.2	23.0	14.0	0.13		3.3	41.0	3.3	0.17	0.505	43～48	190	
ラード		0.217	1.6	23.0	13.0	0.2		2.5	40.0	8.9	0.46	1.13	23～48	190	215
無発酵バター（有塩）	9.96	8.3	22.0	7.6	0.12	0.114	1.99	16.0	1.7	0.28	0.33	28～38	208	
加工油脂														
家庭用マーガリン	4.401	1.7	11.0	4.8	0.3	0.3	0.132	39.0	12.0	1.2	0.305			

「日本食品標準成分表 2020 年版（八訂）」より．

肪酸（オレイン酸，リノール酸）の割合が高く，<u>融点</u>が低いので常温で液体である（表 5.11）．天ぷら油は植物油を原料とし，サラダ油は低温にすると沈殿する成分を天ぷら油から除去（ウインタリング）したもので，一般に数種の油を混合した調合油である．牛脂，豚脂などの<u>動物性油脂</u>は<u>飽和脂肪酸</u>（パルミチン酸，ステアリン酸）が多く，融点が高いため常温で固体である．魚油は炭素数が 20 および 22 の<u>高度不飽和脂肪酸</u>を多く含み，融点が低いため液体である．

（2）調理特性

油脂を単独で調理したり食べたりすることはまれである．通常はほかの食品に加えたり，ほかの食品を調理するのに用いたりして優れた食品をつくるのに役立っている．

（a）風味と物性

精製された油脂そのものに味はないが，油脂を用いた調理食品は滑らかな食感と濃厚な味を示す．たとえば，油脂はドレッシングやマヨネーズの素材となることで，本来の油っぽさとは異なるまろやかな口あたりになり，サラダをおいしくしたり，揚げ物や炒め物では香ばしさや好ましい食感をもたらす．同じ油脂類でもごま油，オリーブ油，バターなどは特有の香りをもっているので，加熱，非加熱を問わず料理に香りを与え，味を引き立たせる．表 5.12 はヒトが食品のおいしさを評価する場合の食感要素の割合を示したものであるが，テクスチャーは味とともにその割合が高く，非常に重要な要素となっている．その意味からも食品の食感，香り，色合いなどを好ましくし，嗜好性を高める油脂

ココナッツオイル

中鎖脂肪酸を約 60 ％（植物油は一般に約 10 ％），長鎖脂肪酸を約 30 ％ 含む．中鎖脂肪酸は長鎖脂肪酸と異なり，消化吸収が 4～5 倍速く，代謝は約 10 倍速い．そのため効率のよいエネルギー源として治療食で使用されている．免疫力，抗酸化・抗菌力も認められている．
アルツハイマー型認知症では，脳のエネルギーであるブドウ糖が上手に利用されにくくなることがある．その患者が中鎖脂肪酸を多く含むココナッツオイルを摂取すると，肝臓でケトン体がただちに産生されて脳のエネルギーになるので，認知症の改善効果がすぐに表れると考えられている．

表 5.12 食品の感覚的評価と構成要素(%)

特性	男性	女性
テクスチャー(texture)	27.2	38.2
味(flavour)	28.8	26.5
色合い(colour)	17.5	13.1
外観(out looking)	21.4	16.6
香り(aroma)	2.1	1.8
その他	3.0	3.8

Szczesniak (1963).

の果たす役割は大きい.

(b) 熱媒体

油は 200 ℃ くらいまで温度を上げることができるため,調理に要する時間は水を媒体とする煮物などに比べて短くすむ.油脂の比熱は 0.47 cal/g·deg 程度で水の約 1/2 である.そのため同じ火力で熱すると温度上昇速度は水の約 2 倍で,逆に材料を入れたときの温度低下は速い.これを利用して揚げ物,炒め物に用いられる.食生活の欧米化で油脂類の摂取量が増加したが,家庭料理においても揚げ物などは定番メニューである.表 5.13 に家庭において油を用いる回数を示すが,とりわけ炒め物が多いのは,嗜好もさることながら,調理にかかる時間が少なくてすむという油の調理特性が大きな理由であると考えられる.

表 5.13 家庭で油を用いる調理の回数(回/月)

回数	3	4～7	8～10	10	11～20	21～30
揚げ物	38%	33%	20%	—	—	—
炒め物	—	—	—	55%	27%	18%

「身近な現象の化学 PART-2. 台所の化学」,日本化学会 編,培風館(1993),p.56.

(c) 接着防止と防水

油脂は水と混じり合わないため,調理では油脂の被膜を利用して,食品どうしの付着,あるいは食品が器具や容器に付着するのを防ぎ,米への水の吸収を抑制する.ピラフの場合,米を炒めるバターは米どうしが付着するのを防ぐという役割もある.パイ生地では,バターは小麦粉と混じり合わないため,折りたたんではのばすという操作を繰り返して薄層の生地をつくる.また,調理でフライパンやケーキの型に塗る油は,材料が器具に付着するのを防ぐ.サンドイッチやカナッペをつくる際に表面に塗るバターは,材料どうしを接着すると同時にパンに水分がしみ込まないようにする働きもある.

(d) クリーミング性

バターやマーガリンなどの固形の脂を適度に撹拌すると,空気を抱き込んでふんわりとしたクリーム状になる.このような性質をクリーミング性という.この性質はパウンドケーキやクッキーなどの調製にも利用される.クリーム状

になるとかさが増えるだけでなく，口あたりも軽くなる．また自由な型に絞り出し，その形を保持できるのでケーキ類の飾りつけなどにも利用される．

（e）ショートニング性

小麦粉にバターやショートニングを加えて焼きあげたパイやクッキーは，サクサクしており，もろくて砕けやすい．このような性質を**ショートネス**という．これは油脂が小麦粉のでん粉やたんぱく質のまわりを薄い膜で包み込むように広がり，その結果，水分が内部に入りにくくなってグルテンの網目形成やでん粉の膨潤が抑えられるからである．この場合，油脂は小麦粉製品にショートネスをもたらすのでショートニング性があるという．ショートニングはこの目的のためにつくられた油脂である．

> **ショートニング**
> 硬化油に窒素ガスや炭酸ガス，乳化剤などを練り込ませたもの．製菓，製パンに用いて，ショートニング性やクリーミング性をもたらす．バターやマーガリンは水分を約16％含むが，ショートニングは水分を含まない．

（f）乳化性

本来，水と油は混じり合わず，同一容器に入れて激しく混合しても，しばらくすると両者は分離する．このとき双方に親和性をもつ**乳化剤**を入れておくと**エマルション**を形成する．これを応用したのがバターやマーガリンであり，ドレッシングやマヨネーズである．前者は油の中に水が分散している**油中水滴型**（W/O型：water in oil）のエマルションで，後者は水の中に油が分散している**水中油滴型**（O/W型：oil in water）エマルションである（図5.5）．

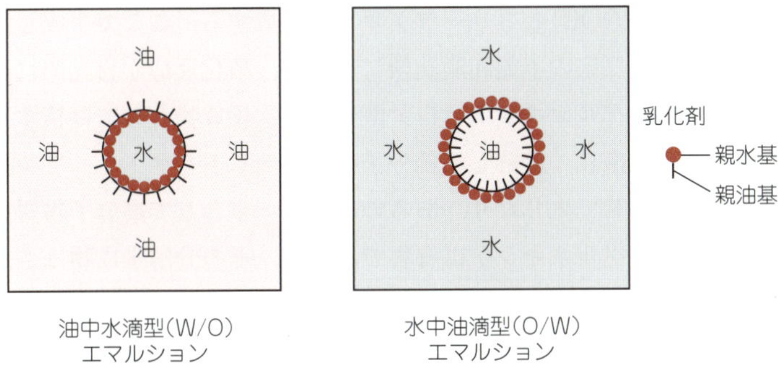

図5.5 エマルションの模式図

（3）調理による油脂の変化

（a）酸敗（酸化）

油脂は保存状態や天ぷらのような高温加熱調理により不快臭を発生したり，色や味が悪くなって粘りが増すなどの**劣化現象**が起こる．これを油脂の**酸敗**という．酸敗の原因は空気中の酸素，紫外線，酵素，微生物，温度，金属イオン，加熱温度，加熱回数，材料からの水分などである．

（ⅰ）自動酸化

油脂を空気中に放置しておくと，酸素などにより自然に酸化される現象を**自動酸化**という（図5.6）．自動酸化の場合，油脂の構成成分である不飽和脂肪酸は酸素，光（紫外線），熱，金属イオンなどによって酸化される．酸化されると不飽和脂肪酸の二重結合と二重結合のあいだのメチレン基（$-CH=CH-CH_2$

> **Plus One Point**
> **油脂の品質検査法**
>
> | 劣化検査法 |
> |---|
> | 酸化（AV）：遊離脂肪酸 |
> | 過酸化物価（POV）：過酸化物 |
> | カルボニル価（COV）：カルボニル基 |
> | チオバルビツール酸価（TBAV）：過酸化度 |
>
> | 品質検査法 |
> |---|
> | けん化価（SV）：分子量 |
> | ヨウ素価（IV）：二重結合 |

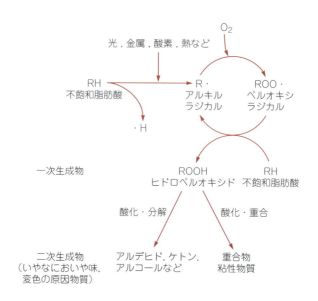

図5.6 油脂の自動酸化

−CH＝CH−)から水素(・H)が引き抜かれ，アルキルラジカル(R・)が生成する．これに空気中の酸素が結合するとペルオキシラジカル(ROO・)が生成する．ペルオキシラジカルは非常に不安定なため，未反応の不飽和脂肪酸に反応し，ヒドロペルオキシド(ROOH)とフリーラジカルを生成する．ここで生成したフリーラジカルは再び未反応の不飽和脂肪酸に反応し，酸化反応が自動的に進行する．生成したヒドロペルオキシドは自動酸化の一次生成物として蓄積するが，不安定なため，さらに酸化・分解して低分子のアルデヒドやケトン，アルコールなどを二次生成物として生じたり，あるいは酸化・重合して高分子物質を生成したりする．ヒドロペルオキシドは有害であるが，その分解生成物はさらに毒性が強く，これらが生成した油で調理した食品を食べると，食中毒症状を起こすことがある．自動酸化は貯蔵中でも進行していることがあるので，油脂および油脂食品は，空気や光に触れないようにして冷暗所におく必要がある．

(ⅱ) 加熱変化

揚げ物料理中のなべのなかの油脂は，表面は常に空気に，内部は揚げ種からの水分に，またなべ底では高温熱源に接している．その結果，油の表面では熱酸化，内部では加水分解，なべ底では熱重合・熱分解などの反応が起こり，しだいに劣化していく．

① 泡立ち性の変化：油が新しいあいだは，揚げ種を入れるとその周囲にのみ大きな透明の泡が立ち，揚げ種を取り上げると泡はすぐ消える．この場合できた揚げ物はカラッとして香ばしい．ところが長く揚げ続けていると，揚げ種を入れたとき細かい泡がブツブツとなべ全体に層となって広がっていき，揚げ種を出してもなかなか消えない．この状態を油が疲れたといい，水と油の交換が速やかに行われないため，このときの揚げ物は油っぽくまずい．この泡は油の

Plus One Point

揚げ油の後始末

冷めると粘りが強くなってろ過しにくくなるので熱いうちにろ過し，表面積の小さい褐色びんに入れて冷暗所に置く．金属は酸化を促進するので缶での保存は避ける．

酸化が進行して生成した重合物によるもので，重合物の蓄積量が増加するにつれて油の粘度も上昇する．新しい油は粘りがなく，さらっとしているので粘度の上昇は油の劣化の目安となる．劣化した油は栄養価が低下し，はなはだしい場合には毒性を示す．

② 着色：揚げ油は揚げ種を入れて加熱するため，油単独を加熱する場合よりも着色が著しい．とくに魚などのたんぱく質系の揚げ種の場合は顕著である．

③ 発煙：油脂を加熱し続けると煙が出てくる．このときの温度を発煙点という．天ぷらなどで古くなった油は発煙点が低下し，引火しやすくなるので注意を要する（表5.11参照）．

（4）油脂を用いる調理

油脂は特性に応じて，さまざまな調理に用いられている（表5.14）．

表5.14　油脂を用いる調理と油脂の種類

調理の種類	油脂の種類
揚げ物	大豆油，なたね油，とうもろこし油，落花生油，綿実油，サラダ油，オリーブ油，米油，ごま油，ショートニング，牛脂，豚脂
炒め物	上記のほか，バター，マーガリン
焼き物	同上
サラダ用	サラダ油，大豆油，なたね油，とうもろこし油，綿実油，オリーブ油，米油，サフラワー油，オリーブ油，ごま油
製菓，製パン用	バター，マーガリン，ショートニング，カカオ脂，豚脂，やし油
食卓用	バター，マーガリン
風味つけ	ごま油，バター，オリーブ油

（a）食品素材としての利用

バターやマーガリンはパンに直接塗って食べ，サラダ油は主としてドレッシングやマヨネーズの材料に用いる．生クリームはコーヒークリーム，ホイップクリームとしてコーヒー，紅茶などに加える．

（b）製菓，製パンへの利用

バターやマーガリン，ショートニング，生クリームなどがおもに使われる．油脂のもつ風味やクリーミング性，ショートニング性，乳化性などを生かしてさまざまな菓子類やパン類がつくられる．

（5）新しい機能をもった油脂類

近年，日本では，食の欧米化が進行し，油脂類や畜産物の摂取量が増加して，高脂血症や肥満を引き起こす原因となっている．これらの症状は，生活習慣病，なかでも心筋梗塞や脳梗塞といった動脈硬化症の危険信号として重要視されている．しかし現代の食生活において，摂取する油脂量を減少させることは簡単なことではない．そんななか，食用油でありながら，生活習慣病に対する一次予防効果を科学的に証明しうる商品が開発されており，現在，<u>植物性ステロール含量</u>を高めた食用油と中鎖脂肪酸を多く含む食用油の二種類の食用油が，特

ハイオレイック紅花油

リノール酸を76％近くも含む従来の紅花油（サフラワー油）を改良してつくり出された油で，オレイン酸を75％含む．揚げ物，炒め物をカラリと仕上げるには一価の不飽和脂肪酸を多く含む油がよいからである．

オリーブ油

構成脂肪酸のうち75％がオレイン酸からなっている．オレイン酸は加熱によっても酸化しにくい特性があるため，オレイン酸を多く含むオリーブ油で炒め物をしてもべとつかず，揚げ物もカラリと揚がる．また体内に入っても酸化されにくいので健康的な油といわれている．しかもオリーブ油特有の香りがあり，加熱料理だけでなく，サラダのドレッシングやマリネなど，生のままでも料理に使われる．

しそ油

しそ科のえごまの種子から搾取した油で，n-3系のα-リノレン酸を60％以上含む（亜麻仁油もほぼ同等）．α-リノレン酸は体内でEPAやDHAに変換されるため，健康上の目的で利用される．無味無臭で，一般の食用油よりサラサラとして油っぽくない．熱に弱いため，ドレッシングや料理にかける，仕上がったスープやコーヒーなどの飲料に加えるなどして用いる．常温でも酸化されやすいため低温で保存し，開封後は，1～2か月の使用を目安とする．

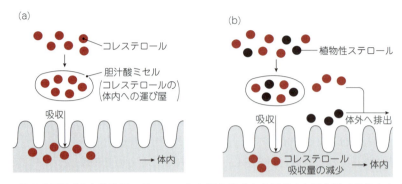

図 5.7　一般の食用油 (a) と植物性ステロール含有量を高めた食用油 (b) が小腸で吸収されるようす
植物性ステロールがコレステロールより優先してミセルに入り込むため，胆汁酸ミセルに取り込まれないコレステロールは，吸収されずに排泄される．

定保健用食品として消費者庁 (認可当時は厚生労働省) から認可を受けている．

これらの油脂は，調理特性の詳細については今後検討する必要があるが，一般の食用油と同様に使用できることを前提として開発されているため，広汎な用途に用いることができる．

(a) 植物性ステロール含量を高めた食用油

植物ステロールは，大豆胚芽など野菜，豆類，穀類に多く含まれているが，コレステロールと競合して胆汁酸ミセルへのコレステロールの溶解を阻止し，コレステロールの体内吸収を抑制する作用がある．そのため，植物ステロール含量を高めた食用油は，「血中総コレステロール，とくに LDL コレステロールを下げる」効果が期待される (図 5.7)．

(b) 中鎖脂肪酸を多く含む食用油

中鎖脂肪酸は炭素数 8 〜 12 程度の飽和脂肪酸で，通常，ヒトの母乳，牛乳，ヤシ油，パーム油などに含まれる．この脂肪酸は，長鎖脂肪酸とは異なり，腸管膜内でトリグリセリドへ再合成されず，脂肪酸のまま門脈から肝臓に移行し効率よく分解される．そのため，中鎖脂肪酸を多く含む食用油は「体に脂肪がつきにくい」ことが期待される．現在市販されている製品は，エステル交換反応によって，中鎖脂肪酸含量を高めたものである．理論的には，中鎖脂肪酸はケトーシスを起こしうるが，適切に使用すれば問題はない．ただし，糖尿病患者などが継続的に大量に摂取するような場合には医師への相談など注意が必要である．

5.4　新食品素材

発展途上国では爆発的な人口増加が見られ，一方地球温暖化による異常気象が頻発している．世界規模での食糧不足という深刻な事態が予測される今日，そのための解決策として新食品素材の開発や未利用資源の有効利用が重要かつ急を要する課題となっている．とりわけ食料の半分を輸入に頼っている日本に

マクトン (MCT；Midium Chain Glycereide；中鎖脂肪酸) オイル
MCT 85% と LCT (長鎖脂肪酸) 15% から構成された油．しそ油と類似した性状の油 (調理上の使用と保存については p.119 参照)．粉末タイプのものもある．

おいては切実な問題である．高齢化がさらに進む現在，健康の保持と向上のために人びとの食品に対する関心は強まっている．これらの問題に対応すべく新しい食品素材の開発と実用化が展開されている．現在のところ新食品素材として製造されている植物性たんぱく質，食物繊維，甘味料および調味料などは，ほとんどが食品産業で使用されている．今後は，さまざまな機能特性をもつこれら素材の一般家庭での利用が期待される．

（1）大豆たんぱく質素材

油をとるための大豆は，油含量の多いものが用いられている．脱脂大豆は大豆から油を絞った残りかすで，たんぱく質を多量に含み栄養価が高い．この脱脂大豆を有効に利用するための研究が進められ，各種大豆たんぱく質製品が製造されるようになった．大豆より油を除いたかすには抽出溶剤のヘキサンが残っているため，脱脂大豆粉を得るにはヘキサンを除去する操作が加わる．高温で除く方法，低温で除く方法があるが，高温で除くほどたんぱく質の変性が著しいため，たんぱく質の溶解性が低くなる．

そこで変性度を示す指数として，窒素溶解性指数(NSI)が用いられている．NSIが高い脱脂大豆粉とは，たんぱく質の溶解性が高く，変性していないものとされている．高変性脱脂大豆粉(NSI 30以下)，中変性脱脂大豆粉(NSI 30〜60)，低変性脱脂大豆粉(NSI 80以上)があり，これらは用途に応じて使い分けされている．安価であるという経済性だけでなく，栄養性，嗜好性，機能性においても優れた食品素材として，さらなる利用が期待されている．

（a）大豆たんぱく質製品の種類と利用

脱脂大豆をおもに用いて，各種分離たんぱく質が製造され，食肉製品，水産練り製品，冷凍食品，製菓，製パン，乳製品と多岐にわたって利用されている．さらに近年は，大豆たんぱく質そのものでソーセージ，ハム様食品，即席めん用の油揚げなどが製造され，用途はさらに広がっている．

ⅰ）濃縮大豆たんぱく質(SPC：Soy Protein Concentrate)

脱脂大豆から糖類その他の可溶性成分を除いたもので，たんぱく質，セルロース，ヘミセルロースなどを主成分とする．たんぱく質含有量は60〜85％で，製造方法によりNSIは著しく異なるが，成分的にほとんど差はない．スープ，製パン，製菓に利用される．

ⅱ）分離大豆たんぱく質(SPI：Soy Protein Isolate)

NSIが90以上の脱脂大豆から希アルカリでたんぱく質を抽出し，不溶性画分を遠心分離で除いた後，抽出液に希酸を加えてたんぱく質を沈殿させ，水洗後噴霧乾燥したものである．たんぱく質含有量は90％以上と大豆たんぱく質製品中最も高い．水に溶けやすく多様な機能特性をもつ．

ⅲ）組織状または粒状大豆たんぱく質(TSP：Textured Soy Protein)

脱脂大豆または濃縮大豆たんぱく質を粒状に成型したもので，製造には高温・高圧で押し出すエクストルーダーを利用した方法が採用されている．たん

大豆たんぱく質製品の機能性と用途

	TSP	SPC	SPI
機能性			
水溶性	×	×	○
保水性	○	◎	◎
ゲル化性	×	△	◎
乳化性	△	○	◎
用途			
飲料			◎
デザート			○
ハム，ソーセージ	◎	○	○
惣菜	◎	○	○
製菓，製パン	○	◎	○
たんぱく質強化			◎

「大豆タンパク質の加工特性と生理機能」，建帛社(1999)，p.37を改変．

ぱく質含有量は 50 ～ 60 % 程度である．肉に近い食感をもつことから，ハンバーグ，ミートボール，ぎょうざ，しゅうまいなどの加工食品に用いられる．

　　ⅳ）**繊維状大豆たんぱく質**（SSP：Structured Soy Protein）

　分離大豆たんぱく質溶液を多数の小さな孔から糸のように押し出し，これを束ねて脂肪，香り，色素，添加物などを加えて味つけし，肉製品様に加工する紡糸大豆たんぱく質と，エクストルーダーのような高温・高圧下で加熱し，小孔から空気中に押し出し繊維状に加工する構造性繊維状大豆たんぱく質がある．いずれも肉様組織を形成していて歯ごたえがあり，コンビーフ，ハム，ソーセージなどに利用される．たんぱく質含有量は 85 % 以上と高い．

　（b）大豆たんぱく質製品の機能特性

　大豆たんぱく質製品をさまざまな食品に利用するのは，大豆たんぱく質のもつ溶解性，保水性，加熱によるゲル形成能，水和特性，乳化性，起泡性，組織化性などの機能特性を発現するためである．これらの機能特性の多くは，加熱などによって発現することが多い．

（2）小麦たんぱく質素材

　小麦粉に水を加えて充分こね，でん粉を洗い流すと粘弾性のあるグルテンの固まりが残る．これが小麦たんぱく質である．小麦たんぱく質は生，あるいは冷凍品にして生ふや焼きふ，水産練り製品に使われる．そのほかにも粉末状，繊維状，ペースト状，粒状にして食品加工に利用され，添加された食品にさまざまな機能特性を与える．

　粉末小麦たんぱく質には，吸水するともとの生グルテンの性質を示す活性グルテンと，変性しているため加熱してもゲル化しない変性グルテンがある．活性グルテンはパン，めんの改良剤，畜肉ソーセージ，水産練り製品，健康食品などに，また変性グルテンは畜肉加工品や水産練り製品などに利用される．繊維状，ペースト状および粒状小麦たんぱく質は，畜肉の代替品として冷凍調理食品やレトルト食品に使われる．

（3）食物繊維

　ヒトの消化酵素では分解できない難消化性の食物繊維（**ダイエタリーファイバー**）は食物の消化管でのかさを増やすことで腸のぜん動を促進し，便通をよくしたり，食品中の有害物質を吸着して排泄する．ほかにも有用な腸内細菌の増殖に役立ったり，栄養素の吸収を阻害して肥満や高コレステロール血症などの生活習慣病の予防や改善につながることから**特定保健用食品**として認められており，さまざまな食品に用いられている（表 5.15）．

　食物繊維を抽出する材料は植物性食品では**セルロース**，**ヘミセルロース**，リグニン，ペクチンなどがあり，動物性食品ではエビ，カニ類の殻からの**キチン**，**キトサン**がある．キチンは殻を抽出して得られるムコ多糖で，キトサンはキチンから製造される．健康食品として飲まれるほか，特定保健用食品としてビスケット類などに利用されている．最近，さまざまな生理活性機能が報告されて

特別用途食品

健康増進法第 26 条によって許可された病者用，えん下困難者用，乳児用，妊産婦用，授乳婦用などの特別の用途に適する旨の表示をする食品と，「特定保健用食品」の二つに大別される．

特定保健用食品（トクホ）

からだの生理学的機能などに影響を与える保健機能成分を含む食品で，血圧，血中のコレステロールなどを正常に保つことを助けたり，おなかの調子を整えるのに役立つなどの特定の保健の用途に資する旨を表示する．許可マーク，保健の用途，摂取量，摂取上の注意などが表示してある．平成 3 年に発足し，平成 30 年 9 月 21 日現在 1056 品目の食品が許可されている．

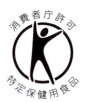

表5.15　食物繊維と使用食品例

食物繊維の種類	食品例
ペクチン	ゼリー，ジャム，ヨーグルト，アイスクリーム
アルギン酸	アイスクリーム，ジャム，ゼリー，乳飲料，ソース
カルボキシメチルセルロース	アイスクリーム，ジャム，ケチャップ，ソース
こんにゃくマンナン	ゼリー，ハンバーグ，パン
グアーガム	ゼリー，アイスクリーム，ソース，即席めん類
小麦ふすま	パン，クッキー，ビスケット，シリアル食品
とうもろこし食物繊維	クッキー，ビスケット，健康食品
難消化性デキストリン	ウインナーソーセージ，清涼飲料水
キトサン	ビスケット
カラギーナン	ゼリー，プリン，アイスクリーム，食肉製品

いることから，さらに利用が拡大している．

練 習 問 題

次の文を読み，正しいものには○，誤っているものには×をつけなさい．

(1) 寒天ゲルは，しょ糖添加によりゲル強度を増すが，果汁，牛乳はゼリー強度を低下させる．これは果汁中の果肉，牛乳中の脂肪やたんぱく質がゲルの形成を阻害するためである．　　重要
(2) 寒天ゲルの調製において比重の違う材料を混合するときは，寒天液のゲル化温度に近い40℃付近で混ぜ合わせると分離しにくい．
(3) ゼラチンゲルは寒天ゲルよりも粘着力が弱く接着しにくいので，二色ゼリーやリボンゼリーなどをつくりにくい．　　重要
(4) 寒天・ゼラチン混合ゲルは，両者の中間的な食感のゲルとなり，寒天ゲルの離漿を抑えゼラチンゲルの融解を抑える効果が得られる．
(5) 無機質添加によってゲル化するカラギーナンゲルは，寒天よりも透明度がよく，ゲル融解温度も低く口触りはゼラチンに近い．
(6) でん粉を水のない状態で高温で加熱すると，でん粉分子が切断されてデキストリンを生じる．
(7) 調理では白色ルウ調製時に，でん粉の一部がデキストリン化し，ソースの粘度は上昇する．
(8) タピオカパールでん粉は，でん粉を攪拌しながら球状とし，半糊化状にローストしたもので，スープの浮き身や各種のデザートに利用度が高まっている．
(9) タピオカパールの加熱方法は，魔法びんを用いて熱湯にふりこみ，3〜4時間放置すると食感のよい製品が得られる．
(10) カラギーナンは海藻から抽出されたゲル化剤で，酸によりゲル化能力が高まる．
(11) ゼラチンゲルは保水性が大きく離漿しにくい．
(12) オリーブ油はリノール酸を多く含むため酸化されにくく，揚げ物もカラリと仕

上がる．

重要 ☞ (13) クリーミング性とはバターやショートニングなど固体の脂が空気を抱き込む性質のことで，製菓，製パンに広く利用されている．

(14) 天ぷら油は古くなると粘性を帯びてくる．これは油の酸化が進行して，重合物が生成するためである．

重要 ☞ (15) エマルションには水中油滴型(O/W型)と油中水滴型(W/O型)がある．バターやマーガリンはO/W型で，ドレッシングやマヨネーズはW/O型である．

重要 ☞ (16) クッキーのショートネスは油脂の使用量が多いほど大きい．しかし膨化は油脂量が多いほど少ない．

(17) 特定保健用食品とは特別用途食品のことで，低エネルギー食品，低ナトリウム食品などが相当する．

(18) 新食品素材のうち植物性たんぱく質には大豆たんぱく質と小麦たんぱく質がある．これらは保水性，乳化性，組織化性などの機能特性をもち，畜肉加工品や水産練り製品などに幅広く利用されている．

(19) 果物に含まれるペクチンや海藻に含まれるキチン，キトサンは食物繊維を抽出するための材料として利用されている．

(20) 植物油脂のなかで，オリーブ油はなたね油や大豆油に比べると発煙点が低い．

(21) ジアシルグリセロールを主成分とした食用油は，揚げ物には用いることができない．

(22) 植物ステロールは従来の大豆油に含まれている．

■出題傾向と対策■
具体例をあげながら調理特性を問う問題がよく見られる．

6 嗜好飲料

嗜好飲料は水分補給がおもな目的で，個人の嗜好を満足させるために摂取する．アルコール飲料と茶，コーヒー，紅茶などの非アルコール飲料がある．生活の安らぎや活力を得るという意味合いが強い．糖分を多量に含む嗜好飲料の多飲はエネルギー過剰となる．

6.1 非アルコール飲料（アルコール1%未満）
（1）茶

茶は製法により，不発酵茶（緑茶）と発酵茶（紅茶），半発酵茶（ウーロン茶）に分けられる．

（a）緑茶（不発酵茶）

緑茶は，茶葉のポリフェノールオキシダーゼを加熱により失活させることで，茶葉の色や成分を保持している．加熱の方法により，蒸し製と釜炒り製の二種類に分けられ，緑茶の大半は蒸し製である．茶葉の種類から玉露，煎茶，抹茶，番茶，ほうじ茶などに分けられる．玉露は日覆いをした若芽から製造され，香りがよく甘味がある良質な緑茶である．煎茶に比べてカフェイン（苦味）が多く，タンニン（苦渋味）が少ない．煎茶はもっとも生産量が多く，カフェインやテアニン（うま味）を含み，タンニンが多い．番茶（煎茶を摘んだ後の硬化葉や茎が原料などの番外の茶）やほうじ茶（焙じた番茶）は，カフェインやタンニンの含有量がかなり少ない．玉露や煎茶は低温でタンニンの浸出を抑え，うま味成分を浸出させる．タンニンのなかでは，カテキンが75%以上を占めている．番茶やほうじ茶には上述のうま味や苦味成分は含まれないので高温短時間で香りを浸出する（表6.1, 6.2）．

（b）紅茶（発酵茶）

紅茶は茶葉の揉捻，発酵により含まれる酸化酵素の活性を高め，カテキンやタンニンを酸化し乾燥させたもの．カテキンは酸化酵素により赤色色素に変化し，特有の芳香が得られる．カフェインは酸化酵素の影響をほとんど受けないが，ビタミンCは発酵過程で消失する．

紅茶の浸出液を室温に下げて放置すると白く濁ることがある．クリームを加

摘採製造による茶の種類

1番茶	4〜5月の摘採茶
2番茶	6月の摘採茶
3番茶	7〜8月の摘採茶
4番茶	9〜10月の摘採茶

Plus One Point
緑茶の成分

カテキン（3-ヒドロキシフラバンのポリオキシ誘導体）には，抗菌，抗ウイルス作用があるといわれている．ほかにも抗酸化による老化防止，血中コレステロール低下作用，血栓抑制，血圧の上昇抑制，抗がん作用，虫歯予防，口臭抑制などの薬理効果もある．

カフェインは即効的に神経を興奮させるため覚醒効果があり，気分もすっきりする．ハーブ茶は，精神安定に効果があるとされている．

アミノ酸であるテアニン（グルタミン酸エチルアミド）とグルタミン酸の二つは緑茶のうま味の主体で，テアニンは茶に特有のうま味成分である．

Plus One Point
クリームダウンを防ぐには

カフェインやタンニンの多い良質な紅茶ほどクリームダウンが起こりやすいが，急冷により防ぐことができる．アイスティは濃いめに入れ，氷を入れたグラスに熱い紅茶を注いでつくるとよい．

コーヒーと紅茶の
カフェイン量の比較

100g当たりで比較すると，コーヒーより紅茶のカフェインのほうが多いが，浸出液で比較するとコーヒーのほうが多い．
150ml当たりのカフェイン量（表6.1より）：
　コーヒー　0.06g
　紅茶　　0.01g

Plus One Point
コーヒー飲用の
健康効果の期待

心筋梗塞患者において摂取後1時間以内に心筋梗塞や胆石症を発症するリスク減少や，糖尿病予防効果，認知能力の低下予防，パーキンソン病のリスク低下など，コーヒー含有成分の効果に期待する報告が多数ある一方，「可能性がある」「さらに検証が必要」といった報告も多い．コーヒー飲用の効果については，今後の研究結果を注意深く見守る必要がある．

コーヒー豆の特徴

- アラビカ種：世界でもっとも多く栽培されている（75～80％）．モカ，ブラジル，コロンビア，グアテマラ，ブルーマウンテンなど一般的なコーヒーの多くはアラビカ種である．香り，酸味が豊かで高価．
- ロブスタ種（カネフォーラ種）：世界の生産量の約20％．ジャワ・ロブスタなど．酸味があまりなく，苦味が強い．ブレンドやインスタントに使用されることが多い．
- リベリカ種（西アフリカ）：生産量は少なく（1％未満），日本への輸入はほとんどない．

表6.1　茶，コーヒー，ココアのおもな成分と浸出量

種類	タンニン (g)	カフェイン (g)	ビタミンC (mg)	ビタミンA (μgRAE)	備考（浸出条件）
玉露	10.0 (0.23)	3.5 (0.16)	110 (19)	1800 ((0))	茶10g/60℃ 60ml, 2.5分
抹茶	10.0	3.2	60	2400	
煎茶	13.0 (0.07)	2.3 (0.02)	260 (6)	1100 ((0))	茶10g/90℃ 430ml, 1分
番茶	(0.03)	(0.01)	(3)	((0))	茶15g/90℃ 650ml, 0.5分
ウーロン茶	(0.03)	(0.02)	(0)	((0))	茶15g/90℃ 650ml, 0.5分
紅茶	11.0 (0.10)	2.9 (0.03)	0 (0)	75 ((0))	茶5g/熱湯 360ml, 1.5～4分
コーヒー	(0.25)	(0.06)	(0)	(0)	コーヒー粉末10g 熱湯150ml
ココア	nd	0.2	0	3	ピュアココア

値は100g当たり．
（　）内の数値は，備考の条件で抽出した浸出液中の量．「日本食品標準成分表2020年版（八訂）」より．
nd：データなし．

表6.2　標準的な茶の入れ方

種類	人数(人)	茶量(g)	湯温(℃)	湯量(ml)	浸出時間(秒)
玉露　上	3	10	50	60	150
煎茶　上	3	6	70	170	120
煎茶　並	5	10	90	450	60
番茶	5	15	100	650	30
ほうじ茶	5	15	100	650	30

「茶のサイエンス」，堀江秀樹，武田善行 編，筑波書店(2004)．

えたような外観になるためクリームダウンという．白濁した物質はタンニンとカフェインが結合したもので，紅茶の温度低下に伴い析出する．カフェインの多い良質な紅茶ほど起こりやすい．紅茶に牛乳を加えると，タンニンの味をやわらげ渋みを抑えることができる．

(c) ウーロン茶（半発酵茶）

ウーロン茶は茶葉をある程度発酵させたのちに釜で煎って，酵素作用を失活させ，揉捻後乾燥させる．カフェイン，タンニンによりやや苦味がある．さっぱりとしたあと味で，油脂を多量に使用する中国料理に適した茶である．

(2) コーヒー

コーヒーは，独特の香味をだすために，コーヒー豆を200～250℃，15～20分程度焙煎し，独特の色と香りをつける．コーヒー豆には多くの種類があるが，アラビカ種（エチオピア原産），ロブスタ種（カネフォーラ種，コンゴ原産），リベリカ種（アフリカ西海岸地方原産）がおもな品種である．コーヒーは，ボイル

ド式(熱浸法)，ドリップ式(透過法)，サイホン法により入れるが，コーヒー豆は，浸出法に合わせたひき方をする．いずれもコーヒーの香りを引きだし，おいしく入れるために，攪拌や圧搾は行わない．カフェインは焙煎の影響は受けない．

（3）ココア

ココアは，カカオ豆を焙煎し，カカオマス(果肉)を摩砕してペースト状になったものを圧搾，脂肪分を一部除去し微粉砕したものである．熱湯や牛乳で溶き飲用する．テオブロミンとカフェインが少量含まれる．糖質，脂質，たんぱく質，ビタミンB群，鉄なども含まれており，栄養価の高い飲み物である．混合物のないピュアココア，砂糖と粉乳が入ったミルクココア，溶けやすく加工したインスタントココアなどがある．

（4）その他の飲料

（a）炭酸飲料(発泡性)

炭酸飲料は日本農林規格(JAS規格)では，飲用適の水に二酸化炭素を圧入したもの(ガス内圧 0.29 MPa 以上)であり，これに甘味料，酸味料，フレーバリングなどを加えたもの(ガス内圧 0.07 MPa 以上，一部 0.10 MPa 以上)と定義される．フレーバリングとは，炭酸飲料に香りや味をつけるために使用するもので，香料，果汁や果実ピューレー，植物の種実，根茎など，またはこれらからの抽出物，乳または乳製品である．洋酒や清涼飲料水に用いられる炭酸水(プレーンソーダ)もある．いずれも清涼感が得られる．炭酸には胃壁を刺激する働きがある．

（b）果実飲料

果実飲料とはJAS規格では，濃縮果汁，果実ジュース，果実ミックスジュース，果粒入り果実ジュース，果実・野菜ミックスジュース，果汁入り飲料をいう．JAS規格では，濃縮果汁，還元果汁，濃縮オレンジ，濃縮うんしゅうみかん，濃縮グレープフルーツなどそれぞれの果実飲料について規格が定められている．

（c）スポーツドリンク

表6.3に，夏季における運動強度と水分摂取量の目安を示す．スポーツによる急激な発汗では，体外に水分とともに無機質が排出される．水だけを補給すると体内のNa濃度が低下するため，利尿によりNa濃度を一定に保とうとする作用が生じる(二次的脱水)．したがって，水と無機質などを補給する必要がある．スポーツドリンクには無機質として，Na，K，Ca，Mgなどが，有機物として各種ビタミン類，ブドウ糖などの糖質，クエン酸などが含まれている．当初は，スポーツや労働での発汗によって失われた体液の補充を目的とした飲料だったが，近年は一般的な清涼飲料水としても好まれる．

コーヒー豆のひき方

浸出時間が短い場合は細かめに，長い場合は粗めにひき，風味のよい成分のみを抽出するように調節する．
細びき：ドリップ式
中びき：サイフォン式
粗びき：パーコレーター式

チョコレート

カカオマス(ビターチョコレート)に砂糖を加えたものがスイートチョコレート，さらに乳製品を加えたものがミルクチョコレートである．

野菜ジュースの活用法

食事バランスガイド(8章参照)では，外食や中食が中心となり十分な野菜摂取が難しい人を考慮して，野菜ジュース 200 ml が 1SV(サービング)とされている．野菜の摂取法として手軽ではあるが，野菜ジュースは野菜と同じではない．調理時間がとれない場合に野菜の代用として活用できるものの，不溶性食物繊維やビタミンCの含有量低下，糖分過多，咀しゃく回数低下による悪影響が懸念される．果実・野菜ミックスジュースは甘味があり飲みやすいが，糖分が多くなるので気をつける必要がある．

スポーツ時の水分補給の目安

- 発汗量の80%
- 塩分濃度 0.1～0.2%
- 糖質8%未満(腸管での吸収がよい)
- 5～15℃(体温調節効果)
- 胃にたまらない量

表6.3 運動強度と水分摂取量の目安(夏季)

運動の種類	運動強度(最大強度%)	持続時間	水分摂取量の目安	
			競技前	競技中
トラック競技,バスケット,サッカーなど	75～100%	1時間以内	250～500 ml	500～1000 ml
マラソン,野球など	50～90%	1～3時間	250～500 ml	500～1000 ml/1時間ごと.
ウルトラマラソン,トライアスロンなど	30～70%	3時間以上	250～500 ml	500～1000 ml/1時間ごと.必ず塩分を補給.

「夏のトレーニング・ガイドブック」,日本体育協会(2002).

6.2 アルコール飲料(アルコール1%以上)

アルコール飲料には,清酒,焼酎,ビール,ワイン,ウイスキー,ブランデー,リキュールなどがある(表6.4).アルコール飲料は,食欲増進効果を期待する食前酒,食事とともに味わう食中酒,食後に味わう食後酒として飲用される.料理や菓子の調理においては,不快な臭いを取り除いたり,コクや照りをだす,香りや風味づけとしても利用される.

表6.4 おもなアルコール飲料の飲み方の特徴

酒名	アルコール度数(%)	飲み方の特徴
ビール	2～5	適温は10～13℃.高温では炭酸ガスの溶解度が下がり,泡が出すぎる.低温では泡の出方や香りが不充分である.泡は香りが逃げるのを防ぐ.
ワイン	8～13	飲みごろは,白,ロゼワインは5～10℃,赤ワインは15～18℃.保存には,温度12℃,湿度75%の酒蔵がよい.空気が入ると酸化するため,横にして貯蔵し,コルクの乾燥を防ぐ.
清酒	15～18	香り,味,こくを生かす「かん」の温度:ふつうの酒は50～55℃,味のよい酒は約40℃,香りのよい酒は60℃前後がよい.
リキュール	25～50	多彩な香気と甘味をもち,そのまま飲むほか,カクテルや製菓用にも用いられる.酒類やアルコールに糖液,香料,色素を添加してあり,漢方薬のエキスを浸出した薬味酒,梅酒なども含まれる.
ブランデー	39～45	ブランデーグラスに少量(約30 ml)注ぎ手のひらで温め,ゆっくり回して香りを立てて,香りを楽しむ酒である.紅茶などに入れることもある.
ウイスキー	39～45	室温で保存し,そのまま飲む.アルコール度数が高いため冷水や氷で薄める.水割りは,グラスいっぱいの氷にウイスキー,水の順に注いだもの.

■出題傾向と対策■
嗜好飲料の浸出条件や浸出時の成分含有量の変化を理解しておくこと

練習問題

次の文を読み,正しいものには○,誤っているものには×をつけなさい.

(1) 緑茶は,発酵茶であるため,茶葉の色が残っている.
重要☞ (2) 煎茶を入れる湯の温度は100℃くらいがよい.
重要☞ (3) 玉露は60℃程度の湯でタンニンの溶出を抑え,うま味成分を浸出させる.
重要☞ (4) コーヒーと紅茶の浸出液を比較すると,カフェインは紅茶のほうが多い.
重要☞ (5) 紅茶の浸出液を室温に下げて放置するとクリームダウンが起こる.
(6) スポーツ飲料は,発汗時に失われる糖質の補給がおもな目的である.
重要☞ (7) 煎茶のビタミンCが浸出液に溶出する割合は10%以下である.

7 エネルギー源および調理器具

7.1 調理機器のエネルギー源

調理に使用されるエネルギー源として，ガスや石油などの燃焼熱や電気エネルギーが利用されている．石炭や薪も熱源となる．

（1）ガス

都市ガスと液化プロパンガス（LPガス）がある．対流と伝導により伝熱する．安全な取り扱いに注意が必要であり，燃焼に酸素を要するため，室内の空気を汚染する．換気が必要である．

（2）電気

電気は加熱機器（ヒーター，電磁調理器，電子レンジなど），冷却機器（冷凍冷蔵庫），回転調理機器（ミキサー，フードプロセッサー）などに利用されている．衛生的で自動制御ができ，熱効率はよい．安全性が高いため，オール電化の調理設備（電磁調理器：IH）も普及している．

7.2 加熱機器

（1）ガスこんろと電気こんろ

こんろには，おもに熱源がガスのガスこんろと電気のシーズヒーターがある（図7.1）．それぞれの特徴と伝熱法，調理特性を表7.1に示す．

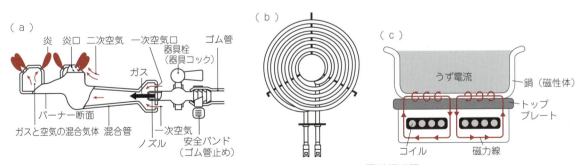

図7.1　ガスこんろとシーズヒーター，電磁調理器
（a）ブンゼン式燃焼の構造としくみ，（b）シーズヒーターの構造形状，（c）電磁調理器の伝熱方法．

表7.1　おもな加熱機器の特徴と伝熱，調理特性

加熱機器と熱効率		機器の特徴	伝熱法，調理特性
ガスこんろ (熱効率：45〜55%)		ブンゼン式燃焼が一般的．空気孔から空気を取り込みガスと混合し燃焼する．安価である．余熱の利用は難しい．	対流，伝導． 2000〜3000 kcal/時(家庭用)． 4000〜6000 kcal/時(ハイカロリーバーナー)． 温度の立ち上がりが早い． 火力調整は容易．
電気こんろ (熱効率：65〜75%)	シーズヒーター	金属パイプに酸化マグネシウム(絶縁体)を詰め，ニクロム線(発熱体)を組み込んだもの．	放射，伝導． 温度の立ち上がりは遅い．
	ハロゲンヒーター	タングステン線を石英で覆い，ハロゲンガスを充填したもの．	放射，伝導． 短波長で放射率が高い(近赤外線)． 食品内部への浸透性が高い． 表面に色はつきにくい． 低温から高温までコントロールしやすい．
	遠赤外線ヒーター	ニクロム線をセラミック管で覆ったもの．	放射，伝導． 放射線の浸透は表面のみ． 焼き色がつきやすい． 食品内部の水分が保持できる．
電磁調理器(IH) (熱効率：80〜85%)		硬質セラミックプレートの下のコイルに電流を流すことで磁場をつくり，磁力線の動きにより生じるジュール熱を利用する．	電磁誘導加熱(IH：Induction Heater)． 温度の立ち上がりは遅い． 火力調節は容易． 平底で鉄，ほうろう，ステンレス製のなべが使用できる．なべ自身が発熱するので，熱効率は高い．

（2）オーブン

　ガスオーブンや電気オーブンがある．輻射熱により蒸し焼きにするため，しっとりとした焼き上がりとなり，焼き色もつく．自然対流式は食品の上にできる境界層が厚いため熱伝導が悪く温度むらが生じる．おもに放射伝熱による加熱である．一方，ファンにより空気を対流させる強制対流式のコンベクションオーブンは，温度むらが少なく熱伝導がよい(図7.2)．おもに対流伝熱による加熱である．過熱水蒸気オーブン(スチームオーブン)は300℃以上の水蒸気で加熱するため短時間で調理できる．これらを合わせた**スチームコンベクションオーブン**(図7.3)は，100℃以上の水蒸気と温度，水蒸気量を調節しながら加熱する．蒸し焼きと焼き色のつく焼き加熱が可能であり，大量調理でよく使用される．

（3）電子レンジ

　電子レンジ内蔵の真空管(マグネトロン)により，2450 MHzの高周波(**マイクロ波**)が発生し，食品自身を発熱させて加熱する(図7.4)．マイクロ波が食品に照射されると，食品中の水などの分子が運動し熱(24億5000万回/秒の回転による**摩擦熱**)を発生する．電子レンジのマイクロ波の浸透距離を表7.2に示す．また，電子レンジは食品の水分や食塩の含有量により昇温パターンに違いがみられる．一般的に水分含有量や油脂，塩分濃度が高いと内部が加熱されにくく，

Plus One Point

電子レンジ用のプラスチック容器の選び方
- 一般的には耐熱温度120℃以上のもの．
- メラミン，フェノール樹脂容器は使わない(マイクロ波により自己発熱して容器成分が流出)．
- 油脂の多い料理(カレー，揚げ物)などは，耐熱温度180℃以上のもの．
- オーブン使用の場合は，耐熱温度220℃以上のもの．
- 丸や楕円形のもの(方形や縦長は加熱むらが起こりやすい)．
- ポリエチレン，ポリプロピレン製は，色やにおいの移りにくい表示があるもの．

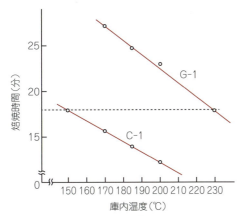

図7.2 強制対流式(C-1：熱伝導率 44kcal/m²・hr・℃)と自然対流式(G-1：熱伝導率 16kcal/m²・hr・℃)の庫内温度とスポンジケーキの焙焼時間の関係
渋川祥子，調理科学，22(4)，264-271(1989)．

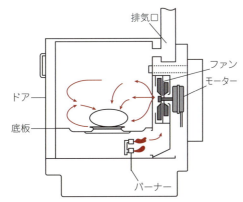

図7.3 スチームコンベクションオーブンの伝熱方法

端部が加熱されやすい(図7.5)．電子レンジに使用できる容器や包装材料は，陶器，紙，ガラス，プラスチック類で，金属やアルミ箔は使用できない．電子レンジと電気オーブンやコンベクションオーブンが一体になっているものもある．

(4) 炊飯器

電気炊飯器とガス炊飯器がある．センサーとマイコンを搭載し，炊飯時の火加減を自動調整するものが主流である．電磁誘導加熱で，なべ自体が発熱する IH炊飯器 もある．保温機能がついているものも多いが，適温保温するため，デンプンの老化は遅れるが，乾燥，褐変，においの変化があり，長時間の保管には適さない．

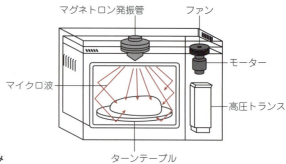

図7.4 電子レンジによる加熱のしくみ

表7.2 電子レンジの加熱特性

マイクロ波の特性による物質の分類		誘電損失係数	半減深度
電波の大部分が透過し加熱されにくいもの	空気	0	∞
	氷	0.001〜0.005	5m 前後
中心部が加熱されやすいもの	植物油, ラード, 乾燥食品	0.247〜0.5	20cm 程度
浸透距離は深いが加熱むらを起こしやすいもの	冷凍食品	0.5〜5	1〜10cm
条件さえよければ内外とも加熱されるもの	パン	0.5〜5	10cm 前後
	米飯	—	5cm
	水分30％前後の練生地, ジャガイモ, 豆, おから	2〜10	2〜5cm
ふちばかり加熱されて内部昇温が遅いもの	水	5〜15	1〜4
	食塩水	10〜40	0.3〜1
	肉, 魚, スープ	10〜25	1 前後
	マッシュポテト, ハム, かまぼこ	40 前後	0.5cm 前後

肥後温子, 調理科学, 21(1), 35-42(1988).

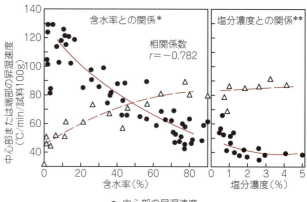

● 中心部の昇温速度
△ 端部の昇温速度

図7.5 マイクロ波加熱による各種食品の昇温速度
＊塩分濃度1％以上の食品と固体脂を含む食品を除く. ＊＊含水率70％未満の食品と塩分濃度0.5％未満の食品を除く.
肥後温子, 島崎通夫, 日本家政学会誌, 41(8), 733-743(1990).

7.3 冷却機器
(1) 電気冷凍冷蔵庫

液体が気化するときに気化熱を吸収する性質を利用し冷却する．冷媒として以前はフロンガスが使用されていたが，オゾン層破壊が問題となり代替フロンが広まった．しかし代替フロンも地球温暖化の原因となることがわかり，現在ではノンフロン化が推進されている．

自然対流式と強制循環式がある．強制循環式には，野菜室やチルド室，氷温室など，保存する食品に適した温度帯に設定した冷蔵室もある（図7.6）．

ノンフロン冷蔵庫
冷媒ガスや断熱剤にフロンガスを使用せず，ガスはイソブタン，断熱剤はシクロペンタンを使用したものが多い．

Plus One Point

自然対流式と強制循環式の違い
- **自然対流式**
  冷凍室が冷却器で囲まれており，伝導で冷やす．除霜が必要．自然対流で庫内を冷やすので温度むらを生じやすい．
- **強制循環式**
  冷却器を庫内に露出させず，ファンで強制的に冷気を対流させるので，温度むらは少ない．絶対湿度が低いので霜はつきにくいが，食品が乾燥しやすい．

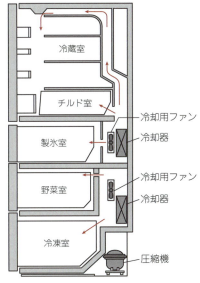

図7.6 強制循環式冷凍冷蔵庫の構造

(a) 冷蔵室（3～5℃）
食品，料理などの保存，冷却など．

(b) 野菜室（5～7℃）
野菜や果物の呼吸を抑え，鮮度を保つ．湿度85～95％に保つ機能のあるものもある．

(c) 新温度帯室

(i) **パーシャル（－3～－2℃）**：微凍結状態．刺身，魚，肉など生鮮魚肉に適している．

(ii) **氷温（－1℃程度），チルド（－1～0℃）**：凍結寸前で保存．魚肉類，練り物，開封した缶詰，煮込み料理の保管．

(d) 冷凍室
食品を凍結し保存する．－18℃以下で，細菌やカビの繁殖も停止する．最大氷結晶帯（－1～－5℃）の通過に30分以上の時間がかかる緩慢凍結では，組織が傷つきドリップの原因となる．

7.4 調理器具
（1）包丁

包丁には，和包丁と洋包丁，刃には<u>片刃</u>と<u>両刃</u>がある．片刃は包丁にかかる力が片側のみなので，切れたものが包丁から離れやすい．したがって刺身など身くずれしやすい柔らかい食材は片刃のものを用いる．両刃は左右均等に力がかかり垂直に切りやすい．材質は鋼，ステンレス，合金鋼が多い．ステンレスのものはさびにくいが研ぎにくい．包丁の種類と用途を表7.3に示す．一般的に，牛刀と菜切り包丁の長所を併せもった三徳包丁がよく使われている．

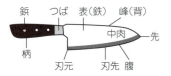

和包丁の各部の名称

洋包丁の各部の名称

三徳包丁
肉，魚，野菜の三つの用途に使うことができる包丁の意．明治維新以降，肉が食べられるようになり，日本の菜切り包丁と西洋の牛刀の両方の特性をもつ包丁が，文化包丁，万能包丁として家庭に普及した．

表7.3　包丁の種類と用途

分類	名称と形状		刃型	用途
和	薄刃包丁		片刃	根菜類，かつらむき，せんぎり
	菜切り包丁		両刃	野菜
	出刃包丁		片刃	魚をさばく
	刺身包丁	柳刃	片刃	刺身
		蛸引		
折衷	三徳包丁 （万能包丁，文化包丁）		両刃	野菜，魚，肉などさまざまな食材
洋	牛刀		両刃	野菜，肉，魚など
	ペティナイフ		両刃	小さな材料の細工，果物
	パン切りナイフ		波形刃	パン
中	中華包丁		両刃	強度が高く重い．肉，野菜，魚などあらゆる食材に用いられる

（2）まな板

木製，合成樹脂（プラスチック，ポリエチレン）製のものがある．木製は包丁の刃がなじみやすいが柔らかく傷がつきやすい．また，乾燥しにくいのでカビが生えやすい．プラスチック製のものは，乾燥しやすく塩素系漂白剤で消毒できるため衛生的である．中国料理では厚みのある円形のものが使われる．

まな板は，食中毒菌の二次汚染が起こる危険性がある．肉魚と野菜それぞれの下処理用，加熱済み食品用，果物や野菜などの生食用と用途により使い分け，調理中は食材が変わるたびに十分に洗浄することが重要である．

（3）なべ

なべには，材質，形状，大きさなどさまざまなものがある．

なべに使われる材質は，外力や高温に強く，伝熱性があり，食品成分に対して安定している．おもな材質のなべの特徴を表7.4に示す．

材質の薄いなべは，熱伝導が速いが熱放散も速く冷めやすい．薄手のなべは速く熱せられるため，さっと煮立てるときに用いる．深型で材質の厚いなべ(寸胴なべ，シチューなべなど)は容積が大きく，長時間の煮込み料理に適する．浅型で材質が厚いなべ(ソースパン)は，混ぜながら加熱するソース煮込みに適する．なべ底が平らで口径が広いなべは，材料を広げて均一に加熱することができる．中華なべはなべ底が丸いため，火の当たる部分が広く熱吸収が速い．

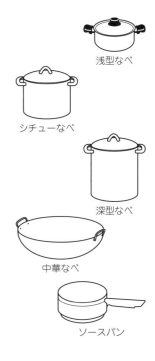

浅型なべ
シチューなべ
深型なべ
中華なべ
ソースパン

表7.4 なべのおもな材質とその特徴

おもな材質	熱伝導率 (kcal/cm·s℃)	特徴
銅	0.962	熱伝導がよく，均一に加熱できる． 卵料理，ソースづくり，ゆでる，煮るに適する．
アルミニウム	0.572	熱伝導がよく，熱容量が小さいので早く加熱できる．軽い．薄手のなべは短時間のゆでもの，厚手のなべは保温性が高いので長時間の煮込みに適する．
鉄	0.197	熱に強く，油なじみがよい．高温調理の炒める，焼くに適する．さびやすいので使用後は乾燥させる．
ステンレス (18-8)	0.039	耐蝕性があるが，熱伝導が小さい．なべ底を銅にしたり，鉄や銅を挟む加工で欠点を補っている． 18-8ステンレス(クロム18％，ニッケル8％以上)はさびにくい．
ほうろう	—	鉄の表面にガラス質を焼きつけ加工したもの．熱伝導は悪いが，熱効率はよいので煮込み料理に適する．酸，アルカリ，塩に強い．IH適応．
フッ素樹脂加工	—	内部にフッ素樹脂を塗布したもの．フライパンに多い．焦げつきがなく，油の使用量を控えることができる．
耐熱ガラス	1.72×10^{-3}	保温性に優れる． 直火で使えるものと電子レンジ用がある．
土		衝撃に弱い．保温性に優れ，余熱も利用できるのでなべものに適する．

「応用自在な調理の基礎(日本料理篇)」，河内一行，川端晶子 編著，家政教育社(1984)を改変．

(4) 圧力なべ

圧力なべとは，ふたを密閉して加熱し，蒸気を閉じ込めることでなべ内部の圧力を上げ($0.6 \sim 1.3 \mathrm{kgf/cm^2}$)，水の沸点を110〜120℃に上昇させて調理する特殊ななべである．硬くて煮えにくいものの加熱に適しており，調理時間が短縮できる．

7.5 食器類

食器類には，料理を盛りつける食器(皿，鉢など)と食具(箸，スプーン，フォークなど)が含まれる．料理に合わせた食器を選び，食べやすく美しく盛りつけることで，食卓をより豊かにすることができる．食器には，陶磁器，漆器，銀器，ステンレス製，ガラス製，プラスチック製などがある(表7.5)．

表7.5 食器の材質とその性質

材質	性質
陶磁器	陶器は強度が低い．磁器は高温で焼くため強度が大きい．金属性に比べ，保温性が高い．
漆器	木材などに漆を塗ったもの．水，酸に強く，耐久性も高い．熱伝導性が低く，保温性が高いので，汁椀などに用いられる．
金属器	金，銀，銅，アルミニウム，ステンレスなど．ステンレス製のものは丈夫で熱伝導率が高いが保温性では劣る．唇に触れたとき，温度を強く感じる．冷製料理に適している．
ガラス器	清涼感があり，飲み物やサラダなどの器に適する．壊れやすく温度変化に弱い．耐熱性のものもある．
プラスチック製	軽くて割れにくいので給食などによく利用される．材質にはメラミン樹脂やポリプロピレン，ポリカーボネートなどがある．

練習問題

■出題傾向と対策■
エネルギー源の特徴については，出題頻度が高い．

次の文を読み，正しいものには○，誤っているものには×をつけなさい．

(1) 熱効率はガスより電気のほうがよい．
(2) 電磁調理器の熱効率は，電気こんろよりよい．

重要☞ (3) 電磁調理器は，電気エネルギーを磁気エネルギーに変換し，なべ底を発熱させてその熱を利用する．

重要☞ (4) 電子レンジは，マイクロ波が食品に照射されることで，食品自身から熱が発生する．

重要☞ (5) 電子レンジ加熱では，含有水分量が多いものほど，内部温度が上昇しやすい．

重要☞ (6) 電子レンジ加熱では，食塩含有量が高いものほど，内部温度が上昇しやすい．

(7) 自然対流式オーブンは，対流による伝熱の割合が高い．
(8) 冷凍冷蔵庫のパーシャル室は，$-3 \sim -2$℃に設定されており，刺身など生鮮魚肉に適している．
(9) 緩慢凍結は，ドリップの原因となる．
(10) 自然対流式の冷凍冷蔵庫は，温度むらが少ないが，食品が乾燥しやすい．
(11) 浅型で材質の薄いなべは，熱伝導や熱放射が低いので，さっと煮立てるときに用いる．
(12) 深型で材質の厚いなべである寸胴なべは，大量の煮込み料理に適している．

重要☞ (13) 熱伝導率は，銅，アルミニウム，鉄，ステンレスの順に小さい．

(14) 揚げ物には，熱伝導率の大きいアルミニウムがよい．

重要☞ (15) 圧力なべは，ふたを密閉することで加圧し，水の沸点が上昇することを利用している．

(16) フッ素樹脂加工のなべは，焦げつきにくく，油の使用量を控えることができる．
(17) 耐熱性ガラスなべは，熱伝導率が高い．

重要☞ (18) ほうろうなべは，素地に鉄を使ったものが多く，電磁調理器でも使える．

8 食事設計と食事様式

8.1 食事設計
（1）食事設計の意義

食事設計は、対象者のライフステージや身体的特性（肥満，低栄養，疾病など）を考慮し，個々人に最適な食事を提供提案する，管理栄養士必須の基礎的な技術である．適正な食事設計を行うためには，食品や栄養に関する知識をもち，ライフステージや病態別の食事，日本食品標準成分表，日本人のための食事摂取基準などを十分に理解したうえで，調理や献立作成に活用する能力が必要である．さらに食事には，地域性や文化的要素に加え，生活環境，経済状況などの対象者の社会的要素も関係するため，広角的な配慮が必要である．

食事は心身の健康の維持・増進に大きく関係する．「21世紀における国民健康づくり運動（健康日本21）」（2000年）では栄養・食生活に関わる生活習慣の改善策が示され，さらに健康づくりのための食生活指針が提唱されている．2024（令和6）年4月から適用された健康日本21（第三次）では，すべての国民が健やかで心豊かに生活できる持続可能な社会の実現に向け，誰一人取り残さない健康づくりの展開（Inclusion）とより実効性をもつ取組の推進（Implementation）を通じて，国民の健康の増進の総合的な推進を図るための基本的な事項が示された．

われわれを取り巻く食環境は豊かになったが，野菜の摂取不足，脂質や食塩の過剰摂取による肥満や生活習慣病の増加は社会的課題である．「食生活指針」をわかりやすく日常生活で実践するためのツールとして，1日の食事の目安を示した**食事バランスガイド**（図8.1）が提案された（平成17年）．食事設計に際しては，食事バランスに加え，加工食品の利用や外食，中食の頻度増加，偏った食品への依存，過度な減食といった現状もふまえ，個人の生活スタイルに対応した望ましい生活環境づくりが必要である．

（2）食事設計の内容

食事設計は，各個人の年齢，性別のほか生活状況や健康状態なども考慮し対象に適した内容にする必要がある．健康な人を対象とする食事は，日本人の食事摂取基準（2025年版）〔以後食事摂取基準（2025年版）〕に基づいて設計する．

健康づくりのための食生活指針

生活習慣病予防対策と，第六次改定日本人の栄養所要量の趣旨をふまえて新たな食生活指針が厚生省，農水省，文部省において発表された（2000年4月）．

1. 食事を楽しみましょう
2. 1日の食事のリズムから，健やかな生活リズムを
3. 主食，主菜，副菜を基本に，食事のバランスを
4. ごはんなどの穀類をしっかりと
5. 野菜・果物，牛乳・乳製品，豆類，魚なども組み合わせて
6. 食塩や脂肪は控えめに
7. 適正体重を知り，日々の活動に見合った食事量を
8. 食文化や地域の産物を活かし，時には新しい料理も
9. 調理や保存を上手にして無駄や廃棄を少なく
10. 自分の食生活を見直してみましょう

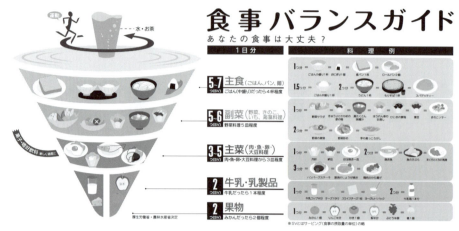

図 8.1　食事バランスガイド
料理・食品を上から主食(ごはん，パン，麺)，副菜(野菜，きのこ，いも，海藻料理)，主菜(肉・魚・卵・大豆料理)，牛乳・乳製品，果物の 5 グループに分類している．上のグループほど摂取量が多く，下は少なくなっている．コマのバランスが崩れないような摂取の工夫が必要である．摂取量は SV(サービング)という単位で表す．これは日常的な料理の量を目安としたもので，たとえば，ご飯小盛り 1 杯を「一つ(SV)」と数える．(http://www.maff.go.jp/food_guide/balance.html)

国民の健康の増進の推進に関する基本的な方向〔健康日本 21(第 3 次)〕
1．健康寿命の延伸と健康格差の縮小
2．個人の行動と健康状態の改善
3．社会環境の質の向上
4．ライフコースアプローチを踏まえた健康づくり

Plus One Point

内食，中食，外食
家庭で調理する食事を内食，レストランなど外食産業により提供されその場でとる食事を外食，その中間である惣菜や弁当，宅配される食事などを中食という．

(a) 日本人の食事摂取基準 2025 年版

食事摂取基準(2025 年版)の対象は，健康な個人ならびに集団であるが，生活習慣病やフレイル等に関する危険因子を有していても，おおむね自立した生活を営んでいる場合は対象となる．食事摂取基準(2025 年版)は，健康増進法に基づき，国民が健康の保持増進を図る上で摂取することが望ましい熱量や栄養素について，性，年齢，身体活動レベル，ライフステージによって区分して示しており，PDCA サイクルに基づく活用が基本である(図 8.2)．

食事摂取基準(2025 年版)では，健康日本 21(第三次)で掲げられている，生活習慣の改善，主要な生活習慣病の発症予防・重症化予防の徹底と，社会生活を

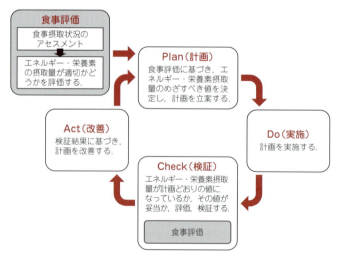

図 8.2　食事摂取基準の活用と PDCA サイクル
「日本人の食事摂取基準 2025 年版」，p. 24 より．

営むために必要な機能の維持・向上等の取組の推進を踏まえ，生活習慣病(高血圧・脂質異常症・糖尿病・慢性腎臓病)に加えて，生活機能の維持・向上に関わり疾患等(骨粗鬆症)について，エネルギー・栄養素との関連が示されている．

① エネルギー収支バランス

体格や身体活動レベル(表8.1)などは個人差があるため，エネルギー必要量について単一の値を示すことはできない．しかし体重や体重変化によりエネルギー収支バランスの推測は可能なため，BMIまたは体重変化量を用いて評価する(表8.2)．よって2015年版より推定エネルギー必要量は参考値となった．エネルギー必要量は，成人では基礎代謝量(kcal/日) × 身体活動レベルで推定される．基礎代謝量の算出には，いくつかの方法があり，身体活動レベルは，摂取基準では低い，ふつう，高いの3区分である．

表8.2 目標とするBMIの範囲(18歳以上)

年齢(歳)	目標とする BMI(kg/m^2)
18～49	18.5～24.9
50～64	20.0～24.9
65～74	21.5～24.9
75以上	21.5～24.9

「日本人の食事摂取基準2025年版」，p.58より．

表8.1 身体活動レベル(18～64歳，男女共通)

身体活動レベル*	低い 1.50	ふつう 1.75	高い 2.00
日常生活の内容	生活の大部分が座位で，静的な活動が中心の場合	座位中心の仕事だが，職場内での移動や立位での作業・接客等，あるいは通勤・買物・家事，軽いスポーツ等のいずれかを含む場合	移動や立位の多い仕事への従事者，あるいはスポーツ等余暇における活発な運動習慣を持っている場合

＊代表値．
「日本人の食事摂取基準2025年版」，p.68より．

② 栄養素

図8.3示す概念と表8.3の目的により，「推定平均必要量(EAR)」「推奨量(RDA)」「目安量(AI)」「耐容上限量(UL)」「目標量(DG)」が定められている(目標量；DGについては次項③参照)．

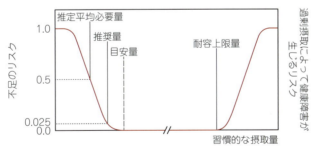

図8.3 食事摂取基準の各指標を理解するための概念図

縦軸は，個人の場合は不足または過剰によって健康障害が生じる確率を，集団の場合は不足状態にある人または過剰摂取によって健康障害を生じる人の割合を示す．
不足の確率が推定平均必要量では0.5(50％)あり，推奨量では0.02～0.03(中間値として0.025)(2～3％又は2.5％)あることを示す．耐容上限量以上を摂取した場合には過剰摂取による健康障害が生じる潜在的なリスクが存在することを示す．そして，推奨量と耐容上限量との間の摂取量では，不足のリスク，過剰摂取による健康障害が生じるリスク共に0(ゼロ)に近いことを示す．目安量については，推定平均必要量ならびに推奨量と一定の関係をもたない．しかし，推奨量と目安量を同時に算定することが可能であれば，目安量は推奨量よりも大きい(図では右方)と考えられるため，参考として付記した．目標量は，ここに示す概念や方法とは異なる性質のものであることから，ここには図示できない．
「日本人の食事摂取基準2025年版」，p.7より．

表 8.3　栄養素の指標の目的と種類

目的	種類
摂取不足の回避	推定平均必要量，推奨量
	＊これらを推定できない場合の代替指標：目安量
過剰摂取による健康障害の回避	耐容上限量
生活習慣病の発症予防	目標量

※十分な科学的根拠がある栄養素については，上記の指標とは別に，生活習慣病の重症化予防およびフレイル予防を目的とした量を設定
「日本人の食事摂取基準 2025 年版」，p.2 より．

③ エネルギー産生栄養素バランス(% エネルギー：% E)

エネルギー産生栄養素バランスは，エネルギーを産生する栄養素〔たんぱく質，脂質，炭水化物(アルコールを含む)〕とそれらの構成成分が総エネルギー摂取量に占めるべき割合(% E)である．食事摂取基準(2020 年版)では目標量(% E)として示されている(表 8.4)．

表 8.4　エネルギー産生栄養素バランス(% エネルギー)(抜粋)

目標量；% E　18〜49 歳，男女共通			
たんぱく質	脂質		炭水化物
	脂質	飽和脂肪酸	
13〜20	20〜30	7 以下	50〜65

「日本人の食事摂取基準 2025 年版」，p.149 より．

(b) 対象に適した食事設計

各年齢層にはそれぞれに共通の特性がある．

① 乳児

この時期は生涯のうちで成長が最も著しく，このときの栄養状態が成人後の健康に影響するとの報告もある．

② 小児(1〜17 歳)

幼児期は，食習慣や生活リズムが形成される大事な時期であり，規則正しい食事は偏食をなくし，人間形成においてもよい影響を及ぼす．また味覚形成の時期でもあるため，濃い味つけに慣らさないように配慮が必要である．さらに成長発育期であることから，間食も食事の一部と考える．

学童期は心身ともに大きく成長する．嗜好品などへの偏りをなくし，1日3回の食事でバランスのよい栄養をとるようにする．個食や孤食をなくして，一緒に食べる共食の楽しさを教え，さらに調理への参加やファーム体験を通して食事への関心をもたせ，学校や家庭を食教育の場とする．

思春期の発育は男女差が大きく，とくに思春期発来の時期は個人差がある．身体状況は成人期のレベルまで達するが，心理的に不安定な時期である．受験などによる不規則な食生活や無理なダイエットなどが問題となる．食行動異常(神経性食欲不振症，過食症など)は女子に多い．

表 8.5　メタボリックシンドロームの診断基準

内臓脂肪(腹腔内脂肪)蓄積 ウエスト周囲径(腹囲)：内臓脂肪面積が男女とも ≧ 100 cm² に相当	男性 ≧ 85 cm 女性 ≧ 90 cm
・上記に加えて以下に示す①〜③のうち2項目以上	
① 高トリグリセライド(TG)血症	≧ 150 mg/dl
かつ/または	
低 HDL コレステロール(HDL-C)血症	< 40 mg/dl
② 収縮期血圧	≧ 130 mmHg
かつ/または	
拡張期血圧	≧ 85 mmHg
③ 空腹時血糖	≧ 110 mmHg

日本内科学会雑誌, 94(2005).

③ 成人(18歳以上)

青年期は自立の時期にあたり，自分自身の生活リズムに合わせた規則正しい食生活によって健康管理をできるようにする．

壮年期は，運動不足，不規則な食生活，ストレスなどが要因となるメタボリックシンドロームに注意が必要な時期である．内臓脂肪蓄積に加え，高血圧，糖代謝異常，脂質代謝異常のうち2項目以上が該当するとメタボリックシンドロームと診断され(表8.5)，心臓病や動脈硬化性疾患をまねきやすい状態と考えられる．したがって飲食物の摂取量，食品の選択，食事時間といった食事に関する事項を含め，運動や休養など生活全体を考慮する．とくに20, 30歳代男性の朝食欠食率や若年者での野菜摂取不足などが問題となっている．また，共働きの家庭や単身者は，外食や中食中心になりやすいため，栄養や食品への関心をもつように促し，食に対する関心の希薄化や栄養の過不足を是正できるよう取り組む必要がある．

④ 高齢者(70歳以上)

高齢期は，健康と体力の維持，疾患の進行防止が食事設計の基本となる．サルコペニア〔加齢に伴う除脂肪体重(lean body mass：LBM)の減少や筋力低下〕は，生活活動能力(ADL)の低下や生活の質(QOL)の低下を招き，さらには死にもつながる．咀しゃく，えん下，消化，吸収などの身体機能や認知能力の低下，精神疾患など個人差が大きく，それらに応じた食材や調理法，供食方法にも気をつける．日々の楽しみを食事に求めることも多くなるため，献立が単調にならないような配慮が必要である．

⑤ 妊婦・授乳婦

この時期の食生活は，本人や児の栄養状態を形づくるものとして重要である．食事摂取基準(2020年版)では，妊娠初期(〜13週6日)，中期(14週0日〜27週6日)，後期(28週0日〜)と授乳婦について，エネルギー，たんぱく質，脂質，ビタミン，ミネラルについて，必要に応じて付加量が示されている．

> サルコペニアと
> ロコモティブシンドローム
> (運動器症候群)
> p.160を参照．

Plus One Point
成分値の有効数字

最小表示桁の一つ下の桁を四捨五入して記載されている．ただし，無機質，ビタミンとコレステロールでは，原則として大きい位から3桁めを四捨五入して有効数字2桁で示されており，廃棄率は，10以上の場合，もとの数値を2倍し，10の単位に四捨五入したあと2で除する．

Plus One Point
成分値の表示

- 0：最小記載量の1/10未満（ヨウ素，セレン，クロムおよびモリブデンは3/10，ビオチンは4/10，食塩相当量は5/10）または検出されなかった．
- Tr：含有されているが，最小記載量の1/10以上5/10未満．
- (0)：未測定だが，文献などから含まれていないと推定される．
- (Tr)：未測定だが微量に含まれると推定される．
- ―：未測定．

8.2 食品成分表の活用

日本食品標準成分表は，政府機関（現在，文部科学省科学技術・学術審議会資源調査分科会）が，日常的に摂取される食品の成分に関する基礎データを編纂したものである．この事業は，人びとの健康の維持・増進をはかり，また，食料の安定供給を確保する計画策定に活用されることを期待して行われている．実際，この食品成分表は，厚生労働省の国民健康・栄養調査や農林水産省の食糧需給計画をはじめとして，学校，病院などでの給食管理，治療食，一般食などの栄養指導に重要な役割を果たしている．また，2020（令和2）年4月に完全施行された食品表示法による加工食品の栄養成分表示においても，栄養成分を推定するための基礎データとして活用されている．英語版データファイルもインターネット上に公開されている．

わが国における公的な食品成分表は，1950（昭和25）年に初めて公表された．2000（平成12）年以降は5年ごとに全面改訂が行われ，現在，2020（令和2）年公表の「日本食品標準成分表2020年版（八訂）」（以下，成分表2020年版）に至っている．日本食品標準成分表2010以降は，厚生労働省が策定した「日本人の食事摂取基準（2005年版）」との整合性を確保するため，食事摂取基準に基準値がある成分項目すべての成分値が掲載されている（表8.6）．

成分表2020年版では，炭水化物の細分化とエネルギーの計算方法の変更が行われた．また，冷凍，チルド，レトルトなどの形で流通する調理済み食品の充実がはかられ，食品群18群の名称が「調理加工食品類」から「調理済み流通食品」に改められた．2015年版の改訂以降，追補成分表などで改訂された内容も統合・整合化されている．

なお，成分表2020年版の改訂とともに，別冊として，日本食品標準成分表2020年版（八訂）アミノ酸成分表編，同じく脂肪酸成分表編と炭水化物成分表編も改訂された．

次に成分表2020年版の特徴を述べる．

（1）収載食品

成分表2020年版は，日本で常用される食品2478品目の標準的な成分値について1食品1成分値を原則として可食部100g当たりの数値で示したものである．各食品は，18の食品群に分類され，植物性食品群（穀類～藻類），動物性食品群（魚介類～乳類），その他（油脂類～調理済み流通食品類）の順に並べられている（表8.7）．

なお，厚生労働省では栄養指導上，野菜類の中で可食部100g当たりカロテン含量が600μg以上のもの（摂取量・頻度を勘案して，トマト，ピーマンなど600μg未満の野菜も含む）を，「緑黄色野菜」としてほかの野菜と区別しているので注意が必要である（表8.8）．

また，各食品は，大分類，中分類，小分類および細分の4段階に分類されている（図8.4）．大分類は，生物名称を原則として五十音順に，中分類，小分類は，

表 8.6　食品成分表の沿革

名称	公表年	食品数	成分項目数
日本食品標準成分表	1950(昭和 25)年	538	14
改訂日本食品標準成分表	1954(昭和 29)年	695	15
三訂日本食品標準成分表	1963(昭和 38)年	878	19
四訂日本食品標準成分表	1982(昭和 57)年	1,621	19
五訂日本食品標準成分表-新規食品編	1997(平成 9)年	213	36
五訂日本食品標準成分表	2000(平成 12)年	1,882	36
五訂増補日本食品標準成分表	2005(平成 17)年	1,878	43
日本食品標準成分表 2010	2010(平成 22)年	1,878	50
日本食品標準成分表 2015 年版(七訂)	2015(平成 27)年	2,191	52
同　　追補 2016 年	2016(平成 28)年	2,222	53
同　　追補 2017 年	2017(平成 29)年	2,236	53
同　　追補 2018 年	2018(平成 30)年	2,294	54
同　　データ更新 2019 年	2019(令和元)年	2,375	54
日本食品標準成分表 2020 年版(八訂)	2020(令和 2)年	2,478	54

(注)食品成分表の策定に当たっては，初版から今回改訂に至るまでのそれぞれの時点において最適な分析方法を用いている．したがって，この間の技術の進歩等により，分析方法等に違いがある．また，分析に用いた試料についても，それぞれの時点において一般に入手できるものを選定しているため，同一のものではなく，品種等の違いもある．このため，食品名が同一であっても，各版の間における成分値の比較は適当ではないことがある．

表 8.7　食品群別収載食品数

食品群	食品数
1　穀類	205
2　いもおよびでん粉類	70
3　砂糖および甘味料	30
4　豆類	108
5　種実類	46
6　野菜類	401
7　果実類	183
8　きのこ類	55
9　藻類	57
10　魚介類	453
11　肉類	310
12　卵類	23
13　乳類	59
14　油脂類	34
15　菓子類	185
16　し好飲料類	61
17　調味料および香辛料類	148
18　調理済み流通食品類	50

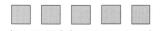

食品群番号　収載番号
　　　　　　（小分類または細分番号）

例

食品番号	食品群	区分	大分類	中分類	小分類	細分
01002	穀類 01	－ －	あわ －	－ －	精白粒 002	－ －
01020	穀類 01	－ －	こむぎ －	（小麦粉） －	強力粉 －	一等 020
10332	魚介類 10	（かに類） －	がざみ －	－ －	生 332	－ －

図 8.4　食品番号の内訳とその例
「日本食品標準成分表 2020 年版（八訂）」，p.5 より．

表 8.8　緑黄色野菜

あさつき	しそ(葉, 実)	なずな	ひのな
あしたば	じゅうろくささげ	なばな類	ひろしまな
アスパラガス	しゅんぎく	和種なばな	ふだんそう
いんげんまめ(さやいんげん)	すぐきな	洋種なばな	ブロッコリー
エンダイブ	せり	にら類	ほうれんそう
えんどう類	タアサイ	にら	みずかけな
トウミョウ	だいこん類	花にら	みつば類
さやえんどう	かいわれだいこん	にんじん類	切りみつば
おおさかしろな	葉だいこん	葉にんじん	根みつば
おかひじき	だいこん(葉)	にんじん	糸みつば
オクラ	たいさい類	きんとき	めキャベツ
かぶ(葉)	つまみな	ミニキャロット	めたで
かぼちゃ類	たいさい	茎にんにく	モロヘイヤ
日本かぼちゃ	たかな	ねぎ類	ようさい
西洋かぼちゃ	たらのめ	葉ねぎ	よめな
からしな	チンゲンサイ	こねぎ	よもぎ
ぎょうじゃにんにく	つくし	のざわな	リーキ
きょうな	つるな	のびる	レタス類
キンサイ	つるむらさき	パクチョイ	サラダな
クレソン	とうがらし(葉, 実)	バジル	リーフレタス
ケール	トマト類	パセリ	サニーレタス
こごみ	トマト	ピーマン類	ロケットサラダ
こまつな	ミニトマト	青ピーマン	わけぎ
さんとうさい	とんぶり	赤ピーマン	
ししとうがらし	ながさきはくさい	トマピー	

食品群別順．健習発第 73 号，平成 13 年 6 月 28 日．

　原則，原材料的なものから加工度が高まる順に配列されている．この分類に基づき，食品ごとに，コンピューター可読性の高い 5 桁の食品番号〔初めの 2 桁：食品群番号，次の 3 桁：収載順位（小分類または細分番号）〕がつけられている（図 8.4）．加えて，食品の検索に不都合がないように，通し番号が索引番号として付与されている．

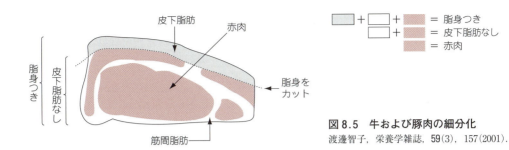

図 8.5 牛および豚肉の細分化
渡邊智子, 栄養学雑誌, 59(3), 157(2001).

　食品の成分値は，品種，生産環境，加工方法などによって変動するが，食品成分表は，これらの変動に配慮しながら，年間を通じて普通に摂取する場合の全国的な平均値を表すという概念に基づいて作成されており，絶対値ではなく実際の食品の含有量と±10％以上の差異がある可能性を理解して用いなければならない．

　①　**季節変動**：かつおとほうれん草には，成分値に有意な季節変動が認められるため，かつおは「春獲り」「秋獲り」，ほうれん草は「通年平均」「夏採り」「冬採り」と区別し，収載されている．

　②　**国産と輸入**：輸入食品について，国産と相異が認められたものはその成分値が記載されている．さばの輸入品は「たいせいようさば」として区分して収載されている．

　③　**生と冷凍**：販売時も冷凍状態のものについては，食品名もしくは備考欄に冷凍と記載されているが，魚介類のように冷凍で流通しているものが解凍して販売されているものについては，とくに冷凍の記載はされていない．

　④　**天然魚と養殖魚**：養殖魚のうち，天然と成分値に差異の認められたものは，食品名に養殖と記載されている．また，にじますのように養殖方法が成分値に影響を及ぼす場合は，養殖方法が食品名に記載されている．

　⑤　**食品の分類**：精白米は，うるち米，もち米，インディカ米に細分化されている．魚類の調理において，刺身は，皮付きを除き，調理による成分変化が生じないため「生」に含められている．肉類は，副生物の胃腸の分類や脂身の有無についても細分されている（図 8.5）．また，減塩の推進を反映し，麺類では，カップめん，即席めん類に，添付調味料の有無やスープを残したものが追加され，マーガリン類に「無塩」，食塩に「減塩タイプ食塩」が調味料を含むものと含まないものに区分して追加された．

　⑥　**製造加工法**：ひじきは乾燥時に用いる釜の素材によって鉄の成分値が異なるため，「ステンレス釜」「鉄釜」と区別している．生しいたけは，農産物の品質表示基準にて栽培方法の表示が義務づけられていることを反映し，「原木栽培」「菌床栽培」と区別されている．

　⑦　**調理食品**：大規模調理施設による配食事業の拡大を反映し，18 群については，食品会社が製造・販売する工業的な調理食品及び配食サービス事業者が製

造・販売する調理食品を掲載することとし，その名称を「調理済み流通食品」に改めた．同時に，日本食品標準成分表 2015 年版では第 3 章資料の「そう菜」に参考掲載されていた食品が 18 群に移行された．

（2） 収載成分

　成分値は，可食部，すなわち，食品から廃棄部分を除いた残りの部分 100 g に含まれる量を示している．廃棄部分は，原則として通常の食習慣において廃棄される部分をさし，備考欄にその具体的な部位が記載されている．廃棄率は，この廃棄部分を，食品全体あるいは購入形態に対する重量の割合 (%) で示し，成分表の数値は，10 % 未満は 1 きざみ，10 % 以下は 5 きざみで記載されている．

　各成分値は，基本的には，「日本食品標準成分表 2020 年版（八訂）分析マニュアル」（文部科学省科学技術・学術審議会資源調査分科会食品成分委員会資料）による方法とそれと同等以上の性能が確認できる方法で測定されている．数値は，測定された化学分析値をそのまま記載している成分とレチノール活性当量 (p.147 参照) のように化学分析値から算出した二次的データである生理活性値を表示している成分がある．

　備考欄には，食品の別名や性状，廃棄部位，加工食品の原材料配合割合や添加物などに加えて，本表収載成分の注意すべき情報や本表未収載成分（硝酸イオン，酢酸，カフェイン，ポリフェノール，タンニン，テオブロミン，しょ糖［文献値］，調理油など）の含量が記載されている．

　また，国際的なデータの共有を可能にするため，各成分項目には，原則として，FAO/INFOODS の Tagname（国際的な共通記号）を用いて成分識別子が付与されている．

　① **エネルギー**：従来，食品のたんぱく質，脂質，炭水化物 (g) に成分ごとのエネルギー換算係数を乗じて算出されていたが，成分表 2020 年版では，FAO/INFOODS が推奨する方法に準じて，可食部 100 g 当たりのアミノ酸組成によるたんぱく質，脂肪酸のトリアシルグリセロール等量，利用可能炭水化物（単糖当量），糖アルコール，食物繊維総量，有機酸およびアルコールの量 (g) に各成分のエネルギー換算係数を乗じて算出されている．

　② **水分**：常圧または減圧加熱乾燥法，カールフィッシャー法または蒸留法で測定されている．

　③ **たんぱく質**：改良ケルダール法によって測定した窒素量に，「窒素－たんぱく質換算係数」を乗じて算出されている．アミノ酸組成によるたんぱく質は，「アミノ酸成分表 2020 年版」の各アミノ酸量に基づき，各アミノ酸の脱水縮合物の量として算出されている．

　④ **脂質**：ジエチルエーテルによるソックスレー抽出法，クロロホルム－メタノール混液抽出法などで測定．トリアシルグリセロール当量は，脂肪酸成分表 2020 年版の各脂肪酸量をトリアシルグリセロール換算した量の総和として算

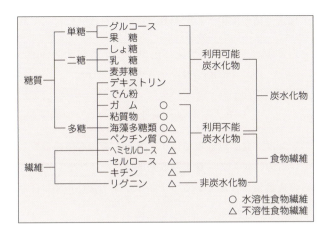

図 8.6 食品成分表における炭水化物，食物繊維の分類
「管理栄養士国家試験受講講座 食品学総論」，管理栄養士国家試験教科研究会編，第一出版 (2002), p.18. より一部改変.

出している．

⑤ **コレステロール**：ガスクロマトグラフ法によって定量されている．

⑥ **炭水化物**：成分表 2020 年版から，糖質やエネルギーによる食事管理に対応するため，エネルギーとしての利用性に応じて，炭水化物を「利用可能炭水化物（主にでん粉と単糖・二糖類）」と「食物繊維・糖アルコール」に分けて項目立てされている．利用可能炭水化物は，単糖当量，質量計と差引き法によるものの 3 通りの方法で求めたものを，それぞれの成分にそれぞれのエネルギー換算係数を乗じて算出した値が収載されている．成分項目「炭水化物」は，従来どおり，差引き法にて，100 g から水分，たんぱく質，脂質および灰分の合計(g)を差し引いて求めた値である．

⑦ **食物繊維**：食品成分表では，食物繊維を「ヒトの消化酵素で消化されない食品中の難消化性成分の総体」と考えて，プロスキー変法で定量している．成分値は，水溶性食物繊維，不溶性食物繊維の合計を総量として示している．また，食物繊維は，（粗）繊維と内容が異なっているため，繊維量の 3〜5 倍量になっている（図 8.6）．

⑧ **糖アルコール**：高速液体クロマトグラフ法によって定量されている．

⑨ **有機酸**：高速液体クロマトグラフ法と酵素法によって定量されている．

⑩ **灰分**：食品を 550℃ で加熱して灰化して得られる残さである．

⑪ **無機質**：栄養成分としてヒトに必須性が認められた 13 成分について収載している．

⑫ **ビタミン**：13 種類のビタミンが収載されている．ビタミン A については，同様の生物学的効用を示す物質が複数あるため，レチノール，α- および β-カロテン，β-クリプトキサンチン，β-カロテン当量，レチノール活性当量の 6 項目が収載されている．また，ビタミン E は，食事摂取基準が α-トコフェロールを指標にビタミン E の摂取基準を策定したことをふまえ，α-, β-, γ- および δ-トコフェロールの四つの成分値を収載している．

原則として重量で示されているが，ビタミン A の β-カロテン当量とレチノー

ル活性当量は生理活性値が採用されており，それぞれ次式に従って算出される．

$$\beta\text{-カロテン当量}(\mu g) = \beta\text{-カロテン}(\mu g) + 1/2\, \alpha\text{-カロテン}(\mu g) +$$
$$1/2\, \beta\text{-クリプトキサンチン}(\mu g)$$
$$\text{レチノール活性当量}(\mu g) =$$
$$\text{レチノール}(\mu g) + 1/12\, \beta\text{-カロテン当量}(\mu g)$$

また，ナイアシンは，食品成分表ではナイアシンそのものの量をニコチン酸相当量で示しているのに対して，食事摂取基準は，ナイアシンだけでなくトリプトファンからの変換値も含んでいる〔ナイアシン当量(mgNE/日) = ナイアシン + 1/60 トリプトファン〕．

⑬ **食塩相当量**：食品中の食塩および食塩以外のナトリウム含有物(グルタミン酸ナトリウム，アスコルビン酸ナトリウム，リン酸ナトリウム，炭酸水素ナトリウムなど)のナトリウム量に 2.54(NaCl/Na)を乗じた値で示されている．

(3) 食品成分表の調理への活用

食品を摂取する場合，通常なんらかの調理操作を施すが，この操作によって，食品に重量や成分の変化が生じる．そのため，食品成分表を栄養管理など個々の食生活に活用するには，調理した食品に関する情報が不可欠である．そこで，食品成分表では，生の食品の成分値を示すだけではなく，「調理した食品」の成分値を収載する．しかし，料理の種類は多種多様で，また同一の料理であってもレシピが多岐にわたるために，食品成分表に収載されている成分値だけでは適切な栄養管理ができない．「調理した食品」の収載数を増やすとともに，各レシピから栄養価計算する方法の詳細を，そのために必要な重量変化率や成分変化率を示した表も含めて記載している．

(a)「調理した食品」の調理方法

食品成分表に収載されている調理した食品の調理操作は，家庭調理(小規模調理)を想定して条件設定されているが，調理器具由来の無機質が食品に影響しないように，調理器具はガラス製などを用いている．調理に用いた水も同様の理由で，イオン交換水が用いられている．一般には，水道水が使われることが多いため，成分表 2020 年版の第 3 章資料には平成 29 年度水道統計水質編の全国の浄水場別のデータから算出した地域別の各無機質量が示されている．

調理器具は時代に合わせて変更されており，五訂以降，焼魚は電気ロースターを用いた間接加熱，飯は IH ジャー炊飯器が用いられている．

なお，食品成分表にある各「調理した食品」の調理方法(調理法，下ごしらえ廃棄部位，調理形態，加水量・植物油量・食塩量など，調理後廃棄部位，調理過程)は，成分表 2020 年版の第 1 章に示されている．これは，調理方法の標準化の一指針としても活用できる．

(b)「調理した食品」の重量変化

食品に調理操作を施すと，食品成分の溶出，食品への水や油の吸着が起こり，

Plus One Point

ゆでと水煮

食品成分表で取り上げられている調理方法の「ゆで」と「水煮」は，どちらも適量の水でゆでた後に食品のみを分析しており，同様の操作をさす．魚類には「ゆでる」という表現はなじまないことが，用語が区別されている理由の一つである．

食品重量の増減が生じる．食品成分表 2020 年版では，このような各食品の重量変化率が下記の計算式に基づいて，第 1 章　表 12 に示されている．

$$\text{重量変化率} = (\text{食品の調理後重量}/\text{食品の調理前重量}) \times 100$$

調理による成分量変化を検討する場合，食品成分表の生 100 g の成分値と調理後 100 g の成分値を比較しても意味がない．調理後 100 g の成分値に重量変化率/100 を乗じた成分値と生 100 g の成分値を比較しなければならない．

（ c ）「調理した食品」の栄養価計算

実際の献立の栄養価計算には，「調理した食品」の成分値と重量変化率を用い，次式にしたがって計算することによって，調理による成分変化を考慮した栄養価計算が可能になる．

$$\text{調理された食品全重量に対する成分量} = \text{「調理した食品」の成分値} \times [\text{調理前の可食部重量(g)}/100(\text{g})] \times [(\text{重量変化率(\%)})/100]$$

また材料購入の際には，次式を用いると，購入量〔廃棄部分を含めた原材料重量（g）〕が計算できる．

$$\text{廃棄部分を含めた原材料重量(g)} = [\text{調理前の可食部重量(g)} \times 100]/[100 - \text{廃棄率(\%)}]$$

食品成分表 2020 年版第 3 章資料にある「食品群別留意点」には，収載されている食品について，原材料の配合や調理方法の詳細なども含めて 1 品ごとに詳しく説明されている．

また，食品成分表に収載されている原材料から調理加工食品や料理などの栄養成分を計算で求める方法が，成分表 2015 年版の第 3 章資料「3 そう菜」の中で，わかりやすく提示されている．

8.3　献立作成の実際

（1）献立作成の意義と留意点

献立とは，食事内容を表す食事計画である．献立の最も基本となる重要な要素は，① 栄養素のバランスがよい，② 嗜好性を満たしている，③ 安全である，④ 経済性が適切である，⑤ 効率性が考慮されていることなどである．

（2）献立作成基準の設定

① 栄養給与目標量の決定

対象者の年齢構成，性別，健康状態，生活状態，ライフステージの特徴を把握し，食事摂取基準（2020 年版）に示されている指標を活用し望ましい範囲の栄養給与目標量を決定する（表 8.9）．さらに，それらを朝昼夕の食事や間食に配分する．エネルギー比としては，朝食：昼食：夕食 = 1：1.5：1.5 くらいが推

表8.9　給与栄養目標量の設定例（女性，18～29歳，身体活動レベルⅡ）

エネルギー	たんぱく質		脂質	炭水化物	
				炭水化物	食物繊維
推定エネルギー必要量（kcal）	推定平均必要量（g/日）	推奨量（g/日）	目標量（%エネルギー）	目標量（%エネルギー）	目標量（%エネルギー）	目標量（g/日）
1950	40	50	13～20	20～30	50～65	18以上

推定エネルギー必要量は，「日本人の食事摂取基準2025年版」の参考値．

食品群の分類例

- **3分類**
  1群（黄）：穀類，いも類，砂糖類，油脂類
  2群（赤）：魚介類，肉類，卵類，豆類
  3群（緑）：乳類，海藻類，きのこ類，緑黄色野菜，その他の野菜，果物類

- **4分類**
  1群：乳・乳製品，卵
  2群：魚介，肉，豆・豆製品
  3群：野菜，いも，果実
  4群：穀類，砂糖，油脂類
  ※1957年当時の日本人にとって栄養的必要度の高い順となっている．

- **6分類**
  1群：魚，肉，卵，大豆
  2群：牛乳，乳製品，骨ごと食べられる魚
  3群：緑黄色野菜
  4群：その他の野菜，果物
  5群：米，パン，めん，いも
  6群：油脂

奨されている．

② 食品構成と食品群別予定給与栄養量の算出

食品構成とは，望ましいエネルギーや栄養素の摂取を目的に，一定期間に使用する食品群別の1日（1回）当たり量を数値で示したものである．食品構成を用いることで，詳細な栄養摂取量の管理は難しいが，およそ食事摂取基準（2020年版）に示されている指標の範囲に適した献立作成が可能である．食品構成表の作成には，食品群別荷重平均成分表を用いる．

食品群別荷重平均成分表は，献立を作成する対象に合わせて，食品の使用頻度や地域性を考慮し作成することが望ましいが，難しい場合は，国民健康・栄養調査および食糧需給表を参考に作成する．

1日分の食品構成の一例として，2000kcal食の食品構成表（例）を表8.10に示す．食品構成の給与目標量は，一定期間（1ヶ月程度）で平均して摂取できているべきものであり，1日（毎食）ごとに充足させるべきという値ではない．

日本の食事形式である「主食」と「副食」を中心に，汁物やデザートなども組み合わせ，必要な栄養素をバランスよく摂取できるようにする．「食生活指針」や「食事バランスガイド」では，「主食＋主菜＋副菜」を勧めている．図8.7に配膳図例を示す．

（3）献立作成手順

① 献立パターンの決定

献立は栄養，嗜好，経済面を考慮すべきである．期間献立を作成する場合は，献立の中心となる主食，主菜，調理様式（和風，洋風，中国風など）を計画的に配分する（表8.11）．期間内に行事食が予定される場合は，それにも配慮して配分する．

（a）**主食の種類と量の決定**：飯，パン，めん類，その他を決めると，副食が決めやすくなる．

（b）**主菜に用いる食品と調理様式の決定**：対象者の嗜好，特性，地域性，旬などを考慮し，満足が得られるよう配慮する．肉，魚類だけではなく，卵類や大豆・大豆製品も使うようにし，調理様式を決定する．それに伴って副菜が決まる．

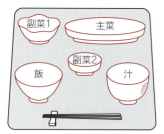

図8.7　日常食の形式（一汁三菜）

表 8.10 2000 kcal 食の食品構成表(例)(女性, 18 〜 29 歳)

食品群	重量 (g)	エネルギー (kcal)	たんぱく質 (g)	脂質 (g)	炭水化物 (g)	ビタミンA (μgRAE)	ビタミンB₁ (mg)	ビタミンB₂ (mg)	ビタミンC (mg)	食塩相当量 (g)	カルシウム (mg)	鉄 (mg)
穀類	450	795	15.3	4.4	167.0	4	0.16	0.11	0	1.0	42	1.0
いも類	60	40	4.3	0.1	9.5	0	0.04	0.01	8	0.0	12	0.2
砂糖・甘味料類	5	19	0.0	0.0	4.9	0	0.00	0.00	0	0.0	0	0.0
種実類	5	25	0.9	2.0	1.2	0	0.02	0.01	0	0.0	25	0.3
緑黄色野菜	140	40	2.1	0.3	8.5	783	0.06	0.09	27	0.0	62	0.8
その他の野菜	260	56	2.2	0.4	12.7	26	0.07	0.05	25	0.1	66	0.7
果実類	150	87	0.8	0.3	22.7	86	0.07	0.03	45	0.0	14	0.2
きのこ類	20	4	0.5	0.1	1.4	0	0.02	0.03	0	0.0	1	0.1
海藻類	15	3	0.5	0.0	1.2	29	0.02	0.02	1	0.2	15	0.3
豆類	60	72	5.4	4.4	2.7	0	0.05	0.06	0	0.0	72	1.0
魚介類	100	150	19.1	6.4	2.3	42	0.09	0.16	1	1.0	53	1.0
肉類	90	191	14.0	13.9	0.5	85	0.23	0.14	5	0.4	5	0.7
卵類	55	83	7.0	5.5	0.3	79	0.03	0.22	0	0.1	28	1.0
乳類	200	152	7.5	7.9	12.4	73	0.07	0.30	2	0.3	246	0.1
油脂類	10	88	0.0	9.6	0.0	12	0.00	0.00	0	0.0	0	0.0
菓子類	25	84	1.5	2.9	12.9	16	0.03	0.04	1	0.1	13	0.3
嗜好飲料類	450	66	0.8	0.1	6.3	1	0.01	0.11	10	0.0	16	0.3
調味料・香辛料類	45	49	2.0	2.3	4.9	4	0.02	0.03	0	3.4	13	0.5
合計	2140	2005	83.9	60.6	271.3	1240	0.98	1.41	125	6.5	682	8.5

食事摂取基準の実践・運用を考える会 編, 『日本人の食事摂取基準 2020 年版の実践・運用』, 第一出版(2020), p.68 を参考に作成.

表 8.11 献立パターン(例)

		1日目	2日目	3日目		7日目
朝食	主食 主菜 調理様式	パン 魚介 洋	ご飯 卵 和	ご飯 肉(鶏) 和		ご飯 卵 和
昼食	主食 主菜 調理様式	ご飯 大豆製品 中	変わりご飯 肉(牛) 洋	ご飯 魚介 洋	……	めん 魚介 中
夕食	主食 主菜 調理様式	ご飯 肉(豚) 和	ご飯 魚介 中	ご飯 大豆製品 和		ご飯 肉(鶏) 和

表 8.12 献立の食品群の構成

献立構成		食品群の構成*
主食		穀類
副食	主菜	魚介類, 肉類, 卵類, 豆(大豆)類
	副菜	緑黄色野菜, その他の野菜, いも類, 乳類
汁物		栄養素の補充や食欲を刺激するものなど
デザート		果実類

＊ きのこ, 海藻類, 種実類などは努めて利用する.

② 予定献立の作成

（a）作成した献立パターンに沿って, 主食, 主菜の具体的な料理名を決定する.

（b）主食や主菜で不足する食品群（野菜, いも類）などから2～3品（主菜の付け合せも含める）を加え副菜を決定する.

（c）汁物を決めるが, 食塩のとりすぎになるため, 毎食とる必要はない.

（d）食品の種類や分量から食品群別構成などで栄養面を点検する. 不足していれば間食やデザートなどを加える.

（4）予定献立作成後の評価と修正

予定献立の栄養価計算を行い, 次のような点について確認し, 必要に応じて修正を行う.

① 1日3食の配分は適当か.
② 給与栄養目標量の範囲内であるか.
③ 食品群別給与量は妥当か.
④ 使用食品や調理法のバランスはよいか. 肉類や油脂類の摂取量が多くなる一方, いも, 野菜, 魚介類の摂取量が減少傾向であり, 生活習慣病の増加が認められているので注意する.
　（a）同一の食材, 調理法がないか.
　（b）調理法, 味, 色, 香り, 食感にバラエティはあるか.
　（c）季節感はあるか.
⑤ 食器や盛りつけが工夫されているか.
⑥ 喫食後の満足感は得られるか.
⑦ 作成した献立が予算内で実施可能か（経済性）.
⑧ 調理者の調理能力に合っているか, 調理に必要な時間は適切か（調理作業の能率性や実現性）.

（5）献立のシステム化

献立作成の一連の流れをシステムとして捉え, PDCAサイクルを意識した運用が必要である.

① P(Plan)：対象者を調査し, エネルギーや栄養素量の給与目標量を決定する. 続いて作成した食品構成を用い, 食事様式や使用する食材やその量, 調理法を決定し予定献立を立案する.

② D(Do)：予定献立に基づいて調理, 食事提供, または献立案の提供.

③ C(Check)：喫食者の満足, 摂取状況, 栄養状態, 給与栄養量, 効率性, 経済性を評価.

④ A(Action)：抽出された課題をもとに, 献立を修正, 改善する.

献立作成を体系的に捉えることで, 献立作成作業の効率化が図れ, 献立の多様化, 質の向上につながり, 喫食者の満足や健康の維持・増進が期待できる. また, 栄養計算ソフトを導入することで, より充実した効率のよい献立作成が

可能となる.

8.4 供食,食卓構成

(1) 供食
供食とは,食事を提供することである.明るく楽しい雰囲気づくりや安全衛生への配慮も必要である.

(2) 食卓構成
食事には,日常の食事(ケの食事)と行事食(ハレの食事),供応食がある.食事の目的や喫食者の満足が得られる食事を提供するために,食事の目的に応じた演出や配慮により食卓全体を演出する.

日常の食事は,栄養バランスを整え,主食,主菜,副菜のそろった献立作成を行う.行事食は,年中行事や人生の通過儀礼により,地域性や文化,風習として慣例化しているものも多い(表8.13).行事食を献立に組み込むことで,季節感を演出することができる.

8.5 様式別供応食

供応食とは,客をもてなす食事である.客をもてなす特別な食事には,それぞれの地域の食文化に培われた様式がある.日本では,日本料理,中国料理,西洋料理の各様式が一般的である.

(1) 日本料理

(a) 特徴
日本料理には,次のような特徴がある.
① 四季折々の野菜や穀類,大豆やその加工品などの植物性食品,四方を海に

ケの食事,ハレの食事
日本人の食事は民俗学的立場から二つに区別される.
ケの食事とは身近に入手できる穀物,野菜,魚介類から構成され,土地の生活や文化を反映した日常食.
ハレの食事とは,仕事の節目などを祝ったり祈ったりするときの特別な食事で,酒と豪華な食事が供され,神に捧げたり,その捧げものを下げて食べる非日常食.

和食がユネスコ無形文化遺産に登録決定(2013年)
「無形文化遺産」とは,芸能や伝統工芸品などの形のない文化であって,土地の歴史や生活風習などと密接に関わっているもののことである.「自然を尊ぶ」という日本人の気質に基づいた「食」に関する「習わし」が「和食;日本人の伝統的な食文化」として登録された.
●和食の四つの特徴
① 多様で新鮮な食材とその持ち味の尊重.
② 健康的な食生活を支える栄養バランス.
③ 自然の美しさや季節の移ろいの表現.
④ 正月などの年中行事との密接な関わり.
農林水産省ホームページ(http://www.maff.go.jp/j/keikaku/syokubunka/ich/)より.

表8.13 おもな年間行事と行事食

行事名	おもな料理	行事名	おもな料理
正月(1月1日~3日)	雑煮,お節料理	端午の節句(5月5日)	ちまき,たいのかぶと煮,かしわもち,草もち
七草粥(1月7日)	七草粥	七夕(7月7日)	そうめん,五目すし
鏡開き(1月11日)	揚げもち,あんころもち	土用(7月丑の日)	うなぎの蒲焼
節分(2月3日)	煎り豆,巻きすし,いわしの塩焼き	月見(8月15日,9月13日)	月見だんご
桃の節句(3月3日)	ちらしずし,はまぐりの潮汁,ひしもち,ひなあられ,白酒	冬至(12月22日または23日)	あずき粥,ゆず,かぼちゃ煮
彼岸(春分の日,秋分の日を中日とした1週間)	おはぎ,精進料理,彼岸だんご	大晦日(12月31日)	年越しそば

「食べ物と健康Ⅲ 食品加工学・調理学」,公益社団法人日本栄養改善学会 監修,第一出版(2014),p.139,表7-21を一部改変.

囲まれた地理的条件により恵まれた海産物である魚介類を中心とした動物性食品など豊富で新鮮な食材を使用し，季節感を表現する．
② 調理法は素材の味や色，香りを生かすよう工夫されている．
③ こんぶやかつお節，干しいたけなどのだしのうま味を活用する．
④ 生もの料理(刺身，酢の物など)．
⑤ 調理に多量の水を使用する．
⑥ 一般的に油脂の使用量が少ない．
⑦ わさび，ゆず，しょうが，しそ，みょうがなど，素材を引き立てる風味をもつ香辛料を季節に応じて生で使う．
⑧ 1人前ずつ多種の食品を芸術的に盛りつけるよう工夫され，用途によって器を使い分ける．

(b) 料理形式

(i) 本膳料理

室町時代に始まった本膳料理が日本料理の基礎である．一汁三菜の本膳に二の膳，三の膳が加えられ，一汁三菜，二汁五菜，三汁七菜となる(図8.8，表8.14)．汁と菜の品数で称される．一汁三菜は，飯，本汁(一の汁)，なます，煮物(坪)，香の物である．

現在では，本膳料理の形式を受け継いだ会席料理，安土桃山時代に茶道とともに発展した懐石料理，中国式の精進料理である普茶料理があり，京都の黄檗山万福寺の普茶料理がよく知られている．

(ii) 会席料理

会席料理の始まりは，江戸時代の初期，俳会の席の終わりに，親睦を深める目的で少量の肴と酒が供されたことにあるといわれている．

酒を主とした献立であるため，飯や香の物は品数に入らない．一汁三菜を基

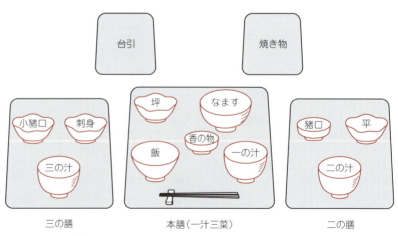

図8.8 本膳料理の形式(三汁七菜)

表 8.14 本膳料理の献立構成と内容

構成		内容
本膳	一の汁	みそ仕立て
	なます	魚介類の酢の物,刺身など
	坪	煮物,蒸し物(ふたつき椀)
	香の物	漬物
二の膳	二の汁	すまし仕立て
	平	魚,野菜,乾物などの煮物(平らなふたつきの器)
	猪口	和え物,浸し物(小ぶりな器)
三の膳	三の汁	潮汁,三州みそなど
	刺身	刺身2～3種盛り
	小猪口	酢の物や炊き合わせ
焼き物		尾頭つきの姿焼き
台引		祝肴や菓子,かつお節などの土産物

本に,五菜,七菜,九菜,十一菜というように奇数で菜を増やす.おいしく食べるため一品ずつできたてを供する喰切り料理である(図8.9,表8.15).

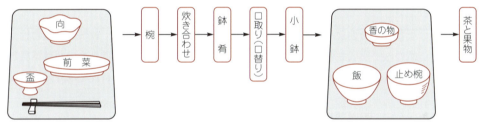

図 8.9 会席料理の形式

表 8.15 会席料理の献立構成と内容

構成	内容
前菜	先出,お通し,突出し,珍味の盛り合わせ
向(向付)	生魚の酢の物,刺身
椀	すまし仕立て(吸物)
口取り	珍味の盛り合わせ(深めの小鉢)
鉢肴	魚や鶏肉の焼き物(揚げ物,蒸し物も用いる)
煮物	炊き合わせ
小鉢	酢の物,和え物,浸し物
止め椀	みそ仕立て
水菓子	季節の果物など

(iii) **懐石料理(茶懐石)**

懐石料理は,茶事の前に,お茶をおいしく飲むための軽い食事で,季節の素材を生かし,客をもてなす心くばりを料理に表現する(図8.10,表8.16).

(iv) **精進料理と普茶料理**

精進料理は,鎌倉時代に禅宗とともにもち込まれた料理形式である.魚や肉

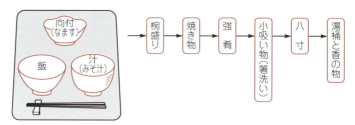

図 8.10　懐石料理の形式

表 8.16　懐石料理の献立構成と内容

構成	内容
汁	みそ仕立て
飯	
向付（むこうづけ）	主としてなます，魚介の酢の物
椀盛り	煮物の盛り合わせ（3 品程度）
焼き物	蒸し物，煮物も用いることもある．
強肴（しいざかな）	遠来の珍味や炊き合わせ，和え物など．主人のその日の心入れの料理．
小吸い物	すまし汁．次の八寸を味わうために口を整える．
八寸	八寸四角の杉の折敷に 2〜3 品盛りつける．次に出す冷酒の肴．
湯桶（ゆとう）	焦がした飯に熱湯を入れ塩味をつけたもの．香の物を添える．

などの動物性食品は使わず，野菜，海藻，豆腐，大豆製品，穀類など植物性食品のみで構成される．この精進料理に中国料理の影響を受けたものが普茶料理である．多量の油脂と葛を使用し，一皿に盛りつけられた料理を取り分けて食べる．

（2）西洋料理

フランス料理をはじめとした欧米料理の総称である．獣鳥肉類，乳・乳製品を主材料とし，さまざまな香辛料を使ったソースに特徴があり，加熱料理が中心である．日本料理のように主食と副食の区別はなく，料理はそれぞれ独立しており，料理ごとにナイフやフォーク，スプーンを用いる．

（a）正餐（dinner）

正式な dinner では，オードブルとスープに続き，淡白な魚料理，主となる獣鳥肉類，ふたたび淡白な料理へ移行しサラダで終わる．最後にデザートとして菓子，果物，コーヒーが出される．料理に合わせてさまざまなワインが供される．料理に添えられるソースが味をひき立てる（表 8.17）．

（b）ビュッフェ（buffet）

ビュッフェは，立食形式のセルフサービスの食事である．テーブルに料理，取り皿，ナプキンなどすべてを配置よく並べ，自分で好きな料理を好きな量だけ取る．パーティなどでは，立食の形式をとることで，参加者間の交流を深めやすい．

（c）カフェテリア（cafeteria）

主食，主菜，副菜などを，それぞれ数種類ずつ用意し，1 食の献立となるよ

表 8.17　正餐の献立構成と内容

構成	内容	飲み物
前菜（オードブル）	3〜5種の料理の盛り合わせ．食前酒とともに出され，食欲を刺激する．	食前酒（カクテル，シェリー酒）
スープ	食欲増進を目的とする．	
魚料理	魚介類の料理	白ワイン
アントレ	肉の煮込み料理など	赤ワイン
氷酒	酒を効かせたシャーベット．口直しが目的．	
蒸し焼き料理	かたまり肉のロースト，省略されることも多い．	
野菜料理	肉料理のつけ合わせ	
サラダ	生野菜	
アントルメ	温菓，冷菓，氷菓など	シャンパン
果物	季節の果物，果物の盛り合わせ	
コーヒー	デミタス（通常の1/2量）	

うに喫食者自身が料理を選択する形式である．

(d) ティーパーティー（tea party）

ティーパーティーは，居間や客室を利用して，午後のお茶の時間などに行われる．紅茶や焼き菓子，小型のサンドイッチなどが供される．

(e) カクテルパーティー（cocktail party）

カクテルパーティーは，多くの人が気軽に歓談できるよう，アルコール飲料やソフトドリンクなどのほか，簡単な料理が用意される．

(f) バイキング（viking）

大皿に盛られた肉，魚，乳製品などの料理を，セルフサービスで好きなだけ取る形式である．北欧のバイキング（海賊）の豪快な食べ方にちなんで名づけられた．

(3) 中国料理

広大な国土と地域による風土や気候，習慣に違いのある中国では，各地域に特徴的な料理が発達した．北京料理，広東料理，四川料理，上海料理が代表的なものである．生もの料理は少なく，油脂を使った料理が多いが，使い方は巧みであり，うま味や栄養分を逃さず利用できる．材料に無駄がない，乾物材料（つばめの巣，ふかひれ，あわびなど）が多い，調理器具が少ない（中華なべ，中華包丁）という特徴もある．中国料理は大皿に盛りつけるため，人数にこだわらず楽しい雰囲気で食事ができる．主人から順に回し取る．料理は菜と点心に分けられ，菜は前菜と主要料理である大菜に分かれる．大菜は数種類あり，その最後は湯菜（スープ）で終わり，デザートとして点心が供される（表8.18）．

8.6　食事環境

快適な食事環境には，献立や調理といった食事の質に関わるものだけではなく，適切な食事時間や食事空間全体の雰囲気（食器，インテリア，室温，湿度，

表 8.18　中国料理の献立構成と内容

構成	調理法	内容
前菜(チェンツァイ)	冷菜(ロンツァイ)	冷たい前菜．品数は偶数．
	熱菜(ロオツァイ)	炒め物，揚げ物などの温い料理を少量で供する．
大菜(ダーツァイ)	頭菜(トウツァイ)	最初に出す代表的な料理．
	炸菜(デャーツァイ)	揚げ料理．素揚げ(清炸)，衣揚げ(炸衣子(ジャイズ))，から揚げ(乾炸(カヌジャ))など．
	炒菜(チャオツァイ)	炒め料理．少量のでん粉あんで舌触りをよくすることが多い．
	蒸菜(チョンツァイ)	蒸し料理．魚，ひき肉，まんじゅうなど．火の通りがよく，硬くないものは強火で短時間蒸す．清蒸(材料をそのまま蒸す)，酒蒸(老酒をかけて蒸す)など．
	煨菜(ウェイツァイ)	煮込み料理．とろ火で長時間煮込む．
	溜菜(リュウツァイ)	あんかけ料理．舌触りがよく滑らかで保温効果がある．
	烤菜(カオツァイ)	直火焼き料理
	拌菜(バンツァイ)	和え物，酢の物
	湯菜(タンツァイ)	スープ料理．清湯(チンタン)(澄んだスープ)，奶湯(ナイタン)(濁ったスープ)，羹(ゴン)(でん粉で濃度をつけたスープ)，燴(ホイ)(中身の多いスープ)など．
	飯菜(ファンツァイ)	飯
	鹹菜(シエヌツァイ)	漬物類
点心(ディエヌシヌ)	鹹点心(シエヌディエヌシヌ)	飯，めん，粉を使用した料理．塩味
	甜点心(ティエヌディエヌシヌ)	菓子，デザート．甘味，杏仁豆腐など

照明，音楽)などあらゆる要素が関係する．心地よい食事環境は食行動を安定させ，健康の維持増進に影響する．厚生労働省は 2015 年，日本人の長寿を支える「**健康な食事**」は，健康な心身の維持・増進に必要とされる栄養バランスを基本とする食生活が無理なく持続している状態であるとし，その実現には，日本の食文化のよさを引き継ぎ，おいしさや楽しさを伴っていること，「健康な食事」が広く社会に定着するためには，信頼できる情報のもとで国民が適切な食物に日常的にアクセスすることが可能な社会的，経済的，文化的な条件が整っていなければならない，としている．近年，生活習慣病，フレイルティ(虚弱)，偏った健康志向，マナーの低下，食の簡便化，多様化，個別化といった課題に加え，食や栄養に関する情報の氾濫や環境への配慮といった課題もある．災害に対応できる対策も必要である．

（1）食品の安全性

食品を摂取する際の安全性および一般消費者の自主的かつ合理的な食品選択の機会を確保することを目的に，従来の**食品衛生法**(衛生上の危害発生防止)，**JAS 法**(品質に関する適正な表示)，**健康増進法**(国民の健康の増進)の食品表示に関する規定を統合した包括的で一元的な制度として**食品表示法**が 2015 年に施行された．

（a）栄養成分表示

表示が義務づけられている栄養成分：熱量(エネルギー)，たんぱく質，脂質，炭水化物，ナトリウム．

表示が推奨されている栄養成分：飽和脂肪酸，食物繊維．

表 8.19 栄養強調表示の例とその意味，記載の内容

強調表示の例	意味	商品の例
「源」「供給」「含有」「入り」「使用」「添加」など	ある栄養成分を，決められた値以上含んでいる．	「カルシウム入り」と書かれたビスケットの場合，100g 当たりカルシウムを 105mg 以上含んでいる．
「〜より強化」	増やした栄養成分の量(従来品との差)が，決められた値以上．	「従来品よりビタミンEを強化」と書かれたドレッシングの場合，増やしたビタミンEの量(従来品との差)が，100ml につき 0.6mg 以上．
「高」「多」「豊富」「リッチ」「たっぷり」など	ある栄養成分を，決められた値以上含んでいる．	「カルシウムたっぷり」と書かれたビスケットの場合，100g 当たりカルシウムを 210mg 以上含んでいる．
「無」「ゼロ(0)」「ノン」「レス」「フリー」など	熱量(エネルギー)や糖類，ナトリウムなどの量が，決められた値未満で，ほとんど含まれていない．	「カロリーゼロ」と書かれた清涼飲料水の場合，100ml 当たりの熱量(エネルギー)は 5kcal 未満．
「低」「ひかえめ」「少」「ライト」「ダイエット」「オフ」など	熱量(エネルギー)や糖類，ナトリウムなどの量が，決められた値以下．	「カロリーオフ」と書かれた清涼飲料水の場合，100ml 当たりの熱量(エネルギー)は 20kcal 以下．
「〜より低減」	減らした熱量(エネルギー)や糖類，ナトリウムなどの量(従来品との差)が，決められた値以上．	「従来品より脂質を低減」と書かれたドレッシングの場合，減らした脂質の量(従来品との差)は，100ml につき 1.5g 以上．

農林水産省ホームページ(http://www.maff.go.jp/j/fs/f_label/f_value/)より．

任意で表示される栄養成分：ミネラル(亜鉛，カリウム，カルシウムなど)，ビタミン(ビタミンA，ビタミンB_1，ビタミンCなど)．

（b）栄養強調表示

健康の保持増進に関わる栄養成分を強調する表示は，基準を満たした食品だけに使用することができる(表 8.19)．

（c）機能性が表示されている食品

① 特定保健用食品(トクホ)

トクホは，健康の維持増進に役立つことが科学的根拠に基づいて認められ，「コレステロールの吸収を抑える」などの表示が許可されている食品である．表示されている効果や安全性については国が審査を行い，食品ごとに消費者庁長官が許可をする．製品には，許可マークと許可表示が示される．

② 栄養機能食品

1日に必要な栄養成分が不足しがちな場合，その補給，補完のために利用できる食品である．すでに科学的根拠が確認された栄養成分を一定の基準量含む食品であれば，とくに届出をしなくても，国が定めた表現によって機能性を表示することができる．製品には，「栄養機能食品(○○)」が表示される．

③ 機能性表示食品

事業者の責任において，科学的根拠に基づいた機能性を表示した食品である．販売前に安全性および機能性の根拠に関する情報などが消費者庁長官に届けられたものである．ただし，特定保健用食品とは異なり，消費者庁長官の個別の許可を受けたものではない．製品には「届出番号」が表示される．

アレルギー表示義務の
ない食品
① 店頭売りの惣菜，パンなど，その場で包装されるもの．
② 注文してつくる弁当．
③ 容器包装の面積が 30 cm² 以下のもの．

（d）アレルゲンを含む食品の原材料表示

必ず表示される 7 品目（特定原材料）：卵，乳，小麦，落花生，えび，そば，かに．

表示が勧められている 21 品目（特定原材料に準ずるもの）：アーモンド，いくら，キウイフルーツ，くるみ，大豆，バナナ，やまいも，カシューナッツ，もも，ごま，さば，さけ，いか，鶏肉，りんご，まつたけ，あわび，オレンジ，牛肉，ゼラチン，豚肉．

（2）食育の推進

近年，食生活を取り巻く環境が変化し，栄養の偏り，不規則な食事，肥満や生活習慣病，過度の痩身志向などの社会的課題がある．さらに食の安全や食糧自給の問題，氾濫する情報にも注意する必要がある．そこで，国民一人一人が食についての意識を高め，生涯にわたって心身の健康増進につながる健全で豊かな食生活を実現することを目的に食育基本法（平成 17 年施行，平成 21 年改正）が制定された．食育推進基本計画（平成 18 年）では，家庭や学校，保健所などにおける食育，地域における食生活の改善の取り組み，生産者と消費者との交流促進，食文化の継承のための活動支援などの政府の施策の基本方向が示されている．第 2 次食育推進基本計画（平成 23 年）では，① 生涯にわたるライフステージに応じた間断ない食育の推進，② 生活習慣病の予防及び改善につながる食育の推進，③ 家庭における共食を通じた子どもへの食育の推進を重点課題として，食育の推進の目標に関する事項について平成 27 年度までの達成目標が設定されている（表 8.20）．

ライフステージに応じた健康づくりの推進を目的に，健康日本 21（第二次）を受けて「健康づくりのための運動基準 2006（エクササイズガイド 2006）」が改定され，「健康づくりのための身体活動基準 2013」が策定された．身体活動（運動＋生活活動）に着目し，従来の糖尿病や循環器疾患に加えて，がんやロコモティブシンドローム，認知症のリスク低減も，身体活動の増加によって期待できることが明確化された．

ロコモティブシンドローム
（運動器症候群）
運動器の障害（骨，関節軟骨や椎間板，筋肉や神経系の疾患）のために移動能力の低下をきたして，要介護状態になっていたり，要介護になる危険性の高い状態のこと．
● サルコペニア（加齢性筋肉減少症）：加齢に伴う全身の骨格筋量，骨格筋力の低下．
● フレイルティ（虚弱）：加齢に伴う衰弱．

（3）環境への配慮
（a）フードマイレージ

フードマイレージとは，「食糧輸送距離」を意味し，食糧の輸送量 × 輸送距離（トン・キロメートル，t·km）で表す．生産地から消費地（食卓）の輸送に伴う二酸化炭素（CO_2）排出など，環境問題の視点から考えるうえでも重要である．輸送距離が短いほど，フードマイレージの値は低くなり環境保護につながる．わが国の食料自給率は低いため，フードマイレージの値は他国と比べて高い．地産地消を進めることで，フードマイレージの減少につながる．

（b）地産地消

地元で生産した農林水産物を，地元で消費することを意味する．食料自給率の向上に加え，鮮度がよく，安全な食品を身近で入手することができる．生産

表 8.20　平成 27 年度食育推進基本計画の目標値と現状値

	第 2 次基本計画策定時の値	現状値	目標値（平成 27 年度）
1．食育に関心を持っている国民の割合	70.5%	68.7%	90% 以上
2．朝食または夕食を家族と一緒に食べる「共食」の回数	週 9 回	週 10.0 回	週 10 回以上
3．朝食を欠食する国民の割合	子ども：1.6%，20 歳代・30 歳代男性：28.7%	子ども：1.5%，20 歳代・30 歳代男性：28.2%	子ども：0%，20 歳代・30 歳代男性：15% 以下
4．学校給食における地場産物を使用する割合	26.1%	25.8%	30% 以上
学校給食における国産食材を使用する割合（※）	77%	77%	80% 以上
5．栄養バランス等に配慮した食生活を送っている国民の割合	50.2%	52.7%	60% 以上
6．内臓脂肪症候群（メタボリックシンドローム）の予防や改善のための適切な食事，運動等を継続的に実施している国民の割合	41.5%	42.1%	50% 以上
7．よく噛んで味わって食べるなどの食べ方に関心のある国民の割合	70.2%	71.6%	80% 以上
8．食育の推進に関わるボランティアの数	34.5 万人	33.9 万人	37 万人以上
9．農林漁業体験を経験した国民の割合	27%	33%	30% 以上
10．食品の安全性に関する基礎的な知識を持っている国民の割合	37.4%	70.1%	90% 以上
11．推進計画を作成・実施している市町村の割合	40%	76.0%	100%

※平成 25 年 12 月基本計画一部改定により追加．
内閣府ホームページ（http://www8.cao.go.jp/syokuiku/about/plan/moku_gen/index.html）より．

者と消費者の距離が近いので結びつきが強くなり，消費者のニーズに合わせた生産や消費者と生産者の交流による食育の機会，地域の伝統的な食文化の継承にもつながる．直売所や加工の取り組みなど，農林水産業の 6 次産業化にもつながる．

（4）災害への備え

　災害は突如発生し，大規模な災害では救援が届きにくくなる．避難所生活が長期にわたると栄養状態が悪くなることもあり，乳幼児・高齢者・慢性疾患患者などへの適切な栄養を提供できない場合が予想される．そこで阪神・淡路大震災の教訓を生かし 1996 年に「災害時食生活改善活動ガイドライン」（兵庫県）

表8.21 避難所における食品構成の具体例

食品群	パターン1（加熱調理が困難な場合）		パターン2（加熱調理が可能な場合）		(g)
	1日当たりの回数	食品例および1回当たりの量の目安	1日あたりの回数	食品例および1回当たりの量の目安	
穀類	3回	・ロールパン2個 ・コンビニおにぎり2個 ・強化米入りご飯1杯	3回	・ロールパン2個 ・おにぎり2個 ・強化米入りご飯1杯	550
いも類	3回	・さつまいも煮レトルト ・干しいも2枚	3回	・下記の内1品 肉入り野菜たっぷり汁物1杯 肉入り野菜煮物 （ひじきや切干大根等乾物利用も可）1皿 レトルトカレー1パック レトルトシチュー1パック 牛丼1パック ・野菜煮物1パック ・生野菜（トマト1個など）	60
野菜類		・野菜ジュース（200ml）1缶 ・トマト1個ときゅうり1本			350
魚介類	3回	・魚の缶詰1/2缶 ・魚肉ソーセージ1本	3回	・魚の缶詰1/2缶 ・魚肉ソーセージ1本	80
肉類		・ハム2枚		・（カレー，シチュー，牛丼，芋・野菜の汁物，煮物）に含まれる	80
卵類		―		卵1個	55
豆類		・豆缶詰1/2缶 ・レトルトパック1/2パック ・納豆1パック		・豆缶詰1/2缶 ・レトルトパック1/2パック ・納豆1パック	60
乳類	1回	・牛乳（200ml）1本 ・ヨーグルト1パック＋プロセスチーズ一つ	1回	・牛乳（200ml）1本 ・ヨーグルト1パック＋プロセスチーズ一つ	200
果実類	1回	・果汁100％ジュース（200ml）1缶 ・果物缶詰1カップ程度 ・りんご，バナナ，みかんなど1〜2個	1回	・果汁100％ジュース（200ml）1缶 ・果物缶詰1カップ程度 ・りんご，バナナ，みかんなど1〜2個	150

油脂類は10g/日使用．
国立健康・栄養研究所，「避難所における食事提供計画・評価のために当面目標とする栄養の参照量」に対応した食品構成例．

避難所における食事提供の計画・評価のために当面目標とする栄養の参照量（1歳以上1人1日当たり）

エネルギー	2000 kcal
たんぱく質	55 g
ビタミンB_1	1.1 mg
ビタミンB_2	1.2 mg
ビタミンC	100 mg

が作成された．さらに，新潟県中越地震後には，「災害時栄養・食生活支援活動ガイドライン」（新潟県）が，東日本大震災後には，「避難所における食事提供の計画・評価のための栄養の参照量」（厚生労働省）と，これに対応した食品構成例（国立健康・栄養研究所）（表8.21），「災害時の栄養・食生活支援マニュアル」（日本栄養士会）など，多くの情報がまとめられている．水や備蓄食品を確保しておくことはもちろんであるが，ライフラインが停止すると調理が困難になるため，卓上こんろなどの加熱機器を常備しておくことも必要である．

練 習 問 題

次の文を読み，正しいものには○，誤っているものには×をつけなさい．

（1）食品成分表の成分値は，1食品1成分値を原則として食品全重量100g当たりの数値で示したものである．

（2）レチノール活性当量はレチノール量に1/12α-カロテン量を加えて算出したものである．

（3）利用可能炭水化物の成分値には，糖アルコールが含まれていない．

（4）食品成分表には，調味料を添加して調理した食品は収載されていない． 重要

（5）成分値（0）は，微量に含まれると推定されることを意味する．

（6）魚類の調理品である刺身は，皮付きを除き，「生」に含められている． 重要

（7）成分値が季節変動別に収載されている食品は，かつおと小松菜である． 重要

（8）健康日本21（第二次）では，健康寿命の延伸，健康格差の縮小，生活習慣病の発症予防と重症化予防をめざすための事項が示された． 重要

（9）食事設計は，各個人の年齢，性別，生活状況，健康状態なども考慮した内容にする． 重要

（10）栄養給与目標量は，対象者の特性を把握し，日本人の食事摂取基準を活用して望ましい範囲を決定する． 重要

（11）朝昼夕食のエネルギー比としては，朝食：昼食：夕食＝1：2：2.5が推奨されている． 重要

（12）献立は，食品構成を目安として作成する．

（13）食品構成の給与目標量は，1日ごとに充足させるべきである．

（14）献立は，主菜，副菜，主食の順に決定する．

（15）供応食とは，日常の食事である． 重要

（16）日本料理は，季節の材料の色や形を生かす料理であり，生もの料理も特徴の一つである．

（17）本膳料理では，料理の数が増すと膳の数が増え，二汁五菜，三汁七菜などがある． 重要

（18）会席料理の向付とは，煮物のことである． 重要

（19）会席料理では，はじめに飯と汁が出る．

（20）懐石料理は，本来は，茶席の後に供される．

（21）西洋料理の正餐では，スープの次は魚料理である．

（22）西洋料理は，肉類などの加熱料理とさまざまな香辛料を使ったソースに特徴がある．

（23）カフェテリアとは，立食形式のセルフサービスの食事である．

（24）中国料理の献立構成は，前菜，大菜，点心からなる．

（25）突然の災害に備え，水や備蓄食品をはじめ，卓上こんろなどの加熱機器を常備しておく．

■出題傾向と対策■
食事設計と食事様式に関する基本的な知識は必要である．

9 大量調理

9.1 大量調理の特性

大量調理とは，家庭で行われる少量調理に対し，集団給食や外食産業で大量の食材を使用して行われる調理のことである．この章では集団給食の大量調理について述べる．大量調理は，対象となる集団給食施設の設備，作業員数，供食形態，生産性や経営面などのさまざまな制約のなかで，大量の食材を扱い，喫食者にとって安全で品質の高い料理（おいしく栄養的な献立）を提供しなければならない．

大量調理では一つの料理に使用する材料が多いため，調理工程に長時間を要する．そのために，各施設で効率のよい調理工程の標準化を行い，製品の生産性向上をはかる工夫や食中毒防止の観点から衛生管理が重要である．また，少量調理とは異なり，喫食までに時間を要し料理の品質低下を招く場合が多いので，調理工程や調理ずみ製品の品質管理が重要である．そのため，施設ごとに各料理の品質基準を設定し，各調理工程中での処理量，調理手順，調理操作方法と所要時間などについて標準化を行っておかなければならない．とくに，大量調理での加熱は緩慢な温度上昇になるので，食材中の酵素が活性化される温度帯（40～60℃）を通過する時間が長くなり，外観，テクスチャー，味や栄養価の低下など製品の品質低下を招くことが多い．また，加熱や調味が不均一になりやすく，調理製品への影響が大きい．

9.2 大量調理と衛生管理

大量調理における衛生管理は，HACCPの概念に基づいた大量調理施設衛生管理指針（平成9年3月24日，衛食第85号厚生省生活衛生局長通知）が策定されているので，それに従って施設・設備の衛生管理と食品購入から喫食者への食事提供までの衛生管理を施設ごとに標準化しておかなければならない．以下，とくに大量調理工程で重要となる基本的な衛生管理の要点を述べる．

通常，食材は汚染された状態で搬入される．そのため，調理工程中の洗浄・殺菌ずみの食材と未処理の食材が交差汚染を起こさないように管理しなければならない．また，調理人の手指による製品の汚染が問題になることも多い．し

たがって，以下のような食材の取扱いを心がける．
① 厨房の汚染区域と非汚染区域を完全に区分管理する．
② 洗浄または開封ずみ食材以外は非汚染区域にもち込まない．
③ 調理器具類や機器の使用分けと洗浄・殺菌処理や汚染検査方法をマニュアル化する．
④ 生食材料や調理材料には，使い捨て手袋をアルコール消毒して使用する．
⑤ 調理人の衛生教育を行う．

魚介類では，腸炎ビブリオ菌など汚染菌数の増加を抑えることが重要になる．腸炎ビブリオ菌は魚のえら，表皮，内臓などに付着している．そこで，とくに加熱処理をしない刺身などでは，これらの部分が生食する材料に付着しないよう，まな板，包丁などの区別を行うといった，取扱いの標準化と喫食までに菌の繁殖を抑える低温管理が重要になる．

9.3 調理工程と品質

ここでは，大量調理の工程で生じる品質管理面からの問題点と対策を中心に述べる．以下の調理工程では，いずれもあらかじめ標準化しておいた項目に従い，点検・記録しておく必要がある．

（1）検収と下処理

検収の際には，材料の生産地，鮮度，異物の混入，品温，期限・表示内容，包装状態などの確認を行い，適切な保存温度で保管し，材料の受けとりや保管庫などの出し入れ時刻などを記録する．

（a）洗浄

土つきのいもや野菜は，調理室にもち込む前に下洗いをする．そのほかの食材は野菜・果物類，食肉，魚介類に区分して洗浄する．とくに生食する野菜や果物の洗浄は，酸性電解水（表9.1）や次亜塩素酸ソーダ液（100 ppm，500倍希釈液）などを使用して殺菌を行い，流水で充分な洗浄をする．酢酸，フマル酸，乳酸，クエン酸など，食品添加物として使用可能な有機酸を0.1～1％（w/v）濃度溶液として使用すると，殺菌効果が得られる．洗浄工程での付着水や吸水

Plus One Point

洗浄および食品の保存温度

（℃）
- 100 食器消毒温度
- 90
- 80 温蔵庫の温度
- 70
- 60 食器洗浄機の温度
- 50 手洗い食器洗浄温度
- 40 体温
- 30 室温
- 20
- 15
- 10 冷蔵庫内温度
- 0 氷点
- −18 冷凍食品の保存（−18℃以下）

電解水

0.1％食塩水を電気分解し，陽極に生じる酸性電解水は殺菌力をもつ．この際，陽極と陰極に隔膜で仕切った装置を使用すると，塩素・次亜塩素酸より殺菌力のある強酸性電解水が得られる．殺菌効果は次亜塩素酸とその生産物のヒドロキシラジカルによる．

表9.1 電解水の種類と機能

電解水	pH	被電解液	電解槽	機能
強酸性電解水	2.2～2.7	食塩水（<0.1％）	有隔膜・陽極	殺菌・脱臭
強アルカリ性電解水	11～11.5	食塩水（<0.1％）	有隔膜・陰極	洗浄効果・抗酸化
弱酸性電解水（電解中性水，フローラ水）	5～6	食塩水（<0.1％）＋pH調整剤 3％塩酸水	無隔膜 無隔膜	殺菌 殺菌
電解次亜水	8～9	食塩水（<0.1％）	無隔膜	殺菌
アルカリイオン水	8～10	水道水	有隔膜・陰極	病態改善・美味

堀田国元，防菌防黴, 28, 669 (2000).

は，生食では調味濃度がうすくなったり，調味後の製品からの離水量が多くなり，加熱工程で調理時間の増大による煮くずれを起こしたり，炒め物などの製品への影響も大きいので，付着水を少なくする工夫をする．

（b）廃棄量

大量調理では，機器の種類，切り方，調理技術などにより全体の廃棄量に著しい差が生じる．そこで廃棄量を少なくし，しかも予定の一定量が得られる作業工程の管理が必要となる．施設ごとの廃棄率表が必要である．

（2）非加熱操作

2.3節で述べたように，浸漬，切砕，混合，ろ過，解凍，冷却などのさまざまな非加熱操作がある．大量調理では，水切りの状態が製品の品質に大きな影響を与えるので，製品によっては吸水性の高いシートなどを利用するとよい．また，大量調理では冷凍食品の使用頻度が高く，少量調理の取扱いとは異なる．よい冷凍食品の解凍方法はドリップ量が少ないことであるが，大量調理ではとくに均一な解凍，品質保存および衛生管理が重要となる．各冷凍食品に適した大量調理における解凍方法と適応例を表9.2に示す．基本的に肉や魚などの生の生鮮食品は低温でゆっくり解凍し，戻しすぎず，半解凍で調理に移る．低温解凍では，包装のまま解凍し，最終品温を0〜5℃に保ち，微生物や酵素の作用を最小限に抑え，解凍後は生鮮食品と同じように衛生的に取り扱う．調理ずみの冷凍食品や冷凍野菜は急速解凍とする．

大量調理における非加熱操作では，操作や次の調理工程に移るのにかなりの時間を要し，品質の低下や二次汚染の危険性がある．鮮度が落ちると品質が低下するものは，低温で保管する．また，生食の野菜などを長く室温で放置すると，水分蒸発などにより組織の変化が大きいため，調理の手順が重要で，コンテナにはふたをするなどの工夫がいる．また，この工程での食品の取扱いから食中毒を起こすことが多いので，次のような点に注意する．

① 汚染作業区域から非汚染作業区域へ移動するときは手洗い，消毒を行う．
② 未加熱の食肉類，魚介類，殻付卵などに触れたときは手洗い，消毒を行う．
③ 食品別，用途別専用の器具，容器を使用する．
④ 使用後の器具，容器は充分な洗浄を行う．殺菌は，流水で洗浄してから80℃で5分以上の加熱殺菌をすると効果的である．調理機器やシンクなどの洗浄，殺菌もマニュアル化しておく．
⑤ 一時保管を行う場合は，衛生的なふたを使う．

> **Plus One Point**
>
> **冷凍食品認定制度**
>
> 日本冷凍食品協会では，昭和45年以来「冷凍食品の品質・衛生についての基準」に基づき，工場の施設・設備を中心とする規格・基準に適合した工場を「冷凍食品確認工場」と認定し，その工場で製造される冷凍食品で，協会の基準に適合した製品に「認定証」マークをつけていた．
> さらに，平成21年4月からは新「冷凍食品認定制度」に移行され，上記の基準に加え，製品の品質・衛生および安全管理システムが強化された規格・基準の制度に合致した工場は「冷凍食品製造認定工場」とされ，その工場で製造される冷凍食品に「認定証」マークがつけられている．
>
>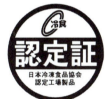
>
> 4〜8℃：冷蔵庫内温度
> 0〜1℃：チルド食品保存温度
> −3〜0℃：パーシャルフリージング
> −30〜−40℃：メディカルフリーザー
> −70℃：ディープフリーザー
>
> また，冷凍食品のなかで調理冷凍食品のうちの以下の9品目には日本農林規格(JAS)が定められ，認定証マークのほかにJASマークがついている．
> えびフライ，コロッケ，しゅうまい，ぎょうざ，春巻，ハンバーグ，ミートボール，フィッシュボール，フィッシュハンバーグ．

表 9.2　解凍方法の種類と適応する冷凍食品の例

解凍の種類		解凍方法	解凍機器	解凍温度	適応する冷凍食品の例
緩慢解凍	半解凍または生鮮状態にまで解かす方法	低温解凍	冷蔵室	庫内温度(5℃以下)	生鮮食品(魚介,畜肉,野菜,果実),菓子類,茶わんむし
		自然(室温)解凍	室内	室温(常温)	
		水中解凍	水槽(溜,流水)	水温	
		氷水中解凍	水槽(氷水)	0℃前後	生鮮食品(魚介,畜肉)
急速解凍(調理)		スチーム(蒸煮)解凍	コンベクションスチーマー,蒸し器など	水蒸気加熱 80～120℃	しゅうまい,ぎょうざ,まんじゅう,茶わんむし,真空包装食品(スープ,シチュー,カレー),野菜類
		ボイル(煮熟)解凍(熱湯中解凍)	湯せん器,鍋など	温中加熱 80～120℃	(袋のまま)真空包装のミートボール,酢豚,うなぎの蒲焼など,(袋からだして)豆類,ロールキャベツ,野菜類,めん類
		オーブン解凍	自然対流式オーブン,コンベクションオーブン,輻射式オーブン,オーブントースターなど	過熱空気の対流と輻射熱 150～300℃	グラタン,ピザ,ハンバーグ,コキール,ロースト品,コーン,油ちょうずみ食品類
		フライ(油ちょう)解凍	オートフライヤー,平なべなど	油中加熱 150～180℃	フライ,コロッケ,天ぷら,から揚げ,ぎょうざ,しゅうまい,フレンチフライポテト
		ホットプレート(熱板)解凍	ホットプレート,フライパンなど	鉄板上伝導加熱 120～300℃	ハンバーグ,ぎょうざ,ピザ,ピラフ
誘電加熱解凍 (工場などで原料を大量に急速解凍する場合もある)		誘電加熱解凍	電子レンジ	マイクロ波による高周波誘電加熱	生鮮品,各種煮熟食品,真空包装食品,野菜類,各種調理ずみ食品
加圧空気解凍 (工場などで原料を大量に急速解凍する場合もある)		加圧空気解凍	加圧(加熱)空気解凍器	15～20℃	魚肉,畜肉

日本冷凍食品協会,「冷凍食品取扱マニュアル」.

（3）加熱調理

2.4節で述べたように，ゆでる，煮る，蒸す，炊く，焼く，炒める，揚げるなどの加熱調理がある．大量調理では，使用する加熱機器の熱容量や特徴から1回の食材の取扱い量が決定し，水や油などの使用媒体量の関係から加熱温度や時間が決まる．製品の品質への影響が大きいので，調理機器の使用上の特徴を充分に熟知し，調理ごとに標準化した加熱条件と温度管理を行うことが大切である．大量調理での加熱調理には次のような特徴があるので，製品への影響を考慮して調理しなければならない．

① 目的の加熱温度に達するまでの時間が長い．
② 材料投入後の温度降下が大きい．
③ 蒸発量が少ない．
④ 加熱状態や調味が不均一になりやすい．
⑤ 余熱の時間が長い．

じゃがいも，かぼちゃなどのでん粉食品の煮物は，加熱後に放置すると温度が下がりにくいため，余熱でも加熱に近い熱が加わり煮くずれを起こしやすい．魚なども余熱で煮くずれをしたり，脱水や凝固が進んで品質の低下をきたしたりするので，注意しなければならない．

カット野菜の利用

生食用のカット野菜は1970年代後半にアメリカで開発され，1990年代からアメリカ，ヨーロッパなどで需要が伸びている．アメリカでのカット野菜の普及の背景には，「5 a day（1日に5皿以上の野菜を食べよう）」や「デザイナーフーズ計画（植物性食品によるがん予防）」などの政策との関連がある．日本でも，核家族化や共働きの増加などから，スーパー・デパート，惣菜産業，コンビニエンスストアでのカット野菜の販売が増えており，健康重視の観点から積極的に野菜をとり入れた料理の需要が伸びているものの，消費者によっては受け入れられていない．注目すべきは，集団給食でのカット野菜の普及である．大量調理での生野菜の取扱いは生産性，コスト，品質面から多くの問題を含むが，カット野菜を利用すると野菜の下処理が不要となるため，① 生産性の向上，② 人件費の削減，③ 大量の水の削減，④ 廃棄物の削減，⑤ 厨房設備や調理場の縮小など多くの利点があることから，徐々に普及している．

カット野菜の利用目的から，カットの種類は ① 不可食部のカット，② 料理や調理法に合った形状カット，③ 咀しゃく，えん下に対応した刻み食，ミキサー食用カット，④ 食卓を飾るカービングや料理の盛りつけ用の器などの演出用カット，などに大別される．

カット野菜の需要は，キャベツ，にんじん，レタス，だいこん，ごぼう，じゃがいもなどが多く，ついでたまねぎ，きゅうり，ねぎ，トマト，さつまいもやカットフルーツなどの利用が高い．調理目的に合わせた複合食材のタイプもある．

カット野菜の欠点は，輸送や保存中の褐変，しおれ，異臭，細菌の繁殖などの品質低下である．その対策としては，① カット野菜に適した品種，栽培条件の材料選定，② 電解水，除菌剤，殺菌装置による洗浄，③ 生産加工の技術と衛生管理，④ 包装材質と包装内部ガスのコントロール，⑤ 貯蔵，流通時の温度，時間の管理，などがある．

（4）調味操作

調味操作の基本は，2.2 節で述べたとおりである．調味は，喫食者の最終的な製品評価と密接な関係をもつ場合が多いので重要である．食材の品質，取扱い量，調理操作または使用機器や放置時間だけでなく，調味料の用い方や調味後から喫食までの時間により，組織の硬さやテクスチャーなどの製品の物性にも影響を与える．また，喫食者によって好まれる標準の調味濃度が異なる場合があるので，用いる調味濃度と用い方を料理ごとに充分検討しておかなければならない．とくに煮物は，同じ調理でも調理工程中の条件で最終的な味が一定になりにくい場合があるので，調味量は初めに 80％ 程度を加え，仕上がり前に味を見てから，残りの調味料を必要に応じて添加する(追い味)．

（5）適温適時給食

料理には，それぞれ好ましい喫食温度がある(1.2 節参照)．適温給食は，喫食者の QOL の観点から重要な要因となる．適温で喫食するためには，配膳時間に合わせた調理工程や配食，配膳の作業計画が必要である．しかし，ほとんどの大量調理の場合，すべての喫食者に適温調理で供食することは困難なため，温かい料理と冷たい料理の適切な保存や配膳または運搬方法が重要となる．大量調理施設衛生管理指針では，温かく食べる食品は 65℃ 以上，これ以外は 10℃ 以下で保存するように指導されている．基本的には，配膳までに 30 分以上を要する場合は保冷庫，加熱調理の場合は保温庫に保管する．それ以外の料理は冷蔵庫に保管し，冷たい料理が好ましい場合は放置時間に関係なく冷蔵庫に保管する．配食後の保温には温冷配膳車がある．また，保温温度が必要以上に高かったり保存時間が長かったりすると，野菜の炒め物やフライドポテトなどのように表面積が大きいものは重量の減少が大きく，ビタミン C の減少も著しい．こうした製品の 2 時間以上の保存は，著しい品質低下を招き，好ましくない．また，煮物やハンバーグのようにふたをして水分蒸発を抑えたほうが好ましい場合と，揚げ物のように水分が少々失われてもふたをしないほうが好ましい場合がある．

9.4　集団給食の調理方式

大量調理では，加熱調理の供食システムは二つに大別される．加熱調理したものを冷蔵・冷凍せずにそのまま提供する通常のクックサーブシステムと，通常の状態で芯温 75℃，1 分以上の加熱調理をした後，30 分以内に急速冷却した料理を 90 分以内に 3℃ 以下のチルド状態で一定時間保存し，必要なときに再加熱をして料理を提供するクックチルシステムである．そのほかにクックフリーズ方式と真空調理方式がある(図 9.1)．

Plus One Point

保管庫内温度と製品内部温度
食材の種類，調理法や製品の大きさ，形状，密度，比熱，熱伝導率などにより，保管庫内温度と製品内部温度に差があることが報告されている．

ニュークックチル方式
従来のクックチル方式では盛りつけ時に温度降下を生じたり，提供時の加温に人手が要るなどの欠点があったので，チルドの状態で配膳用トレーに盛りつけ(コールド盛りつけ)，カートに入れ，冷菜は 10℃ 以下，温菜は自動再加熱(35 分間で中心温度 75℃)して，高度の品質管理とコスト削減で提供できる新しい方式をいう．

9.4 集団給食の調理方式

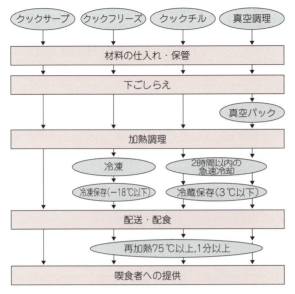

図 9.1 大量調理の調理方式と調理工程の比較

（1）クックチルシステム

クックチルシステムは，院外調理（表 9.3）や朝食および休日などの給食のように調理要員が少ない場合でも多様化したメニューに対応できるなど，食事サービス向上の面から見て優れたシステムである．近年，調理施設は**センター化**の傾向にある．センターで一括大量調理を行い，その後，各給食施設へ冷蔵配送し，各給食施設で再加熱して供食される方式が生産効率を上げる目的で導入されており，製品の品質向上に大きく貢献している．クックチルシステムでは調理と配食が区別されて管理される．ここでは調理後の保存時間が長いため，衛生管理と製品の品質管理が重要である．急速冷却と再加熱調理の標準化やマニュアル化が必要である．

表 9.3 院外調理にかかる関係法規の概要

1. 院外の調理加工施設を使用して調理を行う場合，その調理加工方法としてクックチル，クックフリーズ，クックサーブおよび真空調理（真空パック）の 4 方式のみが認められる．
2. いずれの調理方法であっても，HACCP 方式の概念に基づく衛生管理を行うことが必要である．
3. 受託業者の責任者は，厚生大臣が認定する講習を修了した者，または同等以上の知識を有すると認められた者でなければならない．
4. 財団法人医療関連サービス振興会が定める認定基準を満たした者，厚生省令に定める基準に適合している者であれば，医療関連サービスマークの交付を受けていない者に受託しても差し支えない．

厚生省健康政策局，平成 5 年 2 月 15 日通達．

Plus One Point

セントラルキッチン（CK）と
サテライトキッチン（SK）

最近，病院などで院外給食の導入が増えたり，院内給食でもできたてのおいしい料理を提供できるシステムとして院内のセンターの厨房を CK とし，各病棟の厨房・食堂を SK としたスタイルが導入されたりしている．

Plus One Point

アッセンブリング・
トゥ・オーダー

素早く調理して提供する調理方式をいう．外食産業で，下処理した食材を用意しておき，客の注文に応じて手早く調理して提供するシステムとして始まった．最近では，大量調理でクックチルした冷凍野菜を，当日サテライトキッチンで肉とスープを合わせて素早く調理している．

（a）クックチルシステムの種類と特徴

クックチルシステムは，冷却方法の相違からブラストチラー（冷風式の急速冷却機）とタンブルチラー（冷水ドラム投入式の回転撹拌冷却機）に分けられる．前者は1960年代にイギリスで，後者は同年代にスウェーデンで開発された方式である．

ブラストチラー方式では，通常の工程で加熱調理した製品を専用の容器に移し，ブラストチラーを用いて，庫内での－12～20℃の強制冷風により短時間でチルドの状態まで冷却し（90分以内に芯温0～3℃まで冷却），その状態で保管する．細菌の繁殖しやすい温度帯（65～10℃，図9.2）を速やかに通過させ，製品の品質を保持する．保存期間は，0～3℃の冷蔵庫で調理日から供食日を含めて5日以内である．

タンブルチラー方式では，通常の調理工程とは異なり，流動性のあるシチューやスープ類を専用のスチームケトルで加熱した後，ポンプで搬送して82℃でパック充塡する．固形の肉，魚，野菜類などは，下処理ずみの食材をパックしてから専用のクックタンクで低温加熱で調理し，タンブルチラーで0～－1℃の冷却水で急速冷却（60分以内に芯温0～3℃まで冷却）する．保存期間は，0～－1℃の氷温冷蔵庫で20～45日間である．ブラストチラーに比べ，設備投資は大がかりであるが，冷却効率や衛生管理の点では優れている．

（b）再加熱の方法

チルド保管の製品は，供食時に再加熱レンジ（遠赤外線ヒーター，7章3節参照），**スチームコンベクションオーブン**や湯せんなどで再加熱して提供される．このとき，製品の**芯温70℃，2分以上**の加熱を必要とする．この条件で，一次

過熱水蒸気オーブン
オーブン内の飽和水蒸気をさらに300℃近くまで上昇させて調理する．水で焼く調理法といわれている．非常に高温短時間の調理のため，脱油，減塩のヘルシー機能や加熱時間の短縮のためにビタミンなどの酸化抑制効果がある．電子レンジ機能を備えたものもある．

スチームコンベクションオーブン
スチームモード，オーブンモードとこれらの組合せのモードで使用できる多機能高級加熱機器．

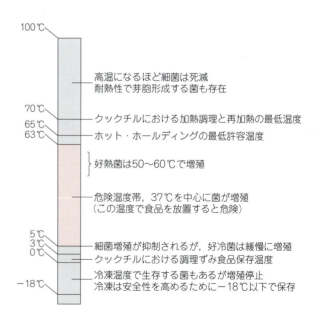

図9.2 食品の温度と菌の繁殖

加熱とほぼ同様の加熱温度（80～90℃）となる．適温供食と衛生管理の面から，再加熱後は63℃以上を維持し，再加熱後はできるだけ早く供食する．製品の品質管理，作業効率，衛生管理の面からも再加熱条件の標準化が必要である．

（2）真空低温調理

真空低温調理（単に**真空調理**または**パウチクッキング**ともいう）は，クックチルシステムの系とは独立して行われる．ブラストチラーと同様，下処理した食材と調味液をフィルムに詰め，真空密封して70℃以下の温度で湯せんまたはオーブンで加熱し，冷却または冷凍して保存し，供食時に加熱をして食べる．一般的に7トールの真空包装を行うが，崩れやすい食材は2～5トール程度を目安とする（1トールは1/760 mmHg）．一般に食肉や魚などのたんぱく質食品は58～68℃，繊維質の硬い食材は95℃で加熱する．冷凍食品ほどの保存性はないが，真空パックのため食材の風味やうま味が失われず，均一な調味ができるなどの利点がある．

Plus One Point

真空低温料理

1979年にフランスでフォアグラを離漿，離水が少ない品質の高い加熱製品にするために開発され，脂質の酸化も少ないことから高品質な加熱調理法として，列車の食堂，新設のホテルやレストラン，飛行機の機内食などに普及していった経緯がある．

練 習 問 題

次の文を読み，正しいものには○，誤っているものには×をつけなさい．
（1）大量調理での加熱は急速加熱を行う場合が多いので，加熱のしすぎになりやすい．
（2）大量調理で野菜を加熱調理するとき，酵素が失活する60℃以上に到達するまでの時間が長いため，酵素反応による褐色化などの好ましくない変化が起こりやすい．　重要
（3）大量調理の厨房では，洗浄ずみ食材や加熱殺菌ずみの食材と未処理の食材との交差汚染が常時起こるので，衛生管理が重要となる．
（4）集団給食による食中毒は，サルモネラ菌や腸炎ビブリオ菌などによる食中毒よりも，調理人の手指による製品の汚染からの食中毒のほうが多い．　重要
（5）衛生上から，生食材料や調理ずみの材料には使い捨て手袋を使用する．この際，手指は材料に触れないので，食材ごとに使い捨て手袋をとり替える必要はない．
（6）生食用の野菜や果物の洗浄には電解水がよく使われるが，殺菌剤や除菌剤の使用は好ましくない．
（7）食品添加物に認可されている酢酸，クエン酸，乳酸などの有機酸を0.1～1％溶液として生食野菜に使用すると，人体に安全な殺菌効果が得られる．
（8）大量に食材を取り扱う調理での廃棄量は，何人かの調理人の平均的な値となるため，日本食品成分表に準じた値を使用する．
（9）大量調理での冷凍食品の低温解凍は，最終品温を0～5℃に保ち，微生物や酵素の作用を最小限に抑える．
（10）大量調理では取り扱う食材が多いために，調理工程中で生食野菜を放置しても，材料からの水分の損失はほとんど起こらない．

(11) 使用ずみの器具や容器類は，よく水で洗浄してから，80℃，5分以上の加熱殺菌を行う．

(12) 大量調理での加熱は，目的の加熱温度に達するまでの時間が長く，材料投入してからの温度降下も大きいため，最終的に調理時間がかかる．

重要 ☞ (13) 大量調理で，いも類などのでん粉食品が煮くずれしやすいのは，水から投入して加熱するため，目的の温度に到達するまでの時間が長いためであり，加熱後の余熱の影響はない．

(14) 追い味とは，大量調理で味が均一になりにくいため，調味料の一部を残しておき，仕上げ前に必要に応じて残りの調味料を添加することである．

重要 ☞ (15) 適温給食とは，温かい料理は75℃で，冷たい料理は5〜8℃で保存して提供することである．

(16) クックサーブシステムは，朝や休日といった調理要員の少ない場合の給食として優れている．

重要 ☞ (17) ブラストチラーはクックチルシステムの一つで，庫内を−12〜20℃の強制冷風により90分以内に芯温0〜3℃まで冷却し，その状態で保管し，喫食時に再加熱して提供する．

(18) パウチクッキングでは，下処理した食材と調味液をフィルムに詰め，真空密封して70℃以下の温度で湯せんまたはオーブンで加熱し，冷却または冷凍して保存し，供食時に加熱して食べる．

参 考 書——もう少し詳しく学びたい人のために

1章
小原正美,「食品の味」, 光琳書院(1966).
「食欲の科学」, 川村洋二郎 編, 医歯薬出版(1972).
「味覚の化学」, 佐藤昌康 編, 朝倉書店(1981).
小俣 靖,「"美味しさ"と味覚の科学」, 日本工業新聞社(1986).
栗原堅三,「味覚・嗅覚」, 化学同人(1990).
村山道子, 茂木美智子ほか,「最新調理科学」, 建帛社(1990).
「調理とおいしさの化学」, 島田淳子, 下村道子 編, 朝倉書店(1993).
「おいしさの科学」, 山野善正, 山口静子 編, 朝倉書店(1994).
古川秀子,「おいしさを測る」, 幸書房(1994).
「味の秘密をさぐる」, 日本化学会 監, 丸善(1996).
「食品調理機能学」, 田村真八郎, 川端晶子 編著,〈21世紀の調理学4〉, 建帛社(1997).

2章
松下幸子,「江戸料理読本」, 柴田書店(1982).
渋川祥子,「調理科学」, 同文書院(1985).
「要説冷凍食品」, 山田耕二 監, 建帛社(1980).
肥後温子,「電子レンジの『こつ』の科学」, 柴田書店(1989).
太田静行,「食品調味論」, 華書房(1976).
品川弘子ほか,「調理とサイエンス」, 学文社(1993).
「食生活と調理」, 日本家政学会 編, 朝倉書店(1995).
「食品調理機能学」, 田村真八郎ほか 編, 建帛社(1997).
「調理学総説」, 高木和男 編著, 第一出版(1993).
「調味料・嗜好品」, 下田吉人ほか 編,〈新調理科学講座6〉, 朝倉書店(1972).

3章
品川弘子ほか,「調理とサイエンス」, 学文社(1993).
「米の科学」, 石谷孝佑, 大坪研一 編,〈シリーズ食品の科学〉, 朝倉書店(1995).
「植物性食品Ⅰ」, 島田淳子, 下村道子 編,〈シリーズ食品の科学〉, 朝倉書店(1994).
「キノコの科学」, 菅原龍幸 編,〈シリーズ食品の科学〉, 朝倉書店(1997).
「海藻の科学」, 大石圭一 編,〈シリーズ食品の科学〉, 朝倉書店(1993).
「食成分素材・調味料」, 橋本慶子, 川端晶子 編著,〈調理科学講座6〉, 朝倉書店(1993).

4章
「動物性食品」, 下村道子, 橋本慶子 編,〈調理科学講座5〉, 朝倉書店(1993).
「食品タンパク質の科学」, 山内文男 編著, 食品資材研究会(1984).
「動物タンパク質食品」, 菊地栄一 編著, 朝倉書店(1994).
茂木美智子ほか,「最新調理科学」, 建帛社(1990).
「肉の科学」, 沖谷明紘 編,〈シリーズ食品の科学〉, 朝倉書店(1996).
「魚の科学」, 阿部宏喜, 福家眞也 編,〈シリーズ食品の科学〉, 朝倉書店(1994).
佐藤 泰ほか,「卵の調理と健康の科学」, 弘学出版(1989).

5章
「植物性食品Ⅱ」, 下村道子, 橋本慶子 編,〈調理科学講座4〉, 朝倉書店(1993).
山崎清子, 島田キミエ,「調理と理論」, 同文書院(1967).

参考書

「新版 増補原色食品図鑑」, 菅原龍幸, 井上四郎 編, 建帛社(1995).
「大豆の科学」, 山内文男, 大久保一義 編,〈シリーズ食品の科学〉, 朝倉書店(1997).
松元文子, 吉松藤子,「三訂 調理実験」, 柴田書店(1975).
中村敏郎, 木村 進,「食品の変色とその化学」, 光琳書院(1967).

6章

山崎清子ほか,「New 調理と理論」, 同文書院(2011).
「茶のサイエンス」, 武田善行 編, 筑波書店(2004).
マギー,「キッチンサイエンス」, 香西みどり 監訳, 共立出版(2008).
「改訂 調理用語辞典」, 社団法人全国調理師養成施設協会 編, 全国調理師養成施設協会(1998).
「夏のトレーニングガイドブック」, 日本体育協会 監修(2002).

7章

品川弘子ほか,「調理とサイエンス」, 学文社(1993).
「調理学(第2版)」, 畑井朝子, 渋川祥子 編著,〈ネオエスカ〉, 同文書院(2007).
「調理科学(第2版)」, 森髙初恵, 佐藤恵美子 編著,〈Nブックス〉, 建帛社(2013).
「調理機器総覧」, 肥後温子, 平野美那世 編著, 食品資材研究会(1997).
「三訂 健康・調理の科学(第2版)」, 和田淑子, 大越ひろ 編著,〈管理栄養士講座〉, 建帛社(2014).
「改訂 調理用語辞典」, 社団法人全国調理師養成施設協会 編, 全国調理師養成施設協会(1998).

8章

「日本食品標準成分表 2015 年版(七訂)」, 文部科学省科学技術・学術審議会資源調査分科会 編, 全国官報販売協同組合(2015).
「日本食品標準成分表 2015 年版(七訂)分析マニュアル・解説」, 文部科学省科学技術・学術政策局政策課資源室 監修, 建帛社(2016).
厚生労働省「日本人の食事摂取基準(2015 年版)」策定検討会報告書,「日本人の食事摂取基準(2015 年版)」, 第一出版(2014).
「日本人の食事摂取基準(2010 年版)の実践・運用」, 食事摂取基準の実践・運用を考える会 編, 第一出版(2011).
「日本人の食事摂取基準(2015 年版)の実践・運用」, 食事摂取基準の実践・運用を考える会 編, 第一出版(2015).
厚生労働科学研究補助金(長寿科学総合研究事業)高齢者における加齢性筋肉減弱現象(サルコペニア)に関する予防対策確立のための包括的研究 研究班,「サルコペニア:定義と診断に関する欧州関連学会のコンセンサスの監訳と Q&A」,
　http://www.jpn-geriat-soc.or.jp/info/topics/pdf/sarcopenia_EWGSOP_jpn-j-geriat2012.pdf
「食べ物と健康Ⅲ」, 公益社団法人日本栄養改善学会 監修,〈サクセス管理栄養士講座〉, 第一出版(2014).
「給食経営管理用語辞典(第二版)」, 日本給食経営管理学会 監修, 第一出版(2015).
「三訂 健康・調理の科学(第2版)」, 和田淑子, 大越ひろ 編著,〈管理栄養士講座〉, 建帛社(2014).
「災害時食生活改善活動ガイドライン」, 兵庫県保健部保健課 監修(1997).
「災害時の栄養・食生活に関して」, 国立健康・栄養研究所,

http://www0.nih.go.jp/eiken/info/saigai_syoku1.html

「避難生活向けリーフレット　災害時の栄養・食生活支援マニュアル」，日本栄養士会，http://www.dietitian.or.jp/eq/110408.html

9章

殿塚婦美子，「大量調理」，学建書院(1997).

青樹久恵ほか，「給食管理」，〈食品・栄養シリーズ〉，化学同人(1988).

「給食管理」，管理栄養士国家試験教科研究会 編，〈管理栄養士国家試験受験講座〉，第一出版(2001).

「給食経営管理論」，富岡和夫 編著，医師薬出版(2003).

章末練習問題・解答

問題番号	1	2	3	4	5	6	7	8	9	10	11	12	13	14	15	16	17	18	19	20	21	22	23	24	25
1章	○	×	○	×	×	×	○	×	×	○	×	○	×	×	○	○									
2章	×	×	×	○	×	×	○	×	×	×	×	×	○	×	×	×	○								
3章	○	×	○	×	○	×	×	○	×	×	○	×	×	○	○	○	×	×	○						
4章	×	×	×	○	×	○	○	×	×	○	×	○	×	○	×	×	×	○	○						
5章	○	○	×	×	×	○	○	×	○	×	×	○	×	○	×	○	×	○	○	×					
6章	×	×	○	×	○																				
7章	○	○	×	×	×	×	×	○	×	×	×	×	○	×	×	×	○								
8章	×	○	○	×	×	×	×	×	×	○	○	×	×	×	×	×	○	○	×	○	○				
9章	×	○	×	○	×	×	×	×	×	○	×	○	×	×	×	×	○	○							

索　引

あ

IH炊飯器	131
青背の魚	85
あおのり	72
アガー	111
赤米	34
赤身魚	82
あく	54, 60, 73
——取り	91
——抜き	73
豆類の——	54
野菜の——	60
アクトミオシン	78, 87
アクリルアミド	51, 99
揚げる	30
味	3, 13
——細胞	8
——つけ飯	37
——の相互作用	13
アスタキサンチン	82
アスパラギン酸	71
圧搾	26
アッセンブリング・トゥ・オーダー	171
圧力なべ	135
油（油脂も参照）	114
——焼け	85
アフラトキシン	67
あまのり	72
アミノカルボニル反応	20, 80, 96
アミノ酸効果	39
アミラーゼ	52, 94
アミログラム	104
アミロース	34, 103
アミロペクチン	35, 40, 103
あらい	86
アリシン	63
アルカロイド	54, 60
アルギン酸	71
アルファ化米	34
アレルゲン	99
淡雪かん	110
あん	56
アントシアン	59
——系	57, 65
——系色素	56
塩梅	20
いか肉の特徴	84
閾値	7
イコサペンタエン酸	85
イースト菌	20
イーストによる膨化	46
胃相分泌	3
炒める	30
一対比較法	11
イノシン酸	23
EPA(IPA)	85
いも	50
冠水——	52
ごり——	52
色（色素も参照）	
酵素による——の変化	60
食酢による——の変化	21
食肉の——の変化	78
野菜の——の変化	58, 59
インディカ種	33
うま味	4, 23
——成分	23
——の相乗効果	7, 13
うるち米	33
ウーロン茶	126
栄養給与目標量	149
HACCP	163, 169
HMペクチン	113
エキステンソグラフ	45
えぐ味	4
エネルギー産生栄養素バランス	140
エネルギー収支バランス	139
えのきたけ	70
エマルション	94, 96, 117
エラスチン	76
LMペクチン	113
LDL	89
塩	15, 76
——水比重法	90
遠赤外線ヒーター	130
塩味	4
——料	15
追い味	168
おいしい温度	5
おいしさ	1〜3
——の構成要因	9
米飯の——	37
横紋筋	76
おごのり	73
おこわ	40
落としぶた	29, 87
オーバーラン	96
おひつ	37
オーブン	129
オボアルブミン	89
オボムシン	89
オリーブ油	119
温泉卵	93
温冷配膳車	170

か

懐石料理	155
会席料理	154
海藻類	70
解凍	27
化学膨化剤による膨化	47
カクテルパーティー	157
角煮	84
攪拌	26, 76
加工玄米	34
化(加)工デンプン	106
加工油脂	114
果菜類	64
果実の色素	57
果実類	64
カスタードクリーム	106
仮性アレルゲン	99
カゼイン	94
——ホスホペプチド	94
可塑性	44, 96
バターの——	97
片刃	134
かつお節	23
かつおのたたき	86
カット野菜	167
褐変	50, 60, 70, 96
カテキン	125
——類	60
カテゴリー尺度	11
カテプシンD	87
果糖	65
カードメーター	11
カードラン	113
加熱	
——による牛乳の皮膜形成	95
——による砂糖の変化	19
米の——	36
たんぱく質の——	75
電磁式——	31
マイクロ波——	31
過熱水蒸気オーブン	172
カフェイン	125
カプサイシン	4
紙塩	87
カラギーナン	111
辛味	4
——作用	22
カラメル化	19, 94

178

索　引

カルシウム	95, 113	乾燥――	67	糊化	104
カロテノイド	59	グラハムの法則	21	ココア	127
――系	65	くり	68	五大アレルゲン	99
柑橘酢	21	グリアジン	43	固体脂肪指数	97
還元糖	19	グリコアルカロイド	51	骨格筋	76, 80
緩衝作用	18	クリープ現象	56	コハク酸	66, 96
梘水	45	クリーミング性	116	コーヒー	126
冠水いも	52	クリーム		――酸	60
換水値	46	――ダウン	126	糊粉層	33
間接焼き	88	カスタード――	106	ごま	67
乾燥果物	67	ハーフ――	96	――豆腐	106
乾燥によるたんぱく質の変性	76	ヘビー――	96	――油	114
寒天の調理	109	ホイップ――	96	小麦の構造	42
官能評価	9	ライト――	96	小麦の分類	42
γ-アミノ酪酸	34	グルタミン酸	23, 71	小麦粉生地	44
緩慢凍結	27	グルテニン	43	――の性状	44
甘味	4	グルテン形成	43	――の添加材料	45
――の対比効果	13	くるみ	68	小麦粉のたんぱく質	43
――料	18	グレーズ	27	米	33
果物の――	66	グロビンの熱変性	79	――粒の構造	33
きくらげ	70	黒米	34	――の加熱	36
キサントフィル	57	黒豆	56	――の搗精度	34
キセロゲル	108	クロロゲン酸	52, 60	コラーゲン	76, 79, 84
キチン	122	クロロフィル	57	ごりいも	52
キトサン	122	K値	85	コロイド性	17
機能性表示食品	1	鶏肉	82	コロイド粒子	94
きのこ類	68	化粧塩	88	衣揚げ	30
キノン体	52	ゲル	113	こわ飯	40
基本味	4	原形質分離	62	混合	26
黄身酢	94	健康増進法	158	――煮だし	23
ギャバ	34	健康づくりのための身体活動基準2013	160	混ねつ	26, 43, 44
吸水	164	健康づくりのための食生活指針	137	こんぶ	72
急速凍結	27	健康日本21（第二次）	137	コンベクションオーブン	130
牛肉	80	検知閾	7	こんろ	129
牛乳ゼリー	109	こいこく	88		
求肥	40	高圧調理	66	**さ**	
供応食	153	高アミロース米	34	災害時食生活改善活動ガイドライン	161
凝固		硬化油	114	採点法	11
――作用	16	香気成分	5	細胞膜の半透性	62
酸による――	96	抗菌性	22	サーカディアンリズム	3
熱――	93	交差汚染	163	魚	82
矯臭作用	22	抗酸化作用	34	――の鮮度判定法	85
巨大胚芽米	34	硬質小麦	42	「さ，し，す，せ，そ」	21
魚肉だんご	88	香信	69	刺身	86, 132
筋形質たんぱく質	76	酵素		殺菌効果	21
筋原繊維たんぱく質	76	――活性の抑制	21	サテライトキッチン	169
筋漿たんぱく質	76	――作用の抑制	16	砂糖	18
ぎんなん	68	たんぱく質分解――	66, 78, 87	――衣	19
5′-グアニル酸	23, 69	紅茶	125	――の溶解性	18
クエン酸	21, 66, 96	硬度計	11	サポニン	54
くずざくら	106	高度不飽和脂肪酸	115	さらしあん	56
果物		購入量	149	サルコペニア	141
――の甘味，酸味	65	高メトキシルペクチン	113	酸活性のたんぱく質分解酵素	78, 87
――の色素	57			酸化	

179

索引

自動――	117
油脂の――	20
――を触媒する酵素	60
酸性電解水	164
三大アレルゲン	99
3点識別試験法	10
酸によるたんぱく質の凝固	96
酸敗	117
酸味	4, 20
果物の――	66
次亜塩素酸ソーダ液	164
しいたけ	70
CA貯蔵	64
塩	15, 87
直火焼き	87
色素	
アントシアン系――	57
果実の――	57
フラボン系――	52
野菜の――	57
刺激	8
紫黒米	34
死後硬直	78, 85
自己消化	78
シーズヒーター	129
湿熱処理デンプン	107
自動酸化	117
CPP	94
渋切り	55
渋味	4
しめさば	86
じゃがいも	16, 51
JAS法	158
ジャポニカ種	33
ジャム	66, 113
斜紋筋	76
シュウ酸	60
――カルシウム	53
重曹	52, 55
重量変化率	148
シュー生地の膨化	48
熟成	
――じゃがいも	51
しょうゆの――	16
肉の――	78
ジュランガム	114
順位法	10
上新粉	41
しょうゆ	16
除菌	24
食育基本法	160
食育推進基本計画	160
食塩	15
食事バランスガイド	138
食酢の分類	20
食肉	76
――の脂肪の融点	78
食のアメニティ	2
食品	
――群	143
――構成	150
――成分表	142
――の一次機能	1
――の三次機能	1
――の二次機能	1
食品衛生法	158
食品群別荷重平均成分表	150
食品表示法	158
植物性ステロール含量	119
植物性油脂	114
食物繊維	65, 147
食器	136
ショートニング	117
ショートネス	117
白玉粉	41
白身魚	82
心筋	76
真空調理	171
新形質米	34
新じゃがいも	51
浸漬	24, 36
――操作	24
身体活動レベル	139
浸透圧	15, 62
推奨量（RDA）	139
水中油滴型	117
推定平均必要量（EAR）	139
炊飯	35
――器	131
水溶性食物繊維	147
水溶性ペクチン	65
酢じめ	86
すし飯	38
す立ち	56, 93
スチームコンベクションオーブン	130, 170
スーパーライス計画	34
スポンジケーキの膨化	47
成形	26
正餐	156
生食	66
精白米	34
西洋のめん	44
ゼラチン化	79, 88
ゼラチンの調理	108
ゼリー強度と透明度	20
セルロース	122
繊維状大豆たんぱく質	122
洗剤の使用基準	24
洗浄	24
セントラルキッチン	169
潜熱	29
洗米	36
ぜんまい	73
相殺効果	12
相乗効果	12
うま味の――	7, 13
ソラニン	51

た

第2次食育推進基本計画	160
対比効果	12
甘味の――	13
耐容上限量（UL）	139
大量調理施設衛生管理指針	168
炊き込み飯	37
炊く	29
Tagname	145
だし汁	23
かつおの――	23
混合――	23
こんぶの――	23
煮干しの――	23
脱脂大豆	121
脱水作用	15
たて塩	87
タピオカ	103
炭水化物	44
タンニン	125
タンニン系物質	54
たんぱく質	
――の加熱	75
――の表面変性	96
――の変性	21, 75
――分解酵素	66, 78, 87
筋形質――	76
筋原繊維――	76
筋漿――	76
小麦粉の――	43
大豆――	121
肉基質――	76
血合肉	82
チキソトロピーゲル	87
地産地消	160
チーズフォンデュ	97
窒素溶解性指数	121
茶	125
――飯	38
発酵――	125
炒飯	39
着色作用	22
着色性	22

腸炎ビブリオ菌	164
調合油	115
腸相分泌	3
調味の拡散	21
調理した食品	148
チルド保存	26
チロシナーゼ	50
チロシン	60
追熟	65
つぶしあん	56
つみれ汁	88
テアニン	125
低アミロース米	34
低アレルゲン米	35
DHA	85
TMA	86
低温管理	164
低たんぱく質米	35
ティーパーティー	157
呈味成分	4, 5, 11
呈味効率	13
低メトキシルペクチン	113
適温給食	168
デキストリン化	105
テクスチャーの測定方法	11
テクスチュロメーター	11
転化糖	19
電気	
──オーブン	130
──冷凍冷蔵庫	133
てんぐさ	73
電磁調理器	31, 129
電子レンジ	31, 130
でんぶ	84
天ぷらの衣	50
でん粉	
──貯蔵組織	33
──の糊化	104
──のデキストリン化	105
──の老化	20, 105
ドウ	43, 44
凍結	26, 76
搗精	34
等電点	76
豆腐	56, 106
──のす立ち	56
動物性油脂	115
道明寺粉	40
とうもろこしでん粉	103
特定保健用食品	122
特別用途食品	122
ドコサヘキサエン酸	85
ドライフルーツ	67
トランスエリミネーション	56, 62
トリプシンインヒビター	53
トリメチルアミン	86
トレハロース	69
とろろ	53
冬茹	69

な

中食	138
ナチュラルチーズ	97
なべ類の材質と特徴	135
生あん	56
生でん粉	35, 104
ナリンギン	67
軟質小麦	42
苦味	4
にがり	56
肉	
──基質たんぱく質	76
──色	78
──だんご	79
煮切りみりん	20
煮こごり	87
煮魚	87
煮だし汁	23
2点識別試験法	10
2点嗜好試験法	10
2点比較法	9
煮干し	23
日本食品標準成分表	142
日本食品標準成分表2020年版(八訂)	142
──アミノ酸成分表編	142
──脂肪酸成分表編	142
──炭水化物成分表編	142
日本人の食事摂取基準	142
日本人の食事摂取基準2015年版	138
日本のめん	43
乳化剤	117
乳化性	18, 94, 117
ニュークックチル方式	168
煮る	28
認知閾	6
熱凝固性	93
熱効率	130
熱帯果類	64
練りあん	56
粘着性	79
粘度計	11
濃縮大豆たんぱく質	121
脳・神経相分泌	3
のり	71

は

胚芽精米	34
パイ生地の膨化	48
廃棄部分	146
廃棄率	146
バイキング	157
ハイセットゲル	113
パウチクッキング	171
ハウユニット	90
パーシャルフリージング貯蔵	26
バターの可塑性	97
発酵茶	125
バッター	44
ハーフクリーム	96
はるさめ	105
ハロゲンヒーター	130
半発酵茶	126
pH	76
酢の物の──	21
たんぱく質と──	76
卵白──	90
ひじき	72
ヒスタミン	87, 99
備蓄食品	162
びっくり水	55
比熱	30, 116
BPによる膨化	47
皮膜形成	95
ビュッフェ	156
氷温保存	26
評点法	11
表面変性	91
ひらたけ	70
ピラフ	39
品質改良剤	113
ファリノグラフ	11
フォンダン	19
ふき	73
フコイダン	71
賦香作用	22
豚肉	81
付着水	164
付着性	96
普茶料理	154
沸騰期	37
ぶどう糖	19
フードマイレージ	160
不発酵茶	125
不飽和脂肪酸	77, 114
不溶性食物繊維	147
不溶性ペクチン	65, 112
フラボノイド	59
──系	65
フラボン系色素	52
ブランチング	27
ブランマンジェ	106
ふり塩	15, 87, 88

索 引

ブレークダウン	104
フロスト	27
プロセスチーズ	97
プロトペクチン	112
プロビタミンD	69
ブンゼン式燃焼	129
分離大豆たんぱく質	121
平滑筋	76, 80
米飯のおいしさ	37
ベーキングパウダーによる膨化	47
ペクチン	51, 55, 62, 65, 112
──質の脱メチル化	51
──メチルエステラーゼ	51
アミロ──	35, 40, 103
可溶性，不溶性──	65, 112
メトキシル──	113
ペースト	44
ヘスペリジン	57
β-アミラーゼ	52
β脱離	56, 62
ヘテロサイクリックアミン	99
ヘビークリーム	96
ヘミセルロース	122
ヘモグロビン	78
変性たんぱく質	75
弁別閾	6
ホイップクリーム	96
膨化	46～48
芳香性	17
包丁の種類と用途	134
防腐効果	21
防腐作用	16
飽和脂肪酸	77, 115
没食子酸	60
ホメオスタシス	2
ホモゲンチジン酸	60
ポリフェノールオキシダーゼ	52
ほんしめじ	70
本膳料理	154

ま

マイクロ波	130
──加熱	31
マスキング	21, 22, 86
マッシュルーム	70
まつたけ	70
マツタケオール	69
マーマレード	66
豆類のあく	54
マヨネーズ	94
マンセル表色系	11
マンニトール	72
ミオグロビン	78, 82
ミオシン	77, 79, 87

味覚	6
──嫌悪学習	2
──嗜好学習	2
──受容器	8
みじん粉	40
みそ	17
ミョウバン	52
味蕾	8
みりん	20
ミルキークイン	34
無機質	71
蒸す	29
蒸らし	37
メイラード反応	80, 94
メタボリックシンドローム	141
メトキシルペクチン	113
メトミオグロビン	79
メトミオクロモーゲン	79
目安量(AI)	139
メラニン色素	50, 60
めん	43, 44
目標量(DG)	139
もち米	33

や

焼き魚	87
焼き霜	86
焼きミョウバン	52
焼く	29
薬用効果	22
野菜のあく	60
ヤラピン	52
融点	115
誘電加熱	31
誘導加熱	31
油脂	114
──の酸化防止	20
──の酸敗	117
──の自動酸化	117
──の脂肪酸組成	115
──の発煙点，引火点	115
加工──	114
植物性──	114
動物性──	115
油中水滴型	117
ゆでる	27
洋包丁	134
葉緑素の安定	16
抑制効果	12
よもぎ	73

ら

ライトクリーム	96
落花生	68

ラムゼン現象	95
卵黄係数	90
卵黄偏心度	90
卵殻部	88
卵白	
──泡の安定性	91
──泡の起泡性	91
──泡の固体膜	91
──係数	90
──pH	90
──評価点	90
──メレンゲの安定性とつや	20, 92
濃厚──率	90
理化学的測定	11
離漿	110
リシルアラニン	98
離水	110
リゾチーム	89
リノール酸	115
リノレン酸	115
リポたんぱく質	94
リモネン	65
粒状大豆たんぱく質	121
両刃	134
緑黄色野菜	144
緑色野菜のゆで方	59
緑茶	125
ルウの調理	49
冷却	26
冷蔵庫	133
冷凍食品	165
──の定義	26
冷凍冷蔵庫	133
レオメーター	12
レジスタントスターチ	107
レジスタントでん粉	107
レジスタントプロテイン	98
レシチン	94
レチノール活性当量	147
レンチオニン	69
老化でん粉	20, 35, 105
ろ過	26
ローカストビンガム	111
ロコモティブシンドローム	160
ローセットゲル	113

わ

わかめ	72
和牛	80
和包丁	134
わらび	73

● 執筆者紹介 ●

木戸　詔子（きど　しょうこ）
イリノイ大学大学院農学部卒業
現　在　京都女子大学名誉教授
農学博士

古川　秀子（ふるかわ　ひでこ）
日本女子大学家政学部卒業
前　武庫川女子大学生活環境学部・教授
農学博士

山本　信子（やまもと　のぶこ）
日本女子大学大学院家政学研究科修了
前　武庫川女子大学生活環境学部・教授

池田　ひろ（いけだ　ひろ）
京都女子大学家政学部卒業
前　京都女子大学家政学部・助教授

黒澤　祝子（くろさわ　しくこ）
同志社女子大学学芸学部卒業
現　在　同志社女子大学名誉教授
農学博士

村田　道代（むらた　みちよ）
京都府立大学文家政学部卒業
元　奈良教育大学教育学部・教授
農学博士
2003年逝去

真部真里子（まなべ　まりこ）
奈良女子大学大学院人間文化研究科修了
現　在　同志社女子大学生活科学部・教授
学術博士

太田　淳子（おおた　じゅんこ）
京都女子大学大学院家政学研究科修了
現　在　神戸学院大学栄養学部・講師
博士（学術）

（執筆順）

新 食品・栄養科学シリーズ

食べ物と健康4　**調　理　学**（第3版）

第1版　第1刷　2003年9月30日	編　者	木戸　詔子
第2版　第1刷　2010年3月31日		池田　ひろ
第3版　第1刷　2016年4月10日	発行者	曽根　良介
第10刷　2025年2月10日		

検印廃止

JCOPY 〈出版者著作権管理機構委託出版物〉
本書の無断複写は著作権法上での例外を除き禁じられています．複写される場合は，そのつど事前に，出版者著作権管理機構（電話 03-5244-5088，FAX 03-5244-5089，e-mail: info@jcopy.or.jp）の許諾を得てください．

本書のコピー，スキャン，デジタル化などの無断複製は著作権法上での例外を除き禁じられています．本書を代行業者などの第三者に依頼してスキャンやデジタル化することは，たとえ個人や家庭内の利用でも著作権法違反です．

発行所　（株）化学同人
〒600-8074　京都市下京区仏光寺通柳馬場西入ル
編集部　Tel 075-352-3711　Fax 075-352-0371
企画販売部　Tel 075-352-3373　Fax 075-351-8301
振替 01010-7-5702
e-mail webmaster@kagakudojin.co.jp
URL https://www.kagakudojin.co.jp
印刷・製本　（株）太洋社

Printed in Japan © S. Kido et al., 2016　無断転載・複製を禁ず　　ISBN978-4-7598-1642-6
乱丁・落丁本は送料小社負担にてお取りかえします．

ガイドライン準拠 新 食品・栄養科学シリーズ

○ ガイドラインの改定に準拠した内容．国家試験対策にも役立つ．
○ 各巻B5，2色刷で見やすいレイアウト．

社会・環境と健康
――公衆衛生学
川添禎浩・吉田 香 編

食べ物と健康❶
食品学総論 第3版
森田潤司・成田宏史 編

食べ物と健康❷
食品学各論 第3版
食品素材と加工学の基礎を学ぶ
瀬口正晴・八田 一 編

食べ物と健康❸
食品加工学 第2版
西村公雄・松井徳光 編

食べ物と健康❹
調理学 第3版
木戸詔子・池田ひろ 編

食べ物と健康❺
新版 食品衛生学
川添禎浩 編

人体の構造と機能及び疾病の成り立ち
生化学 第2版
福田 満 編

基礎栄養学 第5版
灘本知憲 編

応用栄養学 第5版
福渡 努・岡本秀己 編

栄養教育論 第6版
中山玲子・宮崎由子 編

給食経営管理論 第5版
――新しい時代のフードサービスとマネジメント
中山玲子・小切間美保 編

詳細情報は，化学同人ホームページをご覧ください．
https://www.kagakudojin.co.jp

～ 好評既刊本 ～

栄養士・管理栄養士をめざす人の
基礎トレーニングドリル
小野廣紀・日比野久美子・吉澤みな子 著
B5・2色刷・168頁・本体1900円

専門科目を学ぶ前に必要な化学，生物，数学（計算）の基礎を丁寧に記述．入学前の課題学習や初年次の導入教育に役立つ．

栄養士・管理栄養士をめざす人の
調理・献立作成の基礎
坂本裕子・森美奈子 編
B5・2色刷・112頁・本体1500円

実習系科目（調理実習，給食経営管理実習，栄養教育論実習，臨床栄養学実習など）を受ける前の基礎づくりと，各専門科目への橋渡しとなる．

大学で学ぶ
食生活と健康のきほん
吉澤みな子・武智多与理・百木 和 著
B5・2色刷・160頁・本体2200円

さまざまな栄養素と食品，健康の維持・増進のために必要な食生活の基礎知識について，わかりやすく解説した半期用のテキスト．

図解 栄養士・管理栄養士をめざす人の
文章術ハンドブック
――ノート、レポート、手紙・メールから、履歴書・エントリーシート、卒論まで
西川真理子 著／A5・2色刷・192頁・本体2000円

見開き1テーマとし，図とイラストをふんだんに使いながらポイントをわかりやすく示す．文章の書き方をひととおり知っておくための必携書．